LE **FABULEUX** **POUVOIR** DE VOS **GÈNES**

Également de Deepak Chopra, chez le même éditeur

Les Sept Lois spirituelles du succès
Se libérer des dépendances
Pouvoir, liberté et grâce
La vie après la mort
La maternité, une aventure fabuleuse
Osons la paix
Le Livre des secrets
Bouddha, histoire d'une illumination
Jésus, histoire d'une illumination
L'Oracle de la kabbale
Les Sept Lois spirituelles des superhéros
Les Sept Lois spirituelles pour faciliter l'éveil de la conscience
Le Fabuleux Pouvoir de votre cerveau

Titre original : *Super Genes*

Traduit de l'anglais par Olivier Vinet

ISBN : 978-2-8132-0930-6

www.editions-tredaniel.com
info@guytredaniel.fr

DEEPAK CHOPRA
& RUDOLPH E. TANZI

LE FABULEUX POUVOIR DE VOS GÈNES

COMMENT INFLUER POSITIVEMENT SUR VOTRE ADN POUR UNE MEILLEURE SANTÉ PHYSIQUE ET PSYCHIQUE

Guy Trédaniel éditeur
19, rue Saint-Séverin
75005 Paris

À nos familles, avec lesquelles nous partageons un amour
qui nous donne de « super » gènes.

Sommaire

Préface

Bons gènes, mauvais gènes et supergènes

Si vous vouliez améliorer votre vie, quelle serait la première chose que vous changeriez? Presque personne ne répondrait: «Mes gènes.» Ce que l'on peut tout à fait comprendre: on nous enseigne que les gènes sont figés, immuables, que notre patrimoine à la naissance restera inchangé jusqu'à notre dernier souffle. S'il se trouve qu'en plus, vous êtes de vrais jumeaux, tous deux devrez vous satisfaire d'avoir des gènes identiques, qu'ils soient bons ou mauvais. La notion de gènes figés est répandue, au point qu'elle est passée dans le langage courant. Pourquoi certaines personnes ont-elles la chance d'être plus belles et intelligentes que la norme? Elles ont de bons gènes. À l'inverse, pourquoi une star hollywoodienne se fait-elle opérer d'une double mastectomie sans aucun signe de maladie? À cause d'une menace, celle des mauvais gènes, héritage d'une forte prédisposition familiale au cancer. Le grand public prend peur; pourtant, les médias se gardent bien de dire que ce genre de menace est en réalité rare.

Il est temps, une fois pour toutes, d'en finir avec ces notions rigides. Vos gènes sont fluides, dynamiques et sensibles à tout ce que vous pensez et faites. Tout un chacun devrait savoir que nous pouvons en grande partie contrôler notre activité génique. Telle est l'idée révolutionnaire que nous transmet la nouvelle génétique et qui constitue également le fondement de cet ouvrage.

Dans un bar, vous pourrez trouver un juke-box dans un coin, sans qu'il n'en bouge jamais. Il n'empêche qu'il joue des centaines de mélodies. La musique de vos gènes est similaire, ils produisent constamment un très grand éventail de substances chimiques qui sont autant de messages encodés, dont nous commençons seulement à découvrir la portée. En travaillant sur votre activité génique grâce aux choix conscients que vous faites, vous pouvez :

- influencer votre humeur et repousser l'anxiété et la dépression ;
- résister d'année en année aux rhumes et à la grippe ;
- retrouver un sommeil normal et réparateur ;
- augmenter votre énergie et résister au stress chronique ;
- vous débarrasser des maux et douleurs qui persistent ;
- soulager votre corps de toute une série de gênes ;
- ralentir le processus du vieillissement, voire l'inverser ;
- normaliser votre métabolisme, ce qui est le meilleur moyen de perdre du poids et de ne pas en prendre ;
- diminuer le risque de cancer.

Depuis longtemps, on soupçonnait une éventuelle implication génique lors de la dégradation des processus corporels. On sait aujourd'hui que les gènes jouent un rôle certain dans leur rétablissement. Tout le fonctionnement psychosomatique est régulé par l'activité génique, souvent de manière étonnante. Par exemple, les gènes intestinaux envoient des messages à propos d'une multitude de choses sans lien apparent avec une fonction aussi ordinaire que la digestion. Ces messages portent sur votre humeur, sur l'efficacité de votre système immunitaire et sur votre sensibilité à des troubles étroitement liés à la digestion (par exemple le diabète et le syndrome de l'intestin irritable), mais aussi plus vaguement liés, tels que l'hypertension, la maladie d'Alzheimer et des troubles auto-immuns allant des allergies aux inflammations chroniques.

Chaque cellule de votre corps communique avec de nombreuses autres cellules par le biais de messages géniques. Mais vous avez un rôle à jouer dans cette conversation. Car votre mode de vie engendre une activité génique favorable ou défavorable. En réalité, cette activité génique peut être modifiée par toute expérience forte tout au long de votre vie. Ainsi, de vrais jumeaux, bien que nés avec les mêmes gènes, auront une expression génique extrêmement différente à l'âge adulte. L'un sera obèse, l'autre mince ; l'un sera schizophrène, l'autre non ; l'un pourra mourir bien après l'autre. Toutes ces différences sont régulées par l'activité génique.

L'une des raisons pour lesquelles nous avons choisi d'utiliser le terme « supergène » est qu'il permet de placer la barre plus haut en ce qui concerne vos attentes à l'égard de vos gènes. Le rapport entre le corps et l'esprit n'est pas à l'image d'une passerelle reliant les deux berges d'une rivière. Il est bien plus comparable à une, et même à de nombreuses lignes téléphoniques grouillant de messages. Chacun d'entre eux est entendu dans l'organisme tout entier, même s'il concerne le simple fait de boire un jus d'orange le matin, de manger une pomme sans l'avoir pelée, de faire moins de bruit sur votre lieu de travail ou d'aller vous promener avant de vous coucher. Chaque cellule garde une oreille sur ce que vous pensez, dites et faites.

L'optimisation de votre activité génique serait une raison suffisante pour en finir avec la notion autodestructrice de bons et de mauvais gènes. Mais en réalité, notre compréhension du génome humain, c'est-à-dire de l'ensemble de tous nos gènes individuels, s'est grandement élargie au cours des deux dernières décennies. Après environ vingt années de recherche et de développement, le projet Génome humain s'est achevé en 2003 par un séquençage complet des trois milliards de paires de bases chimiques, soit l'alphabet du code de la vie, réparties sur la double hélice de l'ADN dans chaque cellule. Soudain, l'existence humaine s'est retrouvée promise à de nouveaux horizons. C'est comme si quelqu'un nous avait donné la carte d'un continent inconnu. Dans un monde où l'on pense qu'il reste peu de régions à explorer, le génome humain est la nouvelle frontière.

Insistons sur l'expansion qu'a connue la discipline de la génétique jusqu'à nos jours : vous possédez un supergénome qui dépasse de très loin le concept typique et désuet de bons et de mauvais gènes. Ce supergénome a trois composantes :

1. Les quelque 23 000 gènes dont vous avez hérité de vos parents, ainsi que les 97 % d'ADN situés entre ces gènes sur les brins de la double hélice.

2. Le mécanisme d'activation et de désactivation se trouvant dans chaque brin d'ADN, similaire à un variateur qui augmente ou diminue la luminosité dans une pièce. Ce mécanisme est principalement contrôlé par votre *épigénome*, ainsi que la coque de protection protéinique qui entoure l'ADN. L'épigénome est aussi dynamique et vivant que vous, il réagit aux expériences de manière complexe et fascinante.

3. Les gènes contenus dans les microbes (de microscopiques organismes vivants telles les bactéries) qui vivent essentiellement dans vos intestins, mais aussi dans votre bouche et votre peau. Ces « microbes intestinaux » sont bien plus nombreux que vos cellules. D'après la meilleure estimation, nous sommes pourvus de 100 000 milliards de ces microbes, qui comprennent entre 500 et 2 000 espèces de bactéries. Toutefois, ce ne sont pas des intrus. Nous évoluons avec ces microbes depuis des millions d'années et aujourd'hui, sans eux, vous seriez incapable de digérer sainement votre nourriture, de résister aux maladies ou de contrer une multitude de troubles chroniques allant du diabète au cancer.

Ces trois composantes du supergénome font partie de vous. Ce sont vos éléments de base, qui envoient des instructions dans tout votre organisme en cet instant même. En réalité, vous ne pouvez saisir qui vous êtes vraiment si vous laissez de côté le supergénome. Comprendre la manière dont les supergènes se sont coordonnés pour former la dynamique psychosomatique constitue l'exploration la plus palpitante de la génétique moderne. De nouvelles découvertes sont faites, qui s'ajoutent à un flot de connaissances qui nous affectent tous. Tout cela transforme notre manière de vivre, d'aimer, et notre compréhension de notre place dans l'univers.

La nouvelle génétique peut être résumée en une seule phrase : *nous sommes en train d'apprendre à collaborer avec nos gènes.* Au lieu de laisser vos mauvais gènes vous faire du tort et vos bons gènes permettre une accalmie, ce qui était le concept prédominant, considérez plutôt que le supergénome a envie de se mettre à votre service et de vous aider à créer une vie qui vous convienne. Vous êtes né pour vous servir de vos gènes, et non pour les subir. L'idée n'est pas de se bercer d'illusions, loin de là. Car le but de la nouvelle génétique est de modifier positivement l'activité génique.

L'idée de cet ouvrage est de rassembler les découvertes actuelles les plus importantes et d'aller plus loin. Nous cumulons des dizaines d'années d'expérience en tant que généticien parmi les plus éminents au monde et spécialiste de la médecine psychosomatique et de la spiritualité parmi les plus réputés sur la scène internationale. Certes, nous provenons d'univers différents et nos journées de travail s'orientent différemment, Rudy étant à l'avant-garde de la recherche sur les causes et remèdes potentiels à la maladie d'Alzheimer, et Deepak enseignant les choses du corps, du mental et de l'esprit devant des centaines de publics chaque année.

Néanmoins, nous sommes unis dans notre passion de la transformation, qu'elle ait pour origine le cerveau ou les gènes. Dans notre précédent ouvrage, *Le Fabuleux Pouvoir de votre cerveau*, nous nous sommes appuyés sur les données à la pointe de la neuroscience pour montrer de quelle manière le cerveau peut être guéri, régénéré et comment l'on peut optimiser ses fonctions au quotidien pour grandement améliorer la vie des gens.

Ce nouvel ouvrage va plus loin – il est en quelque sorte une « préquelle » du précédent –, car le cerveau dépend de l'ADN présent dans chaque neurone pour accomplir tout ce qu'il fait d'incroyable chaque jour. Nous partons du même message — servez-vous de votre cerveau, au lieu de le subir — et nous l'adaptons au génome. Tout se joue dans notre mode de vie, qu'il s'agisse de l'optimisation cérébrale ou génétique. Il est possible, par de simples changements dans notre façon de vivre, d'exploiter tout un potentiel jusque-là inexploré.

L'information la plus palpitante est que la conversation entre le corps, le mental et les gènes peut être transformée. Cette transformation dépasse de loin la simple prévention et même le mieux-être, pour tendre vers ce que nous avons voulu baptiser « le bien-être radical ». Ce livre explique les tenants et aboutissants de cette notion et montre comment la science d'aujourd'hui va totalement dans ce sens ou nous exhorte à agir si nous voulons que nos gènes réagissent de la manière la plus favorable possible.

Les termes « bons gènes » et « mauvais gènes » sont trompeurs, car ils renvoient à une notion encore plus erronée : notre destin s'arrêterait à notre biologie. Comme nous l'expliquons, il n'y a ni bons ni mauvais gènes. En fait, tous les gènes sont bons. Ce sont des mutations, c'est-à-dire des modifications de la séquence ou de la structure de l'ADN, qui peuvent rendre les gènes nuisibles. De même, d'autres mutations peuvent rendre les gènes favorables. Les mutations génétiques pathologiques qui destinent une personne à contracter avec certitude une maladie lors d'une vie normale ne représentent que 5 % de toutes les mutations pathologiques. Cela ne constitue qu'une portion minuscule des quelque trois millions de modifications de l'ADN dans le supergénome de tout individu. Tant que vous pensez que vous subissez vos gènes, vous vous enfermez dans des croyances désuètes et négatives. Vous vous limitez à votre patrimoine biologique. Dans la société moderne, dans laquelle on a un plus grand libre arbitre que jamais, quelle ironie de constater que la génétique est devenue si déterministe ! « C'est la faute de mes gènes » : voilà tout ce que l'on trouve à dire pour justifier nos excès alimentaires, notre dépression, un comportement illégal, une crise psychotique ou même notre croyance en Dieu.

Si la nouvelle génétique a bien quelque chose à nous apprendre, c'est que la nature sait coopérer avec nous lorsque nous prenons soin de nous. Vos gènes peuvent vous prédisposer à l'obésité, à la dépression ou au diabète de type 2, mais cela revient à dire qu'un piano vous prédispose à jouer faux. Certes, cette possibilité existe, mais l'essentiel se trouve véritablement dans tout le potentiel auquel vous ouvre le piano, comme vos gènes.

Nous vous présentons cet ouvrage dans l'idée d'améliorer votre bien-être, non pas parce qu'il y a beaucoup de mauvaises notes à éviter, mais parce qu'il y a nombre de belles musiques à composer. Les supergènes sont la clé de la transformation personnelle, soudain devenue beaucoup plus accessible, et désirable, que jamais.

Pourquoi cet ouvrage ?

Une réponse urgente

L'objectif de cet ouvrage est d'élever le bien-être quotidien au niveau d'un bien-être radical. Un tel but nécessite tout un cheminement qui passe par la compréhension de notre génétique. Ce domaine fascinant a donné lieu à de très nombreuses découvertes palpitantes, apportant chaque jour leur lot de nouveautés. L'ADN humain a encore de nombreux secrets à nous révéler. Pourtant, on a clairement atteint un seuil critique : il est devenu on ne peut plus clair que pour comprendre le corps humain, on ne peut se fier aux apparences.

Imaginez que vous vous tenez face à un miroir : que voyez-vous ? Manifestement, un objet vivant, une machine ambulante constituée de chair et de sang. C'est votre demeure, votre enveloppe protectrice. Il vous emmène fidèlement là où vous voulez aller et fait ce que vous voulez faire. Sans corps physique, la vie serait dénuée de fondement. Et si tout ce que vous supposez sur votre corps était illusoire ? Et si cette *chose* que vous voyez dans le miroir n'en était pas du tout une ?

En réalité, votre corps est à l'image d'une rivière, qui s'écoule et change constamment.

Votre corps est tel un nuage, il est un tourbillon d'énergie constitué à 99 % d'espace vide.

Votre corps est telle une idée brillante conçue dans l'esprit cosmique, idée qui a nécessité des milliards d'années d'évolution pour pouvoir voir le jour.

Ces comparaisons ne sont pas que de simples images : ce sont des réalités indiquant qu'il est possible de le transformer. Pour l'instant, considérer le corps comme une chose physique a toute sa raison d'être dans les expériences que l'on fait au quotidien. Pour paraphraser Shakespeare, si vous vous piquez, ne saignez-vous pas ? Si, bien sûr, car l'aspect physique de la vie est absolument nécessaire. Mais il est secondaire. Sans ces autres possibilités — le corps est une idée, un nuage énergétique et il est en changement perpétuel —, votre corps s'envolerait, il disparaîtrait dans un tourbillon aléatoire d'atomes.

C'est à partir du moment où vous voyez au-delà de votre simple reflet dans le miroir que tout commence. À l'insu du grand public, la génétique a révélé l'histoire de la vie par phases, ponctuées par une découverte majeure en 1953 qui a dévoilé l'existence de la double hélice de l'ADN, sorte d'échelle torsadée composée de milliards de barreaux chimiques. Mais au cours des dix dernières années, cette notion a été réduite à néant grâce à la découverte du rôle actif joué par nos gènes. Partout dans le corps, une cellule met en pratique le secret de la vie :

- elle *sait* ce qui est bon pour elle et œuvre dans ce sens ;
- elle *sait* ce qui est mauvais pour elle et l'évite ;
- elle subvient à ses besoins vitaux d'un instant à l'autre, pleinement absorbée dans sa tâche ;
- elle surveille le bien-être de toutes les autres cellules ;
- elle s'adapte à la réalité sans résistance ni jugement ;
- elle puise dans les ressources les plus profondes de l'intelligence naturelle.

Pouvons-nous, en tant que somme totale de ces cellules, en dire de même ? Mangeons-nous excessivement, buvons-nous trop d'alcool, sommes-nous confrontés à un stress important ou nous privons-nous de sommeil ? Aucune cellule saine ne ferait pareils choix.

Alors, d'où vient cette coupure ? La nature nous a conçus pour que nous soyons aussi sains dans nos comportements que nos cellules. Il n'y a pas de raison qu'il en soit autrement. Les cellules font naturellement les bons choix à tout instant. Comment les imiter ?

Ce qui est palpitant dans les recherches récentes est que l'activité génique peut être grandement améliorée, ce qui permet alors un état de bien-être radical. Radical, car il dépasse de loin la prévention classique. Les fondements mêmes des maladies chroniques sont révélés par la génétique nouvelle. Nous découvrons que des choix faits des années auparavant dans notre mode de vie affectent profondément le fonctionnement actuel du corps, en bien comme en mal. Vos gènes écoutent discrètement chaque choix que vous faites.

Nous sommes d'avis que le bien-être radical est un besoin urgent et nous croyons de tout notre cœur que nous pouvons vous en convaincre. À l'insu de la grande majorité des gens, il existe une faille dans le bien-être conventionnel, une faille suffisamment importante qui a favorisé le vieillissement accéléré, la maladie chronique, l'obésité, la dépression et les dépendances. Tous les efforts qui ont été faits pour contrer ces menaces n'ont été qu'une demi-réussite, au mieux. Un nouveau modèle est nécessaire. Voici comment cela s'est traduit chez Ruth Ann.

L'histoire de Ruth Ann

Au début, lorsque Ruth Ann a ressenti une douleur dans les deux hanches, elle n'y a guère prêté attention. À l'âge de 59 ans, elle était fière d'avoir su conserver son corps. Elle savait très bien contrôler ses pulsions et mangeait une nourriture saine sans grignoter ni se précipiter en culpabilisant sur le frigo à minuit pour se servir de la glace, comportements qui font progressivement prendre du poids. Elle ne fumait pas et buvait rarement. Elle avait dans un placard un stock de vitamines et de compléments alimentaires. Elle faisait beaucoup d'exercice et ne se bornait pas aux quatre ou cinq périodes minimum d'activité intense par semaine : en fait, elle passait deux heures chaque jour en salle de sport. Résultat, à presque 60 ans, Ruth Ann était dans une forme idéale. Elle avait réalisé son objectif.

Cette douleur aux hanches qui était apparue deux ans plus tôt la tracassait, mais elle ne se laissait pas abattre et continuait sa pratique sportive. Progressivement, la douleur est devenue chronique ; elle atteignait son point culminant à chaque fois qu'elle s'entraînait sur son tapis de course. Au bout du compte, il lui a fallu s'allonger pendant une heure chaque après-midi pour que la douleur s'atténue. Ruth Ann est allée voir son médecin. Elle a fait des radios et c'est là qu'elle a appris la mauvaise nouvelle : elle était atteinte d'arthrose. Son médecin lui a annoncé que tôt ou tard, elle devrait se faire remplacer la hanche.

La cause de l'arthrose, dont il existe de nombreux types, est inconnue, mais Ruth Ann avait sa propre explication : « Je n'aurais pas dû tant m'acharner à faire de l'exercice. J'ai trop forcé et maintenant, j'en paye le prix. » Elle était démoralisée. Elle pensait avoir fait tout ce qu'il fallait pour éviter de « devenir une vieille dame ». C'était sa plus grande peur. Mais maintenant, elle devait faire face à ses démons : elle avait les symptômes d'un vieillissement accéléré. Certes, elle avait le visage d'une trentenaire, mais les apparences sont trompeuses. Elle se sentait fatiguée pour un rien. Son sommeil et son appétit étaient devenus irréguliers et sur certaines périodes, qui pouvaient durer plusieurs semaines, elle devenait insomniaque. Les petits stress de la vie engendrent de faibles angoisses. Quant à Ruth Ann, elle ne s'était encore jamais sentie impuissante. Chaque fois qu'elle se voyait mentalement comme une « vieille dame », elle n'avait qu'une envie : se précipiter dans sa salle de sport et remonter sur son tapis de course.

En réalité, Ruth Ann avait le sentiment d'avoir été trahie par son corps. Maintenant, considérons la situation du point de vue cellulaire. Une cellule ne dépasse pas ses limites. Elle repère le moindre mauvais signe et se hâte de réparer les dégâts. Elle obéit au cycle naturel : à l'activité succède le repos. Elle se conforme à la compréhension profonde des mécanismes de la vie qui est encodée dans son ADN. Presque tout le monde serait d'accord pour dire que Ruth Ann a fait tout ce qu'il fallait ; pourtant, au fond d'elle, elle s'était coupée de son intelligence corporelle.

Nous avons tant de choses positives à vous raconter que nous ne nous arrêterons sur l'aspect négatif des choses qu'une seule fois : les deux principales menaces au bien-être (la maladie et le vieillissement) sont constamment présentes. À votre insu, votre bonne santé actuelle se dégrade silencieusement. Il existe des processus anormaux dans le corps de chaque personne, au niveau microscopique. Les anomalies cellulaires n'affectant qu'un groupe de molécules ou la forme d'une enzyme sont virtuellement indétectables. Vous ne ressentez ni douleur ni même un vague malaise. Ce genre d'anomalie peut prendre des années avant de déboucher ne serait-ce que sur des symptômes mineurs. Mais un beau jour, notre corps se met à nous transmettre un message que nous ne voulons pas entendre, comme dans le cas de Ruth Ann.

Dans cet ouvrage, vous découvrirez comment éviter d'en arriver là et repousser ce jour de plusieurs années, voire de plusieurs décennies. Le bien-être radical est une possibilité tout à fait réelle et les avancées les plus palpitantes ne sont qu'un prélude à la révolution de la prise en charge individuelle. Soyez un pionnier. C'est la chose la plus importante que vous puissiez faire pour vous créer un avenir conforme à vos désirs au niveau de votre corps, de votre mental et de votre esprit. Vos gènes jouent un rôle dans ces trois dimensions, comme nous sommes sur le point de vous le montrer.

Des gènes aux supergènes

Les menaces qui pèsent sur notre bien-être sont constamment là. Même si vous avez le sentiment d'être actuellement en sécurité, qu'en est-il de votre avenir ? Les gènes peuvent nous aider à répondre à cette question. Ils peuvent vous amener à faire des choix salutaires, tout en remédiant aux mauvaises décisions que vous avez prises par le passé. La première étape consiste à porter votre attention sur vos cellules. Votre corps en contient approximativement entre 50 000 et 100 000 milliards (les estimations sont très variables). Il n'existe aucun processus, qu'il s'agisse de penser, d'avoir un enfant, de repousser une bactérie envahissante ou de digérer un sandwich au jambon, qui ne soit pas lié à une activité cellulaire spécialisée. La cellule doit se tourner vers son ADN pour garder un fonctionnement parfait, car c'est au bout du compte l'ADN, en tant que « cerveau » de la cellule, qui gère chaque processus. Chez une personne saine, cette activité se déroule à la perfection plus de 99,9 % du temps. Ce sont les rares exceptions, soit le 0,1 % manquant, qui peuvent poser problème.

L'ADN qui est disposé à la perfection à l'intérieur de chaque cellule est quelque chose de magnifique, c'est un mélange complexe de substances chimiques et de protéines qui contiennent tout le passé, le présent et l'avenir de toute la vie sur notre planète. Les bactéries aussi sont essentielles au corps : on en compte des milliers de milliards à l'intérieur des intestins et à la surface de la peau. Elles forment des colonies connues sous le nom de microbiome. On sait depuis longtemps que les bactéries intestinales facilitent la digestion. Mais récemment, on a accordé une importance beaucoup plus grande au microbiome. D'une part, les bactéries qui le composent représentent quelque 90 % du nombre total de cellules dans le corps. Plus important encore, l'ADN bactérien a mis des milliards d'années pour s'intégrer à l'ADN humain. On estime que 90 % des informations génétiques qui se trouvent en nous sont d'origine bactérienne : nos ancêtres étaient des microbes et à de nombreux égards, ils sont toujours présents dans notre structure cellulaire.

En réalité, votre corps pourrait contenir 100 000 milliards de bactéries, voire plus (estimation très large). Isolées, elles pèseraient entre 1,5 kg et 2,5 kg de poids sec. On peut estimer qu'il y a environ 23 000 gènes à l'intérieur de vos cellules et 1 million de gènes pour tous ces microbes. En un sens, nous sommes des hôtes sophistiqués pour les micro-organismes qui nous colonisent. Les implications dans le domaine de la médecine et de la santé sont potentiellement phénoménales et on ne fait que commencer à les explorer. En tout cas, une conclusion est inéluctable : le génome humain, qui a été multiplié par dix, est devenu un supergénome. De par la présence de tous ces microbes, l'héritage génétique terrestre, vieux de 2,8 milliards d'années, est présent en chacun d'entre nous, en cet instant. Une grande partie de ce qui existait à l'origine, sur le plan génétique, continue de se propager à l'intérieur des cellules de votre corps.

Le fait que l'ADN soit le dépositaire de l'intégralité de l'histoire de la vie lui confère une responsabilité gigantesque. Il suffirait d'un faux pas pour éradiquer toute une espèce. Conscients de cela, les généticiens ont considéré pendant des décennies que l'ADN était une substance chimique stable essentiellement menacée par l'instabilité créée lorsqu'une erreur se glisse dans les défenses du corps. Mais aujourd'hui, nous réalisons que l'ADN réagit à tout ce qui se passe dans la vie. Cela ouvre la porte à de nombreuses possibilités que la science commence seulement à envisager.

L'histoire de Saskia

Certaines personnes semblent subir leurs gènes, là où d'autres sont sauvées par ces derniers. Une femme a vécu ces deux phénomènes. Saskia, qui approchait de la cinquantaine, était atteinte d'un cancer du sein à un stade avancé qui avait métastasé dans divers endroits de son corps, dont ses os. Lors de sa dernière bataille contre la maladie, Saskia avait préféré à la chimiothérapie l'immunothérapie, qui vise à accroître la réponse immunitaire du corps. Elle a également décidé de passer une semaine à apprendre comment prendre soin d'elle par la méditation, le yoga, le massage et d'autres thérapies complémentaires (le programme auquel elle a participé s'est déroulé au Chopra Center. Nous y faisons mention par souci de précision, et non pour nous attribuer le mérite de ce qui s'est passé ensuite).

Saskia y a passé une semaine enrichissante et à la fin, elle avait le sentiment de pouvoir mieux s'occuper de son corps. Elle a apprécié la manière dont on l'avait traitée, et notamment le soutien qu'elle avait reçu de la part des masseurs. À la fin de son séjour, elle a indiqué que sa douleur osseuse avait disparu et à son retour chez elle, elle se sentait beaucoup mieux, aussi bien émotionnellement que physiquement. Récemment, elle a envoyé un e-mail de suivi décrivant ce qui s'est passé ensuite :

> « Le lendemain de mon retour à la maison, j'ai fait de nouveaux examens. La dernière TEP avait eu lieu quatre mois auparavant. La semaine suivante, j'ai vu mon oncologue. Bien que m'attendant au pire, j'avais décidé que quels que fussent les résultats de mes examens, je me sentais beaucoup mieux et c'était ce qui comptait. Mais point de mauvaise nouvelle ; il m'a au contraire annoncé qu'il n'avait jamais vu une telle réponse en un temps aussi court, notamment sans chimio... Il était très surpris et il s'intéresse maintenant beaucoup plus à ce que je fais !
>
> Je lui ai raconté ce que j'ai appris au Chopra Center (notamment la méditation, le yoga et les massages), les changements alimentaires que j'ai effectués et tout le soutien que je reçois de mon mari ces derniers mois. Je crois que ce sont toutes ces choses qui, ensemble, ont rendu ma guérison possible.
>
> En essence, les nombreuses métastases présentes dans mes ganglions lymphatiques et dans mon foie ont disparu,

> ainsi que la moitié de celles qui étaient dans mes os. Les autres métastases osseuses ont toutes grandement diminué au niveau de leur taille. Il y a une nouvelle métastase dans un ganglion lymphatique, à gauche de mon cou, mais le médecin pense que c'est insignifiant au vu des grandes améliorations qu'il y a partout ailleurs. Il m'a dit de continuer sur la même voie. »

On peut avoir deux attitudes face à cette histoire. La première est la réaction médicale classique : le déni.

En entendant Saskia leur raconter son expérience, la plupart des oncologues considéreraient qu'il s'agit simplement d'un événement anecdotique ayant peu d'influence sur les statistiques globales concernant le traitement du cancer et la survie. Car c'est toujours une question de chiffres. Ce qui compte, c'est ce qui arrive à des milliers de patients, et non à un seul.

L'autre attitude consiste à explorer de quelle manière son changement de situation a pu engendrer des résultats aussi remarquables. Dressons une liste de toutes les modifications qu'elle a faites et qui peuvent influencer l'expression génique :

- comportement plus positif à l'égard de sa maladie ;
- optimisme accru ;
- moindre douleur osseuse ;
- soutien émotionnel de la part de son mari ;
- découverte des liens qui existent entre le corps et le mental ;
- changement dans son mode de vie : introduction de la méditation, du yoga et du massage ;
- effets bénéfiques des massages thérapeutiques et autres traitements reçus dans le centre.

Cette liste peut paraître très diversifiée ; seuls un ou deux éléments apparaîtraient dans les traitements classiques actuels contre le cancer. Mais chaque élément est relié par un dénominateur commun. De nouveaux messages ont été envoyés par son cerveau et ses gènes, à son cerveau et ses gènes. Si la médecine parvenait à décoder ces messages, nous serions beaucoup plus près de résoudre le mystère de la guérison. Il peut être difficile à tout médecin dont le travail est de guérir ses patients d'admettre que le seul vrai guérisseur est le corps lui-même. Il est vrai que la manière dont procède le corps pour réorganiser les atomes et les molécules et parvenir, ou non, à la guérison demeure un épais mystère.

Nul ne sait ce qui arrivera à Saskia dans les mois et les années qui vont suivre. Nous ne prétendons en aucun cas détenir des remèdes miracles. Nous savons on ne peut mieux que le terme miracle ne permet pas de comprendre le fonctionnement du corps.

Si vous pouviez entendre le flot de messages que reçoit le corps au niveau génétique en une seule journée, il serait très probable que vous entendiez les choses suivantes :

- *Fais comme d'habitude.*
- *Rejette ou ignore le changement.*
- *Éloigne-moi des problèmes. Je ne veux pas en entendre parler.*
- *Rends-moi la vie facile.*
- *Évite les difficultés et la douleur.*
- *C'est toi qui t'en occupes. Je n'en ai pas envie.*

Vous n'êtes pas conscient des phrases que vous répétez maintes et maintes fois à vos gènes, parce que vous ne verbalisez pas ces messages, comme si vous deviez envoyer un e-mail. Mais votre *intention* est claire et vos cellules réagissent à ce que vous voulez et faites, et non à ce que vous dites. Chacun d'entre nous a la chance extraordinaire que son corps puisse fonctionner automatiquement, de manière presque parfaite, pendant des décennies. Mais si nous ne participons pas à notre bien-être en envoyant des messages conscients à nos gènes, le fonctionnement automatique du corps ne suffira pas. Le bien-être radical nécessite des choix conscients. Quand vous prendrez les bonnes décisions, vos gènes coopéreront et se conformeront à vos désirs.

Telle est la nouvelle idée que nous voulons que vous découvriez et que vous fassiez vôtre. Quand vous utilisez vos gènes pour vous transformer, ils deviennent des supergènes. Pour vous guider vers votre but, le reste de ce livre est organisé en trois parties :

1. *La science de la transformation* : vous apprendrez quelles sont les dernières découvertes de la génétique nouvelle et vous en saurez plus sur la révolution qui est en marche dans les domaines de la biologie, de l'évolution, de l'hérédité et du corps humain.

2. *Quel choix de vie pour un bien-être radical ?* nous vous proposerons de suivre un cheminement pratique et facile, autant que possible, pour changer.

3. *Prenez votre évolution en main* : nous irons à la source de toute avancée et de tout changement, à savoir la conscience. Vous ne pouvez changer ce que vous ignorez et dès lors que vous êtes pleinement conscient, la promesse d'une transformation opérée par l'individu se réalise.

Voilà la carte que nous vous proposons. Maintenant, commençons notre exploration. Ce plan vous indique les territoires qu'il faut parcourir, mais tant que vous ne vous serez pas mis en chemin, la transformation ne deviendra pas réalité. Cette aventure est unique, car chaque étape a le pouvoir de changer votre réalité individuelle. Rien ne saurait être plus fascinant ni plus gratifiant.

Près de mille ans avant que l'ADN ne révèle son premier secret, le poète mystique perse Rûmî s'est lancé sur le même chemin. Puis il s'est retourné pour nous indiquer comment parvenir à destination :

Tels des grains de poussière dans un rayon de lumière,

Nous dansons.

Nous n'écoutons pas la musique en nous,

Mais qu'importe.

La danse de la vie se poursuit

et dans la béatitude du soleil

se cache un Dieu.

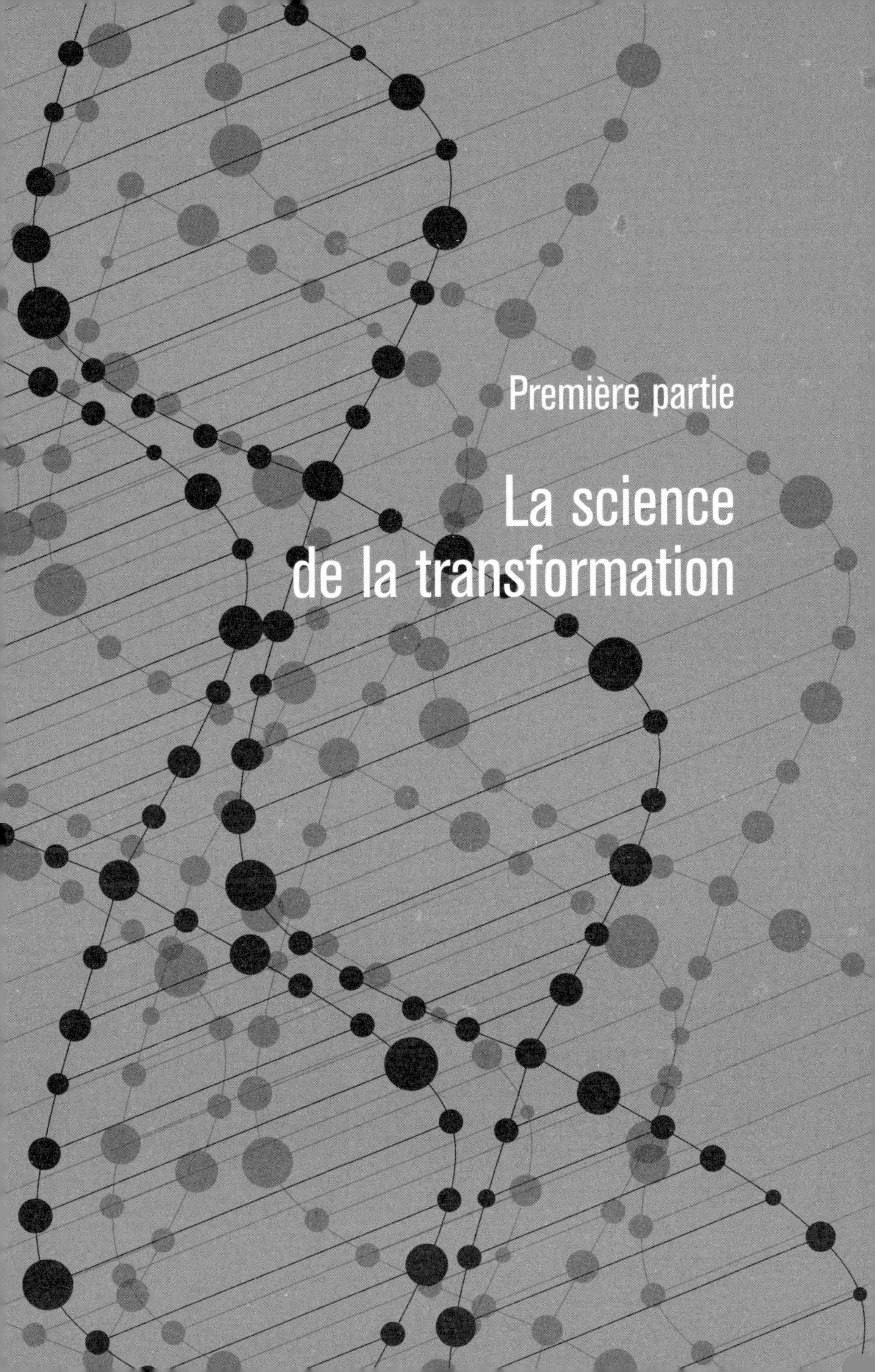

Première partie

La science de la transformation

Grâce à la révolution de la génétique qui est partout en marche, un nouvel et puissant allié favorisant le bonheur humain est apparu. La notion selon laquelle l'ADN contient le code de la vie n'est pas nouvelle. En revanche, ce qui est tout à fait nouveau est d'affirmer que vous pouvez tirer parti de vos gènes. L'ADN n'est pas inaccessible, comme le serait un compte bancaire sur lequel on ne peut rien retirer. Comme nous l'avons vu précédemment, la croyance désuète selon laquelle notre destin serait déterminé par notre biologie n'a plus l'emprise solide qu'elle avait par le passé. En effet, la science de la transformation nous emmène dans une nouvelle direction : l'ADN nous ouvre à d'infinies possibilités. Mais pour comprendre tout cela, nous devons nous intéresser à l'ADN dans toute son extraordinaire complexité.

L'évolution de toute la vie planétaire est condensée à l'intérieur de l'acide désoxyribonucléique, le nom véritable de l'ADN. Un seul brin d'ADN mesure 3 m et pourtant, il n'occupe que deux à trois microns cube dans le noyau de la cellule (1 micron = 1 000 000e de mètre). Seuls quelque 3 % de votre ADN sont composés de gènes, qui servent de modèle aux protéines et à l'acide ribonucléique (ARN), le fac-similé de l'ADN grâce auquel les protéines sont fabriquées ou l'activité génique peut être régulée. C'est de cela, ainsi que de graisse, d'eau et d'une quantité phénoménale de microbes bénéfiques, que votre corps physique est constitué. Pour un généticien, vous êtes une colonie extrêmement complexe mise en place par l'ADN et qui n'a de cesse de se reconstruire.

La superstructure qu'est notre corps est constamment révisée en fonction de notre mode de vie. Ce que l'on appelle l'expression génique (ou génétique), c'est-à-dire les milliers de substances chimiques produites par les gènes, est particulièrement malléable. Pourtant, la plupart des gens pensent le contraire. Par exemple, combien de fois avez-vous entendu ces lieux communs : « Tel père, tel fils » ou « Les chiens ne font pas les chats » ? Ces vieux adages ne sont-ils pas limités ? Sommes-nous vraiment et seulement une reproduction biologique de nos parents et la continuité de leur personnalité, à quelques variantes près ?

La nouvelle génétique dit le contraire. À l'image de votre cerveau, qui réagit à chaque choix que vous faites, votre génome s'adapte en permanence. Certes, les gènes que vos parents vous ont transmis ne changeront pas – votre modèle unique restera le même tout au long de votre vie – ; par contre, l'activité génétique évolue de manière fluide et souvent très rapide. Les gènes sont sensibles aux changements négatifs qui peuvent être le produit d'une mauvaise alimentation, de la maladie, du stress et d'autres facteurs. C'est pourquoi, chaque jour, vos choix de vie ont des répercussions jusqu'au niveau génétique. C'est uniquement par le biais de l'expression génique que l'intelligence corporelle acquiert une forme physique. Plus étonnant encore, comme nous le verrons, la manière dont vous influencez votre corps aujourd'hui pourra avoir des conséquences sur le bien-être de vos enfants et de vos petits-enfants dans un futur lointain.

Outre l'ADN, votre génome est constitué de protéines spéciales qui soutiennent et protègent l'ADN. L'ADN est lui-même composé de quatre bases chimiques qui s'apparient pour former les échelons de la double hélice.

Ces quatre bases sont l'adénine (abrégée en A), la thymine (T), la cytosine (C) et la guanine (G). Le fait qu'un alphabet constitué de seulement quatre lettres soit à l'origine de toutes les formes de vie sur Terre n'a de cesse de nous émerveiller. De la simplicité naît la complexité : A s'apparie avec T et C avec G. Votre génome unique est porteur de 3 milliards de ces bases par parent. Celles-ci sont réparties en 23 chromosomes, classés de 1 à 22, plus les chromosomes sexuels, X et Y. Une mère donne toujours à son bébé un chromosome X. Si le père lui donne un chromosome Y, le bébé sera de sexe masculin ; si c'est un chromosome X, il sera de sexe féminin. Puisque chacun de vos parents vous a transmis 23 chromosomes et 3 milliards de bases d'ADN, vos cellules contiennent au total 46 chromosomes et 6 milliards de bases.

D'ores et déjà, on voit que la nature a suffisamment de diversité dans ses matériaux de construction pour créer une mite, une souris ou un Mozart, simplement à partir de quatre lettres.

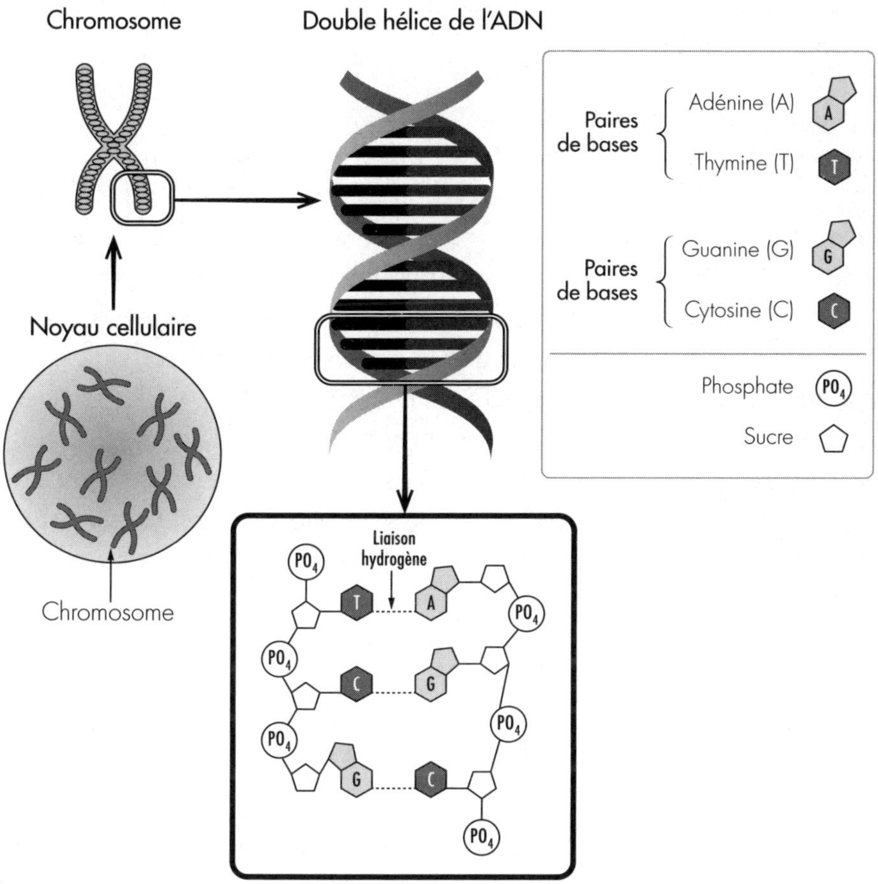

L'historique projet Génome humain, qui s'est achevé en 2003 et auquel il faut ajouter des études ultérieures, a donné des résultats surprenants, voire déconcertants. Par exemple, notre génome contient, à peu près, 23 000 gènes, bien moins que ce que tout le monde pensait. Nous considérons que l'*Homo sapiens* est la forme de vie la plus évoluée sur Terre, mais ce n'est pas pour autant que l'on a plus de gènes : le génome du riz, qui ne contient que 12 paires de chromosomes, se compose de 55 000 gènes ! Comment se fait-il que notre espèce tire son épingle du jeu en ayant moins de gènes qu'un grain de riz ? La réponse est liée à l'efficacité acquise par nos gènes et notamment à la diversité des protéines que chacun d'entre eux peut fabriquer. La clé est l'expression génique.

Comparé aux gènes du riz, chacun de nos gènes peut créer de nombreuses versions de la même protéine, chacune ayant un rôle légèrement différent à jouer dans le corps, qu'il s'agisse de fabriquer une cellule ou de la réguler. Grâce à l'évolution de l'ADN humain, nous avons plus de fonctions biologiques avec moins de gènes. Les économies d'échelle, ainsi que le doublement des effectifs (apporter un soutien supplémentaire afin que la survie ne dépende pas d'un seul système génétique), sont la règle dans l'évolution. Nos gènes évoluent constamment afin de nous donner toujours plus de possibilités. De plus, les gènes les plus importants pour la survie de notre espèce ont des copies de secours, au cas où certains d'entre eux viendraient à être corrompus à la suite de mutations nuisibles. Quelle efficacité et quel esprit d'anticipation !

Votre unicité

En partant simplement de ces faits basiques, vous pouvez mieux comprendre en quoi votre patrimoine génétique est unique à double titre. D'abord, votre unicité est liée aux gènes qui vous ont été donnés à la naissance et qui n'ont d'équivalent chez quiconque, à moins que vous ayez un vrai jumeau. Ensuite, votre unicité tient à ce que vos gènes font en ce moment même, car cette activité est votre histoire, le livre de votre vie, dont vous êtes vous-même l'auteur. Les résultats obtenus à la suite de nos choix de vie ordinaires (Est-ce que je vais à la salle de sport ou est-ce que je reste chez moi ? Est-ce que je participe aux ragots à mon travail ou est-ce que je me mêle de ce qui me regarde? Est-ce que je fais un don au profit d'une œuvre caritative ou est-ce que j'alimente mon compte bancaire?) dépendent d'une seule et unique question : *Qu'est-ce que je demande à mes gènes?* Le va-et-vient entre vous et votre génome est le facteur qui détermine votre présent et votre avenir.

Ceci étant, votre unicité ne tient pas à l'ensemble de votre génome. Parmi les 3 milliards de bases d'ADN que chacun de vos parents vous a donnés, il y a une différence toutes les 1 000 bases entre vous-même et la grande majorité de l'ADN humain sur la planète. Cela signifie que chacun de vos parents vous a transmis environ 3 millions de bases connues sous le nom de variants d'ADN. Un variant d'ADN peut parfois, mais rarement, garantir l'apparition d'une certaine maladie au cours d'une durée de vie normale, ou simplement accroître le risque de contracter la maladie, sans certitude. Par exemple, sur l'un des 3 milliards de barreaux de la double hélice, il se peut que vous ayez la base A, tandis que votre sœur a une base T. Cette différence peut engendrer chez vous une prédisposition à une pathologie telle que la maladie d'Alzheimer ou à une forme particulière de cancer, mais pas chez votre sœur.

Contrairement à ce que beaucoup croient, il n'existe pas de «gènes de la maladie». Tous les gènes sont «bons» et assurent une fonction normale nécessaire pour le corps. Ce sont leurs variants qui peuvent poser problème. Heureusement, certaines mutations entraînent une meilleure résistance à la maladie. Par exemple, il existe quelques rares lignées familiales qui jouissent d'une immunité quasi totale aux maladies cardiaques. Quelle que soit la quantité de graisse qu'elles absorbent dans leur alimentation, le cholestérol n'est pas converti en lipides sanguins qui devraient former une plaque et se déposer dans les artères coronaires. Les généticiens cherchent ces populations isolées pour découvrir quel variant est à l'origine de cette résistance aux maladies cardiaques. Dans le même ordre d'idées, il existe de rares populations au sein desquelles presque toute une lignée familiale est atteinte d'une maladie d'Alzheimer présénile. Elles aussi doivent être étudiées pour tenter de découvrir si une signature génétique est responsable de pareil «coup du sort».

Rudy a eu la chance d'être étroitement impliqué dans les toutes premières découvertes qui ont débouché sur la révolution actuelle de la génétique. Alors que lui et son collègue, le Dr James Gusella, qui n'avaient qu'une vingtaine d'années à l'époque, établissaient la première cartographie du génome humain à l'hôpital général du Massachusetts, ils sont devenus les premiers chercheurs au monde à localiser un gène pathogène en observant des variants naturels d'ADN dans le génome. Dans cette étude qui a fait date, ils ont pu montrer que le gène déclenchant la maladie d'Huntington se trouve sur le chromosome 4. La maladie d'Huntington est une pathologie mortelle qui, jusque-là, n'avait aucune cause connue.

Certains variants, présents chez plus de 10% de la population humaine, sont fréquents, tandis que d'autres sont des mutations rares et isolées. Un variant génétique vous prédispose à certaines maladies ou à certains comportements, raison pour laquelle la recherche insiste tant sur le rôle des gènes dans la maladie d'Alzheimer ou la dépression. D'autres variants restent neutres, tout du moins jusqu'ici dans notre évolution. Votre «empreinte» ADN personnelle se fonde sur l'ensemble des variants qui vous ont été transmis. Cela détermine le fonctionnement et la structure des centaines de milliers de types de protéines présents dans votre corps.

Les variants génétiques qui vous attribuent une caractéristique figée telle que des yeux bleus ou des cheveux blonds ont une action irrémédiable, mais ils sont très minoritaires et ne représentent que 5% du total. Car dans la grande majorité des cas, au niveau de votre santé et de votre personnalité, votre destinée génétique n'est pas gravée dans le marbre. Les gènes ne sont qu'une seule composante des interactions presque infinies entre l'ADN, le comportement et l'environnement.

Ce fait a été mis en lumière par une étude sur l'autisme réalisée en 2015 et publiée dans la revue *Nature Medicine*. L'autisme est un trouble déroutant, car il n'en existe pas une seule forme : il y a tout un éventail de comportements, sur lesquels Rudy a longuement travaillé tout au long de sa carrière. L'image de l'enfant autiste diffusée dans les médias est celle d'un être totalement replié sur lui-même et réagissant à peine aux stimuli extérieurs. Totalement perdu en lui-même, il se balance d'avant en arrière ou se tapote en faisant des gestes répétitifs et robotiques. Sur le plan des émotions, soit il est attardé, soit il n'éprouve rien. Ses parents désespèrent de trouver un moyen de briser la glace.

Mais dans certaines familles, on trouve deux enfants autistes et bien souvent, leurs parents affirment que leurs comportements sont très différents. Cette nouvelle étude, qui portait sur les gènes des fratries autistes, a confirmé cette impression. Les chercheurs ont étudié 85 familles dans lesquelles on avait diagnostiqué pour les enfants de l'autisme. Il est possible, grâce à des techniques connues sous le nom d'« étude d'association pangénomique » ou « séquençage complet du génome », d'analyser des millions de variants d'ADN dans le génome d'une personne. Cette étude portait sur 100 variants spécifiques qui avaient été génétiquement associés à un risque accru de développer l'autisme. À la grande surprise de tous, seuls quelque 30 % des enfants autistes d'une même famille partagent la même mutation dans leur ADN, contrairement aux 70 % restants. Dans la première tranche, les deux enfants autistes se comportaient plus ou moins de la même manière. Mais dans la deuxième tranche, les 70 % restants, leur comportement variait autant que n'importe quels frères ou sœurs. Cela suggère que l'autisme est unique, car chaque personne est unique. Même si les scientifiques examinaient le génome de milliers et de milliers d'enfants autistes, il leur serait extrêmement difficile de déterminer les fondements biologiques de la maladie.

Malheureusement, l'impossibilité de prédire l'autisme engendre une incertitude. Les chances d'avoir deux enfants autistes dans une famille de quatre enfants ou plus sont faibles, de l'ordre de 1 pour 10 000. D'après un article du *New York Times*, un couple de Canadiens qui avaient déjà un enfant autiste gravement atteint et un enfant sans problème de développement est allé voir leur médecin pour lui parler de leur désir d'avoir un troisième enfant. Quels risques y avait-il qu'il soit lui aussi autiste ? Pour faire une prédiction, les hôpitaux examinent le génome de l'enfant autiste le plus âgé. Dans ce cas, on a répondu à ce couple que les chances d'avoir un nouvel enfant autiste étaient minces et que de toute façon, si par hasard il l'était, ce ne serait pas forcément à un degré très grave.

Or ce troisième bébé, que le couple a finalement décidé d'avoir, était bien atteint d'une forme grave d'autisme. Les parents ont indiqué que leurs deux enfants autistes n'ont pas le même comportement. L'un est suffisamment extraverti pour se précipiter vers des inconnus, tandis que l'autre reste en retrait. L'un adore jouer avec les ordinateurs, tandis que l'autre ne s'y intéresse nullement. L'un court dans tous les sens, tandis que l'autre préfère rester assis au même endroit.

Tel est l'effet de la diversité. Quel que soit le nombre d'échantillons génétiques que vous prélevez sur une même lignée familiale, le risque de contracter un autisme, et tout risque en général, chez le prochain bébé à naître sont largement imprévisibles.

S'il est clair que les gènes déterminent certaines choses, par exemple l'apparition de certaines formes rares de maladie, la plupart du temps, les variants génétiques dont nous héritons ne font que nous transmettre une *vulnérabilité* à l'égard d'une maladie. On peut en dire de même pour les prédispositions génétiques à certains comportements ou à certains types de personnalité. Sur le fond, nos actes, nos expériences et notre perception du monde, ainsi que notre exposition à notre environnement, influencent fortement le résultat de l'activité des gènes dont nous avons hérité. Nul ne saurait quantifier précisément l'influence que nous pouvons avoir sur notre expression génétique. Mais il n'y a plus l'ombre d'un doute : notre action est importante, car elle s'exerce sans arrêt.

Il est désormais possible de reconstruire le génome de l'homme de Néandertal à partir de ses restes. Mais même si ses gènes sont minutieusement examinés, ils ne sauront déterminer l'évolution future de l'humanité. Il n'existe pas de gène des mathématiques ou de la science. Si vous comparez les gènes de Mozart avec ceux d'un violoniste amateur, vous ne pourriez détecter lequel est un génie de la musique. Même les prédictions les plus basiques s'avèrent être tout sauf simples. Une mère enceinte aura peut-être envie de savoir quelle taille fera son bébé à l'âge adulte. Mais il n'y a pas de gène permettant de le savoir. Jusqu'ici, il semble que plus de vingt gènes soient impliqués dans la taille de l'être humain. Même si vous pouviez prédire de quelle manière ces vingt gènes vont s'exprimer, vous parviendriez au mieux à une demi-réponse. Les facteurs environnementaux, tels que l'alimentation de la mère comme du bébé, fourniront les éléments nécessaires pour apporter la demi-réponse manquante.

Pour être extrêmement généreux, anticipons que la génétique, à l'aide d'un superordinateur, arrive un jour à gérer tous les facteurs physiques en jeu. Avec toutes ces données, on ne parviendrait toujours pas à prédire avec certitude la taille d'un enfant à l'âge adulte, car il y a toujours des événements inattendus. Par exemple, il existe une maladie appelée le nanisme psychosocial qui fait prendre un retard de croissance aux jeunes enfants subissant des maltraitances familiales. En l'occurrence, la dynamique psychosomatique donne une expression physique à un facteur psychologique aggravé par des blessures émotionnelles profondes. Pour faire court, l'alphabet de l'ADN permet d'écrire d'innombrables « mots », le résultat obtenu étant inconnu.

Parfois, on arrive à observer l'impact des expériences de la vie sur l'ADN d'une personne. À l'extrémité de chaque chromosome se trouve une partie d'ADN appelée télomère, qui empêche le chromosome de s'effilocher, à la manière du bout d'un lacet. Avec l'âge, nos télomères se raccourcissent chaque fois que la cellule se divise. Après des dizaines de divisions, ces télomères protecteurs rapetissent tellement que la cellule devient sénescente, c'est-à-dire qu'elle cesse de pouvoir se diviser. Par la suite, elle meurt et n'est pas remplacée.

Il s'avère que les expériences que fait une personne affectent également ses télomères. Des scientifiques de l'université Duke ont analysé des échantillons d'ADN prélevés sur des enfants à l'âge de 5 ans, puis à l'âge de 10 ans. Les chercheurs savaient que certains de ces enfants avaient subi des sévices physiques, avaient été rudoyés ou avaient été victimes de disputes familiales violentes. Ceux qui vivaient les expériences les plus négatives et les plus stressantes subissaient l'érosion la plus rapide de leurs télomères. *A contrario*, d'autres recherches montrent que l'exercice et la méditation augmentent la longueur des télomères.

Les implications de ces découvertes sont profondes. Votre longévité n'est pas seulement influencée par les variants d'ADN transmis par vos parents. Ce qui vous arrive aujourd'hui se verra peut-être demain dans la structure de vos chromosomes.

L'une des explorations les plus fascinantes en génétique nouvelle tourne autour du lien entre nos expériences de vie et nos gènes. L'existence humaine étant infiniment complexe, parvenir à comprendre comment les gènes réagissent à la vie quotidienne est une tâche très ardue. Mais il y a bien une réaction et nous avons posé les bases en révélant ses mécanismes. Nous irons plus loin dans le chapitre suivant, qui met en avant beaucoup de nouvelles possibilités, mais aussi de mystères.

Comment changer votre avenir

L'émergence de l'épigénétique

La discipline nouvelle qui étudie en quoi les gènes ne sont absolument pas figés, mais au contraire fluides, malléables et reliés les uns aux autres, est baptisée l'épigénétique. Le mot grec *epi* signifie « au-dessus de » ; par conséquent, l'épigénétique s'intéresse à ce qui est « en haut de » la génétique. Au niveau physique, *epi* fait référence à la gaine constituée de protéines et de substances chimiques qui amortit et modifie chaque brin d'ADN. L'ensemble des modifications épigénétiques de l'ADN dans votre corps est appelé *épigénome*. La recherche sur l'épigénome est probablement l'aspect le plus palpitant de la génétique actuelle, parce que c'est à ce niveau que les gènes sont activés ou désactivés (comme on allumerait ou éteindrait la lumière) et modulés (comme un thermostat). Et si nous pouvions agir volontairement sur ces « boutons » ? Cette perspective donne le tournis à tout généticien s'aventurant à en imaginer les possibilités.

Dans les années 1950, avant que l'on soupçonne l'existence de l'épigénome, un biologiste anglais du nom de Conrad Waddington a été le premier à théoriser que le développement humain du stade embryonnaire à la vieillesse n'était pas complètement gravé dans le marbre de l'ADN. Il a fallu des décennies avant que n'émerge la notion de malléabilité des gènes, ces derniers étant considérés jusque-là comme une fatalité. Mais à un moment donné, il est devenu impossible d'ignorer certaines anomalies. Les vrais jumeaux en sont l'exemple classique, car ils naissent avec les mêmes gènes. Si ces derniers étaient figés, les vrais jumeaux seraient biologiquement prédestinés à être identiques tout au long de leur vie.

Mais ce n'est pas le cas. Les vrais jumeaux qui ont virtuellement le même ADN génomique peuvent être très différents, en fonction de leurs expériences dans le monde et de la manière dont elles se traduisent en activité génétique. Si vous connaissez des jumeaux, vous les avez certainement entendus parler de leurs différences. Il ne suffit pas d'avoir le même génome pour être identique. Deux bâtiments qui se ressemblent traits pour traits peuvent avoir été construits d'après les mêmes plans, mais être très différents en raison des activités qui s'y déroulent. On sait par exemple que la schizophrénie a une composante génétique ; mais si un jumeau est schizophrène, il n'y a que 50 % de chances que l'autre le soit. Ce mystère nécessite de plus amples discussions, mais il est révélateur du dilemme auquel sont confrontés ceux qui estiment que notre destin serait fonction de notre terrain biologique. L'épigénétique est née quand les généticiens ont commencé à s'intéresser aux mécanismes de contrôle sous-tendant l'expression génétique. Il s'avère que la souplesse de ces mécanismes est l'un des cadeaux les plus précieux que nous a fait la vie.

Si toutes les cellules de votre corps ont des séquences d'ADN et des modèles génétiques largement identiques, chacun des quelque deux cents types de cellules possède différentes structures et joue différents rôles. Vu à travers un microscope, un neurone paraît si différent d'une cellule cardiaque que l'on aurait du mal à imaginer qu'ils ont pour origine le même ADN. Les gènes sont programmés pour créer diverses cellules à partir des cellules souches, qui sont les précurseurs, les « bébés » des cellules matures. Par exemple, les cellules souches qui se trouvent dans votre moelle osseuse remplacent vos globules (cellules sanguines) à leur mort, tous les quelques mois. Le cerveau dispose lui aussi d'un stock de cellules souches suffisant pour toute une vie, ce qui permet la création de nouveaux neurones à chaque stade de la vie : c'est une excellente nouvelle pour une population vieillissante qui aspire à rester aussi dynamique et alerte que possible.

De nos jours, on comprend de mieux en mieux que notre patrimoine génétique est malléable et chaque étape nous réserve son lot de surprises. Dans une étude de 2005, le Dr Michael Skinner a montré que le fait d'exposer une rate enceinte à des substances chimiques altérant la fonction sexuelle engendrait des problèmes de fertilité chez ses progénitures jusqu'aux arrière-arrière-petits-enfants. Étonnamment, les problèmes de fertilité étaient transmis à la génération suivante sous la forme d'un héritage « souple » par les mâles, par l'intermédiaire de molécules (appelées groupes méthyle) sur l'ADN, ainsi que par la séquence d'ADN des parents. On sait que la transmission n'était pas inéluctable, car la séquence d'ADN des gènes transmis est restée la même.

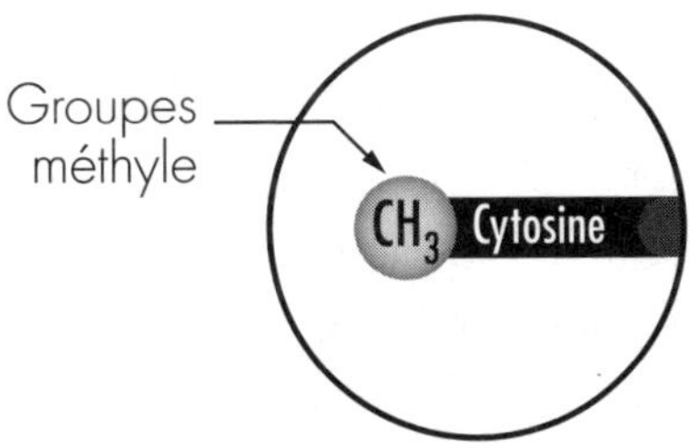

Les groupes méthyle se fixent sur les bases de cytosine.

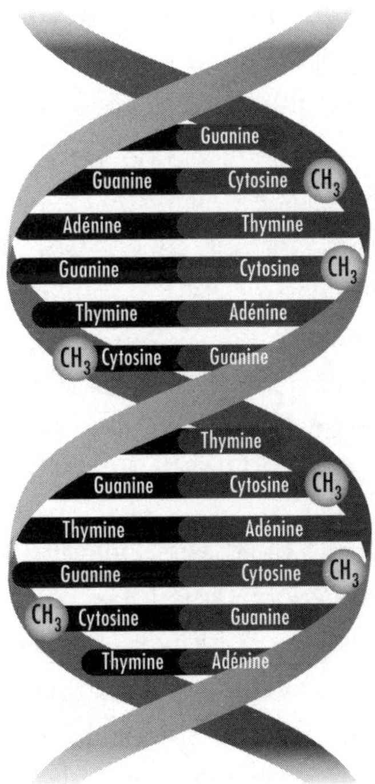

Si l'ADN est une réserve renfermant des milliards d'années d'évolution, l'épigénome est quant à lui la réserve contenant les activités génétiques à court terme, à la fois très récente et s'étendant sur une, deux ou plusieurs générations passées. Le fait que la mémoire puisse être transmise n'est pas une nouveauté en biologie. Les arêtes qui se trouvent dans les nageoires des poissons appartenant à un lointain passé ont une structure identique aux os que l'on trouve dans les pattes des mammifères ou dans nos mains humaines. Il est clair que ce type de mémoire est figé, car il est le résultat de millions d'années d'évolution. Mais ce qui est nouveau dans l'épigénétique est que la mémoire des expériences *personnelles* — les vôtres, celle de votre père ou de votre arrière-grand-mère — peut être immédiatement transmise.

Ce qui nous amène à ce qui est probablement l'axe majeur de la révolution de la nouvelle génétique. L'épigénome permet aux gènes de réagir aux expériences. Ils ne sont donc pas isolés, mais ouverts au monde, comme vous. Il est dès lors possible que vos réactions à votre quotidien, sur le plan physique et psychologique, soient transmises sous forme d'héritage souple. Pour faire simple, quand vous soumettez vos gènes à un mode de vie sain, vous créez des supergènes. Ce genre de possibilité aurait relevé de la science-fiction à l'époque où l'on croyait dur comme fer que seul l'ADN était transmis des parents aux enfants. Mais dans une étude fondamentale réalisée en 2003, des scientifiques se sont intéressés à deux groupes de souris qui avaient développé un gène mutant qui leur donnait à la naissance une fourrure jaune et un appétit vorace. Ils étaient donc programmés génétiquement pour se nourrir de manière excessive jusqu'à atteindre l'obésité.

Les chercheurs ont ensuite donné à l'un des deux groupes une alimentation classique, tandis que l'autre groupe absorbait la même nourriture, à laquelle on avait ajouté des compléments nutritifs (acide folique, vitamine B12, choline et bétaïne, une substance extraite de la betterave à sucre). Résultat : les progénitures des souris qui avaient reçu les compléments alimentaires avaient une fourrure marron et un poids normal malgré le gène mutant. Ainsi, ce gène qui prédisposait les souris à avoir une fourrure jaune et un appétit vorace a été neutralisé par l'alimentation absorbée par la mère. En soutien à cette découverte, d'autres études ont montré que des souris dont la mère avait reçu moins de vitamines étaient davantage prédisposées à l'obésité et à d'autres maladies. Ainsi, l'état nutritif d'une mère pourrait avoir un impact plus profond sur son bébé qu'on le croyait précédemment.

Les implications de ces études étaient révolutionnaires à plusieurs niveaux. D'abord, l'épigénome est toujours en interaction avec la vie quotidienne. Ce qui vous arrive aujourd'hui est enregistré au niveau épigénétique et peut, à condition que l'être humain réagisse comme la souris, être potentiellement transmis aux générations futures. Ainsi, vos prédispositions ne seraient pas que les vôtres. Elles sont transmises par une sorte de tapis roulant génétique auquel chaque génération ajoute sa contribution.

Une autre étude publiée en 2005 a démontré que les femmes enceintes qui avaient assisté aux attentats du 11-Septembre contre le World Trade Center avaient transmis à leur bébé des niveaux élevés d'hormones de stress, le cortisol. L'enfance traumatisante de votre mère ou de votre grand-mère a peut-être modifié votre personnalité en vous donnant un penchant pour l'anxiété ou la dépression. Si le génome est l'architecte qui détermine les plans de la vie, l'épigénome est à la fois l'ingénieur, l'équipe de constructions et le gestionnaire des installations.

Le mystère hollandais

Nous avons expliqué que l'épigénétique explore les changements de l'activité génétique sous l'influence des expériences de la vie. Ce genre de changement ne nécessite aucune altération de la séquence d'ADN, c'est-à-dire aucune mutation. En réalité, c'est un mécanisme d'activation et de désactivation qui en est à l'origine, même si la chose est plus complexe qu'il n'y paraît. Ce mécanisme s'avère être aussi compliqué que le comportement humain. Pensez à une attitude courante, par exemple le fait de s'emporter. La colère peut apparaître et disparaître comme on allumerait ou éteindrait la lumière, ou alors elle peut couver. Elle peut se cacher sous le déguisement du contrôle émotionnel. Une fois qu'elle éclate, elle peut être plus ou moins douce ou plus ou moins explosive. Tout un chacun accepte ces distinctions, étant donné que nous avons tous eu affaire à des têtes brûlées comme à des gens qui savent garder la tête froide. Nous savons ravaler notre colère, mais en même temps, nous bataillons contre elle.

Traduisons maintenant cette situation sous la forme d'une activité génétique : les mêmes variables sont applicables. En effet, toute activité d'un gène peut être cachée ou disparaître. Il peut s'exprimer partiellement ou totalement, de manière plus ou moins prononcée, comme s'il était contrôlé par un thermostat. Et de même que la colère et les autres émotions sont imbriquées, chaque gène est relié aux autres. Il semble de plus en plus vrai que toute expérience subjective doive sa complexité à une complexité parallèle au niveau microscopique.

En quoi cela nous permet-il de savoir à quel point nous sommes ignorants ? Si les émotions agissent sur les gènes et les gènes sur les émotions, le cercle peut paraître sans fin. Si l'épigénétique nous permet de rentrer dans la salle de contrôle dans laquelle se trouvent tous les interrupteurs, elle ne nous permet toutefois pas de les actionner. Il en va de la responsabilité de chaque individu d'actionner les commandes. Sinon, en l'absence de tout contrôle, les changements génétiques peuvent être drastiques. Penchons-nous maintenant sur un phénomène tout à fait mystérieux, qui a largement fait parler de lui.

Voici un graphique indiquant la taille des hommes en Europe entre 1820 et 2013, s'appuyant sur les données compilées par un chercheur en informatique, Randal Olson (il existe d'autres calculs qui diffèrent de ceux qui sont représentés ici, mais le schéma général est le même). Soyez particulièrement attentifs à l'évolution des Néerlandais, en haut à droite.

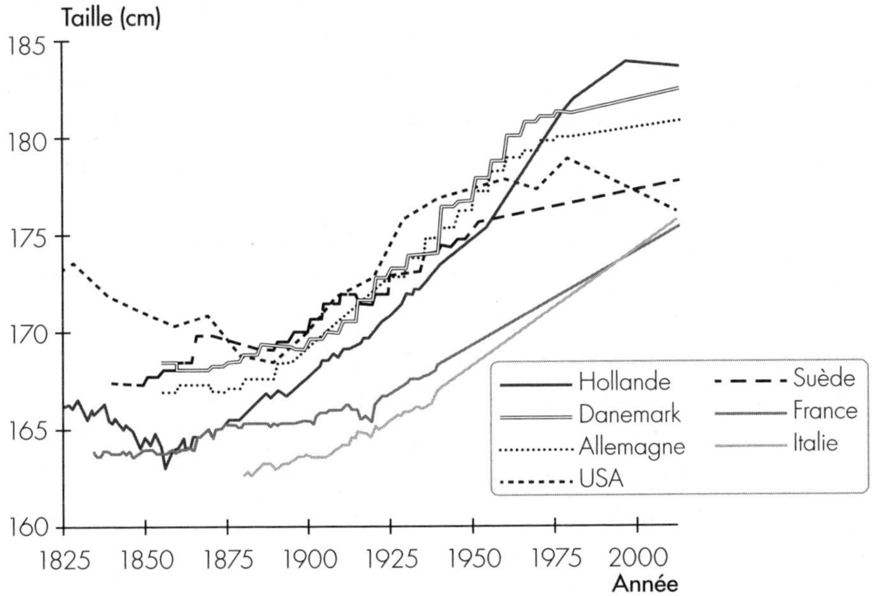

Étonnamment, les Hollandais sont les hommes les plus grands du monde, avec une taille moyenne de 185 cm. On rapporte même qu'il existe à Amsterdam un club pour les hommes de plus de 2,10 m, phénomène assez courant. Une brève promenade dans les rues d'Amsterdam vous permettra d'apercevoir des hommes comme des femmes d'une taille déconcertante.

Cet accroissement de la taille constitue une tendance récente, comme l'indique également le graphique. Depuis 1820, de nombreux pays présentent des augmentations régulières. Cependant, les Néerlandais se démarquent, car à cette époque, ils étaient les plus petits parmi les Européens. Des examens de squelettes retrouvés dans des tombes datant de 1850 indiquent que les Hollandais mesuraient en moyenne 1,65 m et les Hollandaises 1,55 m (les deuxièmes en taille en 2013, c'est-à-dire les Danois, mesuraient environ 6 cm de plus que les Hollandais en 1829 et aujourd'hui, ils mesurent légèrement moins). Quelle est la cause d'une telle envolée en une période aussi courte ?

En cherchant une explication, Olson a consulté d'autres statistiques, qui ont révélé qu'avec l'augmentation des revenus et de la prospérité des Hollandais, les richesses ont été réparties de manière plus égale. Au lieu que tout l'argent aille entre les mains de quelques nantis, presque tout le monde en profitait. Cette distribution plus équitable de la richesse a engendré une meilleure alimentation, ce qui est en corrélation avec l'accroissement de la taille. Mais la même tendance économique ayant marqué presque toute l'Europe, cela n'explique pas la spécificité hollandaise. Pour ne rien arranger, les citadins hollandais ont même vu leur stature diminuer sur plusieurs périodes au XIXe siècle, par rapport à la population rurale. La vie urbaine, avec son taux de mortalité infantile élevée, ses maladies transmissibles, la paupérisation de son sous-prolétariat et la pollution de l'air et de l'eau, a entraîné une diminution de la taille des hommes de l'ordre de 3 cm. En même temps, les populations urbaines devenant de plus en plus riches, la prospérité ne peut être considérée comme un indicateur parfait de la taille.

Une piste judicieuse a été évoquée : les gènes. La séquence de l'ADN des Néerlandais est restée à peu près la même qu'il y a deux siècles. Jusqu'à très récemment, il n'y avait pas de fortes vagues d'immigration et celles-ci ne modifient pas les gènes hollandais, sauf en cas de mariage avec les arrivants. Et si l'inverse était vrai ? Olson avance qu'il est généralement accepté que nos ancêtres humains étaient grands. Peut-être les Hollandais étaient-ils donc grands il y a des centaines de générations, avant de rétrécir en raison d'une mauvaise alimentation. Auquel cas une meilleure alimentation pourrait activer les gènes ancestraux et créer une envolée.

L'argument est assez faible. Quoi qu'il en soit, toute explication doit inclure la dimension des gènes, notamment de l'épigénome. Dans la mesure où ce dernier se modifie en fonction de nos expériences passées, qu'est-ce qui pourrait justifier un accroissement soudain de la taille ? Il se trouve que l'une des meilleures preuves que l'épigénétique peut en un sens *garder le souvenir* des expériences passées nous vient également des Pays-Bas. Une période de famine qu'a connue le pays, et qui a été baptisée *hongerwinter*, c'est-à-dire « hiver de la faim », nous a probablement appris plus de choses sur les effets de l'épigénétique sur les êtres humains que tout autre événement. En 1944, au cours d'un hiver extrêmement rude pendant lequel les Allemands se sont retrouvés confrontés aux difficultés qui allaient précipiter leur défaite au cours de la Seconde Guerre mondiale, ils ont imposé aux Hollandais un embargo sur la nourriture et tout approvisionnement et se sont mis à détruire systématiquement les systèmes de transport et les fermes du pays. Cela a provoqué une grande disette et il en a résulté une famine au cours de l'hiver 1944-1945. Les réserves urbaines de nourriture en Hollande de l'Ouest se sont rapidement vidées. La ration quotidienne de l'adulte vivant à Amsterdam a chuté en dessous de 1 000 calories fin novembre 1944 et même à 580 calories fin février 1945, ce qui ne représentait qu'un quart des calories nécessaires à la bonne santé et à la survie d'un adulte. La population se nourrissait essentiellement de pain dur, de petites pommes de terre, de sucre et de très peu de protéines, voire pas du tout.

Des millions d'années d'évolution nous ont donné les moyens de survivre à de longues périodes de malnutrition. Le corps ralentit pour conserver son énergie et ses ressources. La tension artérielle et les battements cardiaques diminuent et l'on commence à puiser dans ses réserves de graisse. Ce mécanisme est en grande partie rendu possible grâce à des changements dans notre activité génétique. Dans certains cas, cette dernière augmente ou diminue en fonction de l'épigénétique. Cependant, l'expérience hollandaise est allée encore plus loin et a montré que les changements d'ADN à l'âge adulte peuvent être transmis aux générations suivantes. C'est ce qu'ont révélé des études portant sur les enfants nés des personnes ayant survécu à la famine hollandaise.

Des chercheurs d'Harvard ont obtenu les registres de naissance et les dossiers médicaux de l'époque, qui avaient été méticuleusement préservés. Comme prévu, les bébés nés au cours de la famine étaient souvent atteints de graves problèmes de santé. Les fœtus qui en étaient à trois à neuf mois de développement utérin au cours de la famine avaient un poids de naissance anormalement bas. Par contre, ceux qui avaient passé moins de trois mois dans le ventre de leur mère vers la fin du *hongerwinter*, c'est-à-dire juste avant le retour de l'approvisionnement en nourriture, sont nés plus grands que la moyenne. Cette différence est liée au changement d'alimentation des mères.

Néanmoins, en étudiant ces bébés une fois parvenus à l'âge adulte, les chercheurs ont été encore plus surpris. Comparés à ceux qui étaient nés en dehors de la période de famine, les adultes nés pendant la famine avaient une forte tendance à l'obésité. Il y a même un doublement du nombre d'individus obèses chez les fœtus qui étaient dans le ventre de leur mère pendant la famine, en particulier ceux qui en étaient à leur deuxième ou troisième trimestre d'évolution. Il semble qu'une forme de mémoire épigénétique soit à l'œuvre. Nous en examinerons le mécanisme exact un peu plus loin.

Les études sur la famine hollandaise sont importantes, car elles ont ouvert les yeux de tout un chacun sur les effets à vie des expériences prénatales qui entraînent des changements au niveau du génome. La belle et aimée actrice Audrey Hepburn a connu, enfant, la famine aux Pays-Bas. À l'âge adulte, elle a souffert d'anémie et de périodes de dépression clinique. Elle n'était pas la seule. Les bébés qui étaient dans l'utérus de leur mère au cours de la famine étaient sujets à la schizophrénie et à d'autres maladies psychiatriques. Bien que n'apportant pas de preuves formelles, certaines données indiquent que quand les bébés de la famine se sont retrouvés en âge de procréer, la génération suivante a été en sous-poids. À l'image d'un tapis roulant, le génome a continué de transmettre la mémoire d'une grave famine d'une génération à l'autre.

Le tapis roulant de l'expérience

Cette découverte au sujet de la transmission de caractéristiques a certes été faite dans un contexte de souffrance terrible, mais elle montre en quoi il est capital de mieux s'occuper des futures mères au cours de leur grossesse. Cependant, cette découverte est controversée. Le tapis roulant peut-il vraiment franchir le fossé générationnel ? En 2014, des données provenant d'études de grande qualité sur les souris ont apporté les premières preuves irréfutables qu'il peut y avoir chez les mammifères une transmission transgénérationnelle. Une généticienne de l'université anglaise de Cambridge, Anne Ferguson-Smith, a publié ses découvertes dans la prestigieuse revue *Science* après avoir testé les implications épigénétiques de la famine hollandaise sur les souris. Ses propos ont ainsi été rapportés : « J'ai décidé qu'il était temps de me lancer dans des expériences sur le sujet au lieu de faire des critiques. »

En effet, de vigoureuses critiques entouraient une découverte fondamentale : l'alimentation d'une mère enceinte a un impact à long terme sur la santé de son bébé, jusque tard dans sa vie. Pour un darwinien strict, au moment où le sperme paternel féconde l'ovule maternel, le sort en est jeté. Ferguson-Smith et ses collègues en ont cherché les preuves directes en étudiant une lignée de souris pouvant survivre à une alimentation extrêmement pauvre en calories. Comme prévu, les progénitures avaient un poids extrêmement bas à la naissance et étaient plus tard enclines au diabète. Quand les mâles de la portée ont été en âge de procréer, la deuxième génération de souris a elle aussi été atteinte de diabète, malgré une alimentation saine. Ces découvertes surprenantes ont prouvé la réalité du tapis roulant génétique.

Ce nouveau paradigme ouvre des perspectives incroyables. On recommande déjà aux femmes enceintes de ne pas fumer ni de boire d'alcool pendant la grossesse. En effet, exposer le fœtus à des toxines augmente le risque d'anomalie congénitale. Il est bon de tenir compte de ces statistiques sur les risques. Mais qu'en est-il de l'amélioration du quotidien d'un bébé dans l'utérus ? Vous avez probablement lu des histoires concernant des mères enceintes qui font écouter du Mozart à leur bébé, ainsi que des récits indiquant qu'un fœtus *in utero* peut être affecté par des situations stressantes vécues par la future mère. Un des grands thèmes de ce livre consiste à apporter à vos gènes le mode de vie convenant à un fonctionnement optimal. Objectif d'autant plus valable si vous décidez du patrimoine génétique qui sera transmis à une ou deux générations futures, voire plus. Et si le tapis roulant était chargé d'expériences tellement bénéfiques que les enfants et petits-enfants pouvaient prendre le meilleur départ possible dans la vie grâce à un héritage « souple » ? Pour nous, le sujet est bien plus inspirant que les projets de manipulation du génome des embryons dans le but d'obtenir un bébé génétiquement « parfait ». La science de la transformation ne nécessite pas forcément greffes et seringues.

Afin d'obtenir une génération d'enfants recevant par transmission génétique les meilleures caractéristiques possible, nous devons aller plus en profondeur. Pour expliquer comment une expérience conduit à des changements génétiques, il nous faut faire appel à une nouvelle expression : « marques épigénétiques ». Ce sont les empreintes du changement. Elles sont capitales pour résoudre un mystère : comment tout changement dans le mode de vie, et pas seulement les modifications drastiques telles « l'hiver de la faim », influence-t-il nos gènes ? Les événements épigénétiques peuvent également programmer l'ADN en modifiant chimiquement les protéines (appelées histones) similaires à des coussins qui entourent et amortissent l'ADN. Elles décident également de l'étendue d'ADN composant un gène qui sera exposée à d'autres protéines activant ou désactivant de manière plus ou moins prononcée l'activité génique, et même du type de protéines ou d'ARN que le gène va fabriquer.

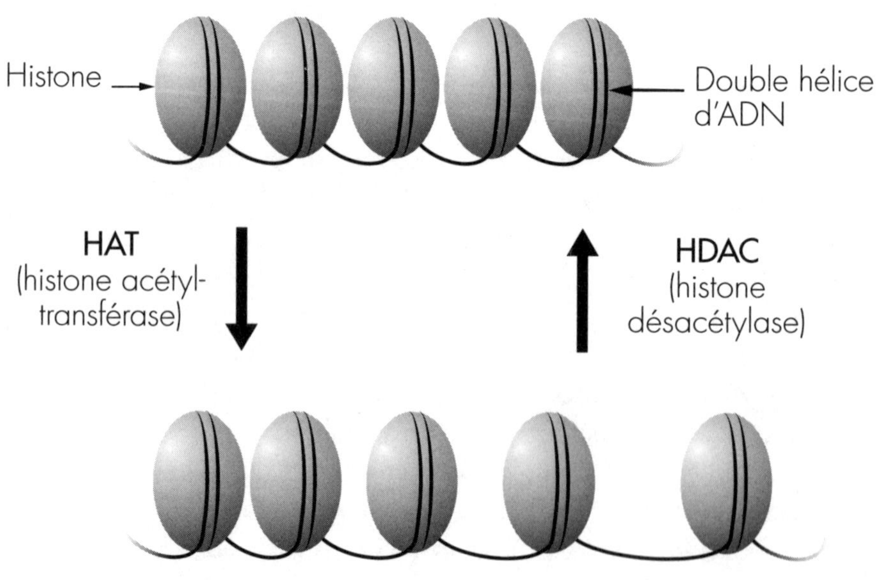

Imaginez maintenant que le corps commence à être privé de nourriture et à être affamé. Comment réagira l'organisme d'une femme enceinte ? On pourra le voir maigrir à vue d'œil. Mais sans que cela se voie, son épigénome créera des altérations génétiques. Les protéines protectrices qui entourent l'ADN commenceront à interagir différemment avec ce dernier en laissant des marques épigénétiques. Celles-ci pourront être de différentes sortes : il s'agira d'enzymes spécifiques portant des noms tels que méthylase et histone désacétylase (HDAC). Même de tout petits morceaux d'ARN (micro-ARN) pourront faire l'affaire. Il n'est pas nécessaire de se souvenir du fonctionnement chimique de la programmation épigénétique ; en tout cas, il y a de plus en plus de preuves qui indiquent que l'alimentation, le comportement, le niveau de stress et les polluants chimiques peuvent affecter l'activité génique et par conséquent la survie et le bien-être de l'individu[1].

Les marques épigénétiques qui sont probablement les plus étudiées sont celles qui portent sur « la méthylation de l'ADN ». Chaque fois qu'il y a de multiples bases C à proximité de bases G dans la séquence d'ADN d'un chromosome, il y a une chance accrue de méthylation. Si ces zones sont soumises à une méthylation excessive, l'activité génique peut s'arrêter.

Les groupes méthyle fournissent un grand nombre d'indications. Par exemple, beaucoup d'allergies commencent tôt, dès le développement fœtal. Si la future mère consomme de nombreux aliments fixant des groupes méthyle sur l'ADN, il est possible que cela augmente la probabilité que l'enfant développe une allergie. Cela signifie que le même embryon en gestation dans deux mères différentes pourra donner deux bébés

1. Pour simplifier le sujet particulièrement complexe qu'est l'activation génétique, nous nous sommes intéressés spécifiquement aux groupes méthyle, mais d'autres processus chimiques sont impliqués, par exemple l'acétylation, sur laquelle nous ne nous arrêterons pas. Les « coussins » que sont les histones jouent également un rôle dans l'activation et la désactivation des gènes et même dans le resserrage de l'enroulement de l'hélice d'ADN. L'acétylation comme la méthylation peuvent modifier les histones et leur fixation sur l'ADN, affectant par là même l'activité des gènes à proximité.

différents, malgré un ADN identique. Une étude a montré qu'en faisant le total des marques de méthylation sur le génome de l'ADN de la salive, les chercheurs peuvent prédire l'âge de la personne à cinq ans près. En effet, plus il y a de marques, plus la personne est âgée, comme quand on jauge l'usure d'un pneu à sa bande de roulement. Cela implique qu'une méthylation excessive peut être la cause d'un vieillissement prématuré et de maladies dégénératives chez les personnes âgées.

Il a été montré que le fait de donner trop à manger à des souris juste après leur naissance engendre un excès de groupes méthyle sur des gènes spécifiques, ce qui les prédispose alors à l'obésité. Il est difficile d'extrapoler et d'obtenir un équivalent chez les êtres humains. En tout cas, la famine hollandaise et les expériences auxquelles elle a donné lieu constituent des témoignages marquants.

Une réponse nébuleuse

Alors pourquoi les Hollandais sont-ils devenus les hommes les plus grands du monde ? Parfois, pour répondre à une question, il faut d'abord éliminer les mauvaises réponses. En l'occurrence, nous savons qu'elle n'est pas une prédisposition liée à un gène déterminant la taille, car il n'en existe tout simplement pas. Si une femme enceinte veut qu'on lui prédise la taille de son bébé à l'âge adulte, notre compréhension actuelle de la génétique ne nous permet pas de le faire. En effet, plus de vingt gènes contribuant à la taille d'un enfant ont été identifiés et leurs interactions sont trop complexes et incertaines pour que l'on puisse prédire quoi que ce soit avec précision.

Et encore, même si cet aspect du mystère pouvait être élucidé, il faudrait tenir compte des facteurs environnementaux qui, selon bon nombre d'estimations, expliquent le résultat final au moins pour moitié. Parmi ces facteurs, on compte l'alimentation de la mère et de l'enfant, mais également des impondérables tels que le comportement et le mode de vie de la mère, ainsi que l'environnement familial dans lequel l'enfant est élevé. Par exemple, en Corée du Nord et au Guatemala, une malnutrition chronique sévit, ce qui entraîne des retards de croissance chez les enfants. Des soins médicaux de mauvaise qualité peuvent avoir le même effet, tandis qu'à l'inverse, une amélioration générale de la santé fait grandir la population. Mais les Hollandais ne se démarquent pas du reste de l'Europe dans ces domaines. Comme nous l'avons préalablement indiqué, au cours des deux derniers siècles, en dépit de périodes ponctuelles de malnutrition, comme en Allemagne après la Première Guerre mondiale, l'amélioration de l'alimentation et l'accroissement de la prospérité ont provoqué une augmentation de la taille des individus dans tous les pays européens.

Quelles autres réponses peut-on écarter? Il n'y a pas de nouveaux gènes qui aient intégré le génome hollandais en nombre suffisant pour fournir une réponse. Même si de nouveaux gènes se sont bien mêlés aux anciens, il n'y a pas de preuve que les Néerlandais aient épousé des immigrants de très grande taille. Ce n'est pas non plus une question de sélection naturelle, car les Hollandais de petite taille n'ont pas disparu après avoir été vaincus par des hommes de plus grande taille qui se seraient emparés de leur nourriture et de leur eau.

En revanche, les habitudes en matière d'accouplement ont pu jouer un rôle. C'est lorsque la cour impériale chinoise a commencé à favoriser l'accès aux petits chiens de compagnie que la race des pékinois a volontairement vu le jour, à partir des chiens que l'on trouvait dans l'ouest de la Chine il y a plus de 2000 ans. D'anciens documents de la cour indiquent ce à quoi le pékinois idéal devait ressembler, le modèle étant celui d'un lion miniature. Ainsi, les éleveurs avaient reçu pour instruction de créer un chien au visage plat, aux grands yeux brillants, avec une crinière, de petites pattes et de toute petite taille. En effet, aux yeux d'une courtisane chinoise, ces caractéristiques s'apparentaient au lion. Pour parvenir à l'idéal recherché, les éleveurs de chiens n'ont eu de cesse de sélectionner les plus petits chiots des portées et de les accoupler pour obtenir des chiens plus petits. Ils auraient pu tout aussi bien encourager le développement d'autres aspects.

Mais les êtres humains ne s'accouplent pas en suivant un idéal dans l'esprit d'un éleveur et historiquement, presque toutes nationalités se sont mariées entre elles ; par conséquent, aucun trait spécifique n'a été mis de côté, en tout cas certainement pas de manière intentionnelle. Par contre, nous choisissons nos partenaires en conscience, en nous conformant à des penchants personnels. Si les Néerlandais avaient une admiration pour la taille et que les plus grands étaient attirés par d'autres personnes de grande taille, on obtiendrait au fil du temps des bébés de plus en plus grands. En règle générale, les caractéristiques génétiques ne favorisent pas les extrêmes, mais privilégient un retour à la moyenne. Il a existé des hommes qui mesuraient 60 cm et d'autres 2,50 m. Mais il y a une écrasante probabilité qu'un bébé naisse au plus près de la moyenne et qu'à l'âge adulte, il fasse entre 1,50 m et 1,80 m.

Ce phénomène de régression à la moyenne, comme disent les statisticiens, explique également pourquoi des parents au QI élevé ne peuvent avoir la garantie de mettre au monde un enfant dont le QI sera lui aussi élevé. En effet, l'intelligence génétique (sujet qui reste controversé) favorise une intelligence moyenne, une taille moyenne, un poids moyen, etc. Il faudrait donc que sur plusieurs générations, une grande majorité de Hollandais se marie en fonction de critères de taille pour obtenir une tendance au niveau de la population. Encore une fois, le mystère de la transmission est trop compliqué pour qu'un seul facteur suffise à apporter une réponse.

Alors où en sommes-nous ? Une fois que l'on exclut les mauvaises réponses, une nouvelle forme de réflexion commence à émerger. Les Hollandais auraient grandi non pas à la suite d'une simple relation de cause à effet, mais en raison d'un ensemble de causes nébuleuses. Les gènes, l'épigénétique, le comportement, l'alimentation et différentes influences extérieures ont tous joué un rôle. Comme c'est le cas de tous les bébés, il doit en être de même pour les bébés hollandais nés sur une période de deux siècles. Cependant, à partir de ces multiples causes obscures, on peut tirer quelques conclusions positives :

- De nombreux facteurs dans cet ensemble de causes nébuleuses sont sous notre contrôle.

- Rares sont les causes déterministes. Nous sommes rarement des marionnettes manipulées par nos gènes.
- Cet ensemble de causes s'adapte très bien au changement.

Ces conclusions sont essentielles. Le mot « nébuleux » est d'ailleurs parlant : il provient du latin *nebula*, qui signifie « nuage ». Un nuage change de forme en fonction du vent, des variations de température, de l'évolution des fronts météorologiques et du niveau d'humidité. À tout moment, les nuages que vous voyez flotter au-dessus de votre tête réagissent non pas à une seule de ces influences, mais à plusieurs d'entre elles, voire à toutes. Il n'est donc pas valable, voire possible, de tenter d'analyser ces facteurs un par un. Cela équivaut à essayer de prédire quelle température il fait chez soi quand on dispose de cinq thermostats, chacun indiquant un résultat révélateur d'une zone.

Même dans les pires conditions, par exemple quand on subit les stress terribles propres à une guerre, le génome humain peut tirer parti de la situation. Au cours de la famine qui a sévi aux Pays-Bas lors de la Seconde Guerre mondiale, on a remarqué une amélioration chez les enfants qui avaient été hospitalisés pour un trouble intestinal rare, la maladie cœliaque. La cause de cette pathologie était jusque-là inconnue, même si l'on avait soulevé l'hypothèse que l'alimentation, et en particulier le blé, avait un rôle à jouer. Un pédiatre hollandais, le Dr Willem Dicke, a examiné cette éventuelle causalité. Quand les enfants malades ne prenaient presque pas de pain, ils se remettaient. Et quand les enfants hospitalisés ont reçu leur première ration de pain à la fin de l'embargo, les patients cœliaques ont rechuté. Pour la première fois, on a ainsi pu prouver qu'il y avait un rapport entre la maladie cœliaque et le blé. On sait aujourd'hui que cette maladie est un trouble auto-immun lié à une prédisposition génétique entraînant une réaction allergique à une protéine de gluten (la gliadine) qui se trouve dans le blé. Des protéines de gluten similaires présentes dans d'autres céréales sont également à l'origine de cette réaction. La maladie cœliaque est également appelée « intolérance au gluten ».

De même, dans des pays comme les Pays-Bas et la Belgique, dans lesquels l'alimentation était riche en beurre et en fromage, la guerre a entraîné une baisse marquée des maladies cardiaques, ce qui a été attribué à une chute soudaine du nombre de calories absorbées quotidiennement et à une pénurie grave en beurre, lait et fromage sous l'occupation nazie. Plusieurs dizaines d'années plus tard, les programmes de remise en forme cardiaque ont intégré la perte de poids et la réduction drastique de l'apport quotidien en graisses pour remédier aux maladies cardiaques.

Le nuage n'est pas un modèle très satisfaisant en science et il est totalement inadéquat si l'on veut obtenir des résultats en médecine. En effet, les médecins ne jurent que par le modèle linéaire de causalité. Une cause A engendre un trouble B, pour lequel le médecin prescrit un médicament C. Et si le modèle du nuage était non seulement approprié, mais aussi inéluctable ? Nul n'a dans son salon cinq thermostats indépendants ; par contre, nous avons tous un corps aux multiples horloges biologiques, biorythmes et échéances génétiques. C'est pour cette raison qu'il n'y a pas deux personnes qui vivront exactement la même chronologie (perte de la première dent de lait, début de la puberté, premier élancement lié à l'arthrite et tout autre phénomène dont le déclenchement est individuel). En nous, tout évolue selon une échelle mobile.

Dès lors, une question se pose : comment le corps humain parvient-il à se réguler avec tant de précision qu'il arrive à synchroniser toutes ses minuteries jusqu'aux dernières molécules hormonales, peptidiques, enzymatiques, protéiniques, etc. ? Tel un nuage, nous sommes bousculés de tous les côtés, mais contrairement à lui, notre corps, malgré son extraordinaire complexité, garde étonnamment le contrôle de la situation à de multiples niveaux.

Maintenant que nous disposons de la séquence d'ADN complète du génome humain, il est beaucoup plus simple de trouver des gènes et mutations associés aux risques de maladie. On en a découvert des milliers liés à des troubles allant du cancer au diabète et des maladies cardiaques aux dégénérescences cérébrales du passé. Rudy a découvert plusieurs gènes (dont le tout premier en la matière) et mutations qui engendrent ou influencent un risque de contracter la maladie d'Alzheimer, ainsi que d'autres troubles neurologiques insidieux tels que la maladie de Wilson, pathologie rare au cours de laquelle le cuivre s'accumule dans les cellules, ce qui provoque de graves problèmes neurologiques, psychiatriques et autres. Un nombre croissant de gènes pathogènes ayant été trouvé, on a appris qu'environ 5 % des mutations pathologiques garantissent un début de maladie, tandis que la grande majorité ne sert qu'à augmenter la sensibilité individuelle, conjointement avec l'environnement et les multiples aspects du mode de vie de la personne. Moralité : les êtres humains sont constitués d'un ensemble de caractéristiques complexes auxquelles on n'a pas encore trouvé de causes génétiques directes, qu'on ne trouvera probablement pas. Il y a toutefois un point de vue plus réaliste expliquant la transmission des maladies courantes : l'ADN constituerait le plan initial permettant de bâtir un édifice qui n'aura de cesse d'être remodelé et redéfini en fonction des besoins.

Certains croient encore qu'il suffirait de connaître les fonctions de chaque gène pour comprendre toutes les maladies et qu'une fois ces liens validés, on verra l'émergence de thérapies médicales visant à guérir les maladies liées aux gènes. Mais il y a une raison pour laquelle, à l'exception de quelques rares maladies, on n'en est pas encore là. On ne peut appréhender ce que fait un gène tant qu'on ne sait pas comment il est plus ou moins activé ou désactivé et ajusté pour fabriquer certaines protéines. Quand bien même les circuits d'un ordinateur seraient conçus à la perfection, ce dernier ne sera en état de marche que quand on l'aura allumé. Il en va de même pour l'ADN. Le mécanisme de l'activation génétique était un mystère qui a permis à la révolution actuelle de la génétique de voir le jour.

Améliorer sa mémoire

La plus grande prouesse qui a été atteinte lors des 2,8 milliards d'années d'évolution de la Terre n'est pas l'ADN humain, ni même l'émergence de la vie à partir de molécules inanimées tourbillonnant dans des étendues d'eau fumante et riche en substances chimiques à proximité des fissures des geysers. Le plus grand triomphe de l'évolution est la mémoire. En effet, c'est elle qui a permis l'éclosion de la vie. La chose est établie. Les anticorps de votre système immunitaire contiennent une mémoire de toutes les maladies auxquelles la race humaine a dû faire face. Un nouveau-né repousse la maladie en se fiant au système immunitaire de sa mère, qu'il a emprunté. Bientôt, le bébé va développer ses propres défenses immunitaires lorsque le thymus, dépositaire des combats de jadis contre les bactéries et virus envahissants, se mettra à produire de ses propres anticorps. Cette glande grandit jusqu'à atteindre sa pleine maturité au cours de l'adolescence, avant, une fois sa tâche accomplie, de se rétrécir à partir de l'âge de 21 ans.

Si on s'en tient à ce processus, le rôle de la mémoire va déjà loin. Les gènes de votre lignée familiale déterminent quels anticorps seront créés en vous. Mais ce n'est qu'une brindille sur la branche de l'évolution humaine, qui est reliée au tronc d'arbre, qui lui-même contient la mémoire originelle de la fabrication des anticorps. Les racines de l'arbre sont l'aptitude de l'ADN à se souvenir d'expériences et à les encoder au profit des générations futures. Aussi, la prochaine fois que vous n'attraperez pas de rhume alors que les gens autour de vous sont contaminés, sachez que vous devez cette immunité à la première molécule d'ADN.

L'épigénétique suggère que nos cellules peuvent en un sens « se souvenir » de toutes nos expériences. Mais une suggestion n'est pas une preuve. Il y a une grande différence entre un individu qui se rappelle sa fête d'anniversaire pour ses 10 ans et un généticien qui examine les modifications génétiques qui encodent la mémoire. Imaginez que vous êtes un télégraphiste vivant il y a des dizaines d'années et qu'un flot continu de points et de tirets s'exprime à travers un fil. Vous pouvez avoir le code en main et compter toutes les perforations dans la bande de papier. Cependant, si le français vous est inconnu, vos messages seront indéchiffrables. Dans la génétique d'aujourd'hui, vous avez le code entre les mains, mais il vous faut décrypter un langage infiniment plus complexe que le français, qui est celui de l'ensemble des expériences humaines.

Quel terrible coup du sort que de se retrouver à la merci de ses souvenirs ! Pourtant, c'est la situation que presque tout un chacun doit affronter. Les peurs, blessures, événements traumatiques et accidents du passé polluent notre mental, errent à volonté et déforment notre perception du présent. Si vous êtes agoraphobe et que vous avez peur de vous retrouver au milieu du public ou dans un espace à ciel ouvert, vous ne pouvez quitter votre demeure sans souffrir d'angoisses. Votre peur a fait de vous un esclave de votre mémoire. À de nombreux égards, plus ou moins importants, nous sommes tous les esclaves d'événements qui ne sont pourtant que de l'histoire ancienne. Pour être pleinement en vie, vous devez apprendre à vous servir de votre mémoire, et non pas la laisser se servir de vous.

La peur et les vaches enfermées

Voici un exercice légèrement perturbant. Asseyez-vous quelques instants et laissez remonter un souvenir difficile. Ce peut être n'importe quoi, le contenu n'a pas d'importance. N'allez pas chercher un souvenir récent. Souvenez-vous plutôt de quelque chose qui vous est arrivé lors de votre tendre enfance. Peut-être êtes-vous tombé d'une balançoire ou avez-vous été séparé de votre mère dans un magasin d'alimentation.

Que remarquez-vous? D'abord, que le souvenir existe; ensuite, que vous pouvez y accéder. En fonction de la profondeur de ce souvenir, vous remarquerez également que vous avez le sentiment de revivre l'événement. Effectivement, c'est la même partie du cortex visuel qui est stimulée, que vous assistiez à un accident de train ou à une scène de bataille ou que vous vous en souveniez.

Tout ce que vous remarquez se reflète dans votre épigénome. Allons encore plus loin. Quand les enfants de la famine hollandaise sont devenus vulnérables à l'obésité, au diabète et aux maladies cardiaques, cela faisait écho aux souvenirs de leurs mères qui avaient failli mourir de faim. Les enfants ne pouvaient pas voir cette expérience mentalement; pourtant, un souvenir moléculaire leur avait été transmis. Une étude marquante publiée dans la très réputée revue *Nature Neuroscience* en 2014 a permis de dénicher de nouvelles preuves de l'impact de la mémoire sur l'ADN, à l'exception que l'élément clé n'était pas cette fois-ci l'alimentation, mais la peur. Au cours de cette étude, les scientifiques ont habitué des souris à craindre l'odeur de l'acétophénone chimique (qui est agréable, à l'instar de la fleur d'oranger ou des cerises) en leur donnant une légère décharge électrique chaque fois que l'odeur se faisait sentir.

Ces chocs ont produit une réaction de stress chez les souris, que l'on pouvait observer dans leur comportement nerveux sous forme de tressaillement. Au bout d'un certain temps, il n'a plus été nécessaire de les soumettre à ces chocs. L'odeur de l'acétophénone suffisait à produire la réaction de stress. Un producteur de films d'horreur peut réaliser la même chose en montrant une pièce obscure conjointement au son d'une porte qui grince. Le regard de l'héroïne se remplit de peur. Quelle réaction chez le public? Ces images et ces sons inoffensifs produisent l'anticipation d'un événement horrible. La plupart des spectateurs montreront des signes de réaction de stress.

Mais cette étude sur les souris ne s'est pas arrêtée en si bon chemin. Cette peur acquise à l'âge adulte s'est transmise aux progénitures des souris et même à la génération suivante. Ainsi, les enfants et petits-enfants des souris conditionnées à avoir peur n'avaient jamais senti l'odeur de l'acétophénone ; pourtant, ils frémissaient dès qu'ils la sentaient, simplement parce que leurs parents avaient été conditionnés à associer cette odeur à la douleur. Puis les chercheurs se sont intéressés au gène fabriquant le récepteur protéinique nécessaire pour sentir une odeur chimique et ils ont constaté que le gène avait subi des modifications épigénétiques par méthylation.

Ce phénomène a toujours été connu de la sagesse populaire, comme le laisse à penser une formule rudimentaire de Mark Twain : « Un chat qui s'assied sur un poêle brûlant ne s'y assiéra pas une deuxième fois. Il ne s'assiéra plus, non plus, sur un poêle froid. » Dans le même ordre d'idées, le conseil avisé qui fait dire à un cavalier qu'il lui faut remonter à cheval après être tombé s'appuie sur un savoir instinctif : la peur peut causer une impression durable, à moins de la contrer dès que possible. Bien sûr, ce type de conditionnement est arbitré par des souvenirs préservés par les réseaux neuronaux dans le cerveau. Les mêmes expériences peuvent modifier chimiquement votre génome et créer une « mémoire moléculaire » parallèle.

Nous avons répété que l'ADN est responsable à la fois de la stabilité et du changement. Ce qui nous amène à explorer une nouvelle direction : comment notre cerveau et nos gènes font-ils la différence entre danger réel (un poêle brûlant) et danger imaginaire (un poêle froid) ? Il semble que les animaux ne fassent pas cette différence, comme cela a été prouvé par des études portant sur du bétail que l'on habituait à adopter certains types de comportement en utilisant des clôtures électriques. La première étape consiste à enfermer les animaux dans un petit enclos entouré d'une clôture électrique qui envoie une décharge inoffensive en cas de contact. Le courant électrique passe par un fil mince.

Au bout d'une journée seulement, et parfois même d'une heure, les vaches enfermées ont appris à éviter la clôture. Puis on les sort et on les conduit dans un pâturage clôturé par un seul fil. Alors même que les bovins n'auraient aucune difficulté à rompre ce fil, ils restent à l'intérieur du périmètre délimité, comme ils y ont été habitués par un fil électrique.

Ainsi, pour enfermer ces vaches, on remplace les barrières physiques en dur du passé par une barrière psychologique. Les vieux éleveurs ont du mal à accepter que ce deuxième système soit plus efficace que le premier, pourtant, des expériences ont montré que des vaches affamées séparées d'une motte de foin par un unique fil électrique resteront à bonne distance de cette nourriture convoitée.

Cette forme d'entraînement psychologique est-elle transmissible? Il semble que oui, comme nous l'indiquent une nouvelle fois des bovins. Pour les empêcher de s'aventurer sur la route, les éleveurs installent des grilles, généralement en acier et dont les barres sont séparées par des creux. Pourtant, il apparaît que de vraies grilles ne sont même pas nécessaires. En effet, les bovins peuvent se laisser tromper par de fausses grilles, comme l'a indiqué Rupert Sheldrake, biologiste britannique connu pour sa réflexion et ses recherches audacieuses (cette caractéristique a fait de lui un pionnier, un rebelle, un cas unique dans la biologie traditionnelle, ou un individu bien trop crédule et féru de phénomènes mystérieux, selon le point de vue ; quant à nous, nous apprécions beaucoup son audace). Dans un article du *New Scientist* de 1988, Sheldrake écrit :

> « Des éleveurs de tout l'Ouest américain ont constaté qu'ils pouvaient faire des économies sur les grilles à bétail en les remplaçant par des imitations qui sont en réalité des bandes peintes sur la route. [...] Les vraies grilles à bétail empêchent le passage des bovins. Ceci étant, ces animaux n'essaient généralement pas de les traverser, mais plutôt de les éviter. Les imitations sont aussi efficaces que les vraies grilles. Quand les bovins s'en approchent, ils "freinent des quatre fers", comme me l'a dit un éleveur. »

Bien que Sheldrake ait découvert ce phénomène grâce à des amis américains auxquels il rendait visite dans le Nevada, ses implications ont fait écho en lui. Pendant des décennies, le scientifique a prêché dans le désert : pour lui, les souvenirs peuvent être transmis d'une génération à l'autre.

Sans se laisser démonter par les généticiens orthodoxes qui le tournaient en ridicule – c'était bien avant l'avènement de l'épigénétique –, il a écrit des ouvrages visionnaires tels que *Une nouvelle science de la vie* (1985) et *La Mémoire de l'univers* (1988) pour rassembler le nombre croissant de preuves attestant de la véracité de la transmission intergénérationnelle. Aujourd'hui encore, ces ouvrages comptent parmi les plus fascinants et les plus éclairants dans le domaine de la mémoire en tant que moteur majeur de l'évolution. Comme l'explique Sheldrake :

> « D'après mes hypothèses, [...] les organismes héritent d'habitudes qu'avaient d'autres membres de leurs espèces. Je suggère que cette mémoire collective est inhérente à des champs, appelés champs morphiques et qu'elle est transmise à travers l'espace et le temps. [...] De ce point de vue, des bovins confrontés pour la première fois à des grilles, ou à des semblants de grille, auraient tendance à les éviter, comportement transmis génétiquement par d'autres bovins qui avaient appris par l'expérience à ne pas essayer de les franchir. »

Un sceptique lui opposerait qu'il y aurait d'autres explications plus conventionnelles. Il se pourrait que les vaches n'héritent pas de ce comportement, mais l'acquièrent individuellement en ayant été exposées aux affres des vraies grilles, ou encore que d'une manière ou d'une autre, elles l'aient appris auprès d'autres vaches plus expérimentées du même troupeau.

Sheldrake répond :

> « Cela ne semble pas être le cas. Des éleveurs m'ont dit que des troupeaux n'ayant jamais été exposés à de vraies grilles à bétail éviteront quand même les fausses. Des chercheurs du département de science animale de l'université de l'État du Colorado et de l'université agricole et mécanique du Texas, avec lesquels j'ai été en correspondance, ont abouti aux mêmes conclusions. Ted Friend, de cette seconde université,

> a testé la réaction de plusieurs centaines de têtes de bétail à des grilles peintes et il a constaté que les animaux naïfs les évitent tout autant que ceux qui avaient été préalablement exposés à de vraies grilles. »

Cette caractéristique se retrouverait-elle également chez les êtres humains ? La transmission génétique d'un comportement pourrait expliquer pourquoi les Indiens mohawks travaillent depuis des générations à la construction des gratte-ciel de New York : ils se promènent sur des poutres à des centaines de mètres de hauteur, sans donner l'apparence de craindre une chute. Cette attitude est-elle héréditaire ? Serait-ce également la transmission génétique qui expliquerait pourquoi les joueurs d'échecs russes ont remporté à maintes entreprises les championnats du monde ?

Néanmoins, l'effet de la mémoire transmise d'une génération à l'autre est suffisamment malléable pour être inversé, au moins chez les animaux. Sheldrake poursuit :

> « Toutefois, le charme peut être rompu. Si des vaches sont poussées à traverser une imitation de grille ou si l'on place de la nourriture de l'autre côté, certaines sauteront par-dessus, tandis que parfois, une vache examinera attentivement la fausse grille et la franchira tout simplement. Et si l'un des membres du troupeau le fait, les autres ne tarderont pas à suivre. Dès lors, l'imitation n'est plus efficace. »

Au moins quelques moutons et chevaux montrent également une aversion innée aux grilles peintes qu'on leur demande de traverser. À l'inverse, dans ce qui est peut-être la seule expérience du genre qui ait été réalisée sur les cochons, ces derniers se sont précipités vers la fausse grille, l'ont reniflée et se sont mis à la lécher. Les chercheurs texans s'étaient servis d'une peinture à l'eau lavable à base de farine et d'œufs.

Il est facile de remarquer ces aspects de la mémoire. Nous savons tous extrêmement bien voyager mentalement dans le temps. Mais si nous sommes doués pour stocker un souvenir et nous remémorer l'expérience, nous sommes vite démunis dès lors qu'il s'agit d'effacer les mauvais souvenirs. Car ils nous collent à la peau. Des années de thérapie peuvent ne pas suffire à nous débarrasser de l'emprise des traumatismes du passé. Quant aux drogues et à l'alcool, ils ne parviennent qu'à les masquer temporairement. Le déni, lui, ne sert qu'à les enfermer au fond d'un placard, sans garantie qu'ils y restent.

La génétique nous indique que toute expérience passée, qu'elle soit bonne ou mauvaise, est tenace, parce qu'elle a pris position, à l'aide de liaisons chimiques, dans le noyau, au plus profond de la cellule, là où se trouve l'ADN. Dans une molécule de sel, les atomes de sodium et de chlore sont fermement attachés les uns aux autres. Beaucoup de choses se jouent dans leur intrication : si vous vous versiez du sel et que ses composantes se séparaient, le gaz de chlore ainsi libéré vous empoisonnerait. De même, il est nécessaire que les liaisons restent en place dans l'ADN, sinon, la vie disparaîtrait en un nuage d'atomes.

La vie dépend de la persistance de la mémoire. Jusqu'à récemment, les seuls souvenirs dont disposaient les généticiens pour leurs recherches étaient les barreaux qui relient la double hélice d'ADN, qui se sont fixés il y a bien longtemps dans l'évolution. Cependant, l'épigénétique se sert aujourd'hui de la chimie pour créer des souvenirs génétiques d'expériences passées, qui sont bien plus récents et intimes que les souvenirs, s'étendant sur 2,8 milliards d'années, qui ont permis à l'origine de créer la molécule d'ADN.

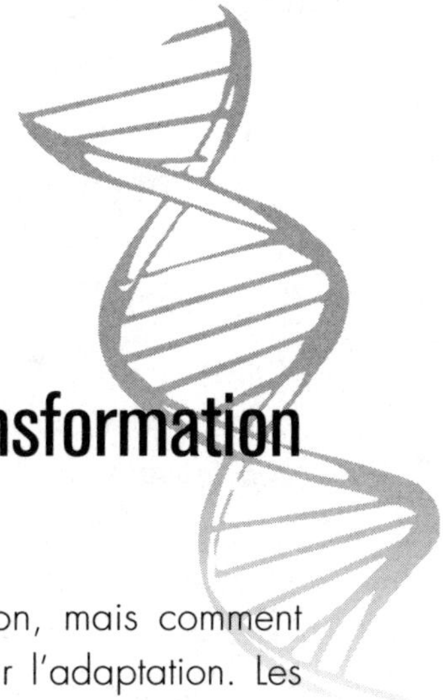

De l'adaptation à la transformation

La génétique a bien avancé dans sa révolution, mais comment influence-t-elle votre quotidien ? Simplement par l'adaptation. Les dinosaures se sont tellement bien adaptés à leur environnement qu'ils sont devenus les prédateurs majeurs et qu'ils ont dominé la vie sur Terre. Ils ont franchi la barrière climatique et se sont installés dans des zones plus froides qui se trouvent maintenant dans l'Arctique (en raison des mouvements des plaques tectoniques). Au niveau de l'alimentation, certains dinosaures étaient végétariens et d'autres carnivores. Mais en dépit de leur extraordinaire adaptabilité, un événement cataclysmique les a anéantis. Une météorite géante est entrée en collision avec la Terre, dans un endroit dont on pense qu'il s'agit de la région de l'actuel Yucatán au Mexique, et a créé un changement climatique soudain. La poussière soulevée par l'impact a voilé le soleil partout dans le monde, les températures ont chuté de manière précipitée et l'ADN des dinosaures n'a pas eu le temps de changer.

Ou peut-être que si. Certains reptiles contemporains survivent à des climats glaciaux en hibernant tout au long de l'hiver, ce qui permet à des serpents de vivre en Nouvelle-Angleterre, par exemple. Mais l'adaptation nécessite beaucoup de temps, parfois des éons, que si une espèce doit attendre des mutations aléatoires. En effet, l'adaptation peut se faire beaucoup plus rapidement au niveau individuel par l'expression génique.

La chèvre qui voulait devenir humaine

En 1942, un vétérinaire et anatomiste hollandais du nom de E. J. Slijper a signalé le cas d'une chèvre née dans les années 1920 sans pattes avant fonctionnelles. Le chevreau s'est adapté à sa malheureuse condition en apprenant à bondir, comme un kangourou, sur ses pattes arrière. L'animal a survécu un an, avant de mourir accidentellement. Lorsque Slijper l'a autopsié, il a eu plusieurs surprises. D'abord, les pattes arrière de la chèvre s'étaient allongées. Sa colonne vertébrale avait la forme d'un S, à l'image de la colonne humaine, et la manière dont ses os étaient rattachés aux muscles évoquait davantage l'anatomie humaine que celle d'une chèvre. Deux autres caractéristiques humaines avaient commencé à se former : une plaque osseuse plus large et plus épaisse pour protéger le genou et une cavité intérieure arrondie dans l'abdomen.

Il est surprenant de penser qu'en un an, un nouveau comportement, le fait de marcher à la verticale, ait pu en apparence humaniser une chèvre, ou tout du moins la faire ressembler à un animal marchant sur deux pattes, dans la mesure où tous ces changements sont associés à l'évolution de la mobilité des bipèdes. L'activité génique avait changé pour transformer l'anatomie de la chèvre. Pendant longtemps, l'animal déniché par Slijper a laissé presque indifférent. D'après la conception darwinienne classique, les êtres humains ont appris à marcher sur deux jambes à la suite de mutations aléatoires qui ont modifié notre maintien, qui était à l'origine similaire à la posture voûtée des autres primates. De plus, ce genre de mutations se produirait presque toujours une à une. Même sans les observations du vétérinaire, il est toutefois très délicat pour les évolutionnistes d'expliquer en étant crédibles comment tous les ajustements anatomiques nécessaires pour que l'être humain marche debout auraient pu avoir lieu l'un après l'autre. Cependant, tous ces changements s'articulent très bien ensemble et la chèvre a prouvé que tout pouvait se faire simultanément, non pas sous forme de mutations, mais d'adaptations. L'épigénome peut-il réellement transmettre un ensemble complet et interrelié de changements ?

Les débats sont houleux, pourtant, on ne remet pas sérieusement en question la vitesse de l'adaptation chez les êtres humains. On ne sait toujours pas avec certitude à quel point votre mode de vie influencera vos enfants et petits-enfants. Quoi qu'il en soit, les changements qui se passent en vous sont indéniables.

C'est pourquoi les vrais jumeaux ne sont pas identiques. Dès la naissance, leurs chemins commencent à se séparer et ils deviennent des personnes différentes, malgré un génome virtuellement identique. Les vrais jumeaux peuvent être très différents dans leur prédisposition à la maladie et dans leur comportement. Traditionnellement, on réalise des études génétiques sur eux pour déterminer ce que l'on appelle l'héritabilité des maladies. Si l'un des jumeaux contracte une pathologie, quelles chances y a-t-il que l'autre soit lui aussi atteint dans les quelque quinze ans qui suivront? On fait pour cela un simple calcul. Après avoir étudié des centaines de paires de vrais jumeaux, des chercheurs ont déterminé que la probabilité que les deux jumeaux développent la maladie d'Alzheimer est de 79% si l'un d'entre eux l'a contractée. Cela signifie que le mode de vie explique 21% de la probabilité de développer la maladie d'Alzheimer, même en cas de génome identique.

À l'inverse, concernant la maladie de Parkinson, l'héritabilité n'est que d'environ 5%; par conséquent, il semble que le mode de vie joue un rôle bien plus important. À propos des fractures de la hanche avant 70 ans, l'héritabilité est de 68%, mais au-dessus de 70 ans, elle descend 47%. Concernant les maladies des artères coronaires, l'héritabilité est d'environ 50%, probabilité qui équivaut à celle du hasard. Au sujet des cancers du côlon, de la prostate, du sein et du poumon, l'héritabilité chez les vrais jumeaux varie entre 25% et 40%, raison pour laquelle on pense actuellement que la majorité des cancers, et peut-être même une grande majorité d'entre eux, peut être prévenue. Les changements épigénétiques associés aux cancers peuvent être induits par des facteurs tels qu'une exposition chronique à l'amiante, aux solvants et à la fumée de cigarette. Pourtant, ces évolutions épigénétiques cancérigènes pourraient être contrebalancées par une alimentation saine et de l'exercice. Cette possibilité est extrêmement prometteuse.

Il y a du changement dans l'air

Les changements physiques ne nécessitent pas toujours de causes physiques. Parfois, le stimulus peut être un simple mot. Si vous rencontrez quelqu'un et que vous tombez amoureux, cela engendre une modification considérable de votre activité cérébrale — ce phénomène a été minutieusement documenté — et selon que la personne dont vous vous êtes épris vous dit «Je t'aime» ou «Je vois quelqu'un d'autre», l'expression génique dans le centre émotionnel qu'est votre cerveau changera de manière spectaculaire. En même temps, les messages chimiques envoyés par l'intermédiaire du système endocrinien permettent une adaptation au niveau de votre cœur et vos autres organes. Être accepté par la personne que vous aimez pourra éveiller en vous un amour profond ; être rejeté pourra éveiller en vous un chagrin profond. Quelle que soit votre expérience, elle se traduira par une expression génique unique.

Des études scientifiques de fond ont été réalisées sur ces expériences qui traversent le temps. En 1991, dans le cadre d'une étude conduite par des microbiologistes de l'université d'Alabama, on a injecté à des souris une substance chimique stimulant leur système immunitaire. Ce produit, appelé poly I-C (acide polyinosinique-polycytidylique), entraîne une plus grande activité chez ce que l'on appelle les cellules tueuses naturelles, qui font partie du système immunitaire. En même temps que les souris recevaient une injection de poly I-C, l'odeur du camphre était diffusée dans l'air. Les souris ont rapidement été habituées à associer les deux et par la suite, une toute petite quantité de poly I-C suffisait à stimuler les cellules tueuses naturelles des rongeurs tant que l'odeur du camphre était dans l'air.

Ainsi, l'organisme des souris fabriquait lui-même les substances chimiques nécessaires pour stimuler le système immunitaire. Il n'y avait besoin que d'un stimulus léger. C'est une découverte impressionnante, car elle montre que les gènes peuvent s'adapter et suivre une direction spécifique sans qu'il soit nécessaire de beaucoup les motiver. Les molécules de camphre qui passent du nez au cerveau de la souris n'ont en soi aucun effet sur le système immunitaire. C'était bien l'*association* des deux qui créait l'effet. Nous venons de passer un nouveau cap par rapport aux bovins enfermés, dont le comportement se modifiait dès qu'ils se souvenaient de la douleur des décharges électriques. Les souris n'ont pourtant fait aucun apprentissage conscient. Leur corps s'est adapté sans que leur mental (quelle que soit son évolution) n'ait eu besoin d'apprendre ni même de penser.

Bien sûr, les êtres humains *savent* penser, mais notre corps est constamment affecté sans que nous en soyons conscients. Concernant les odeurs, les phéromones libérées par la peau sont liées à l'attirance sexuelle chez les mammifères et semblent jouer un rôle à ce même niveau chez les êtres humains également. Dans une expérience visant à étudier l'aromathérapie, des chercheurs ont constaté que les sujets font état de manière fiable d'un changement d'humeur positif après avoir senti de l'huile de citron et ne manifestent aucun changement après avoir senti de la lavande ou de l'eau inodore. Ce changement d'humeur se produisait, que les sujets aient déjà essayé l'aromathérapie ou non. En fait, un groupe n'a pas été tenu au courant de ce qu'étaient les arômes et de ce qu'il pouvait en attendre, mais leur humeur s'est quand même améliorée en sentant l'huile de citron.

Il est vrai que l'anticipation a un effet indéniablement puissant sur l'individu. Pour tester l'effet placebo, on donne à un sujet un comprimé inactif à base de sucre en lui expliquant que c'est un médicament qui soulage des symptômes tels que la douleur ou la nausée. Chez 30 à 50% des personnes étudiées, le corps se met au travail et fabrique les substances chimiques nécessaires pour produire le résultat attendu. Même si l'effet placebo est un phénomène désormais très connu, il n'en demeure pas moins qu'il est remarquable que de simples mots («Cela va soulager votre nausée») puissent déclencher une réaction spécifique au niveau du lien entre le cerveau et l'estomac. Vous pouvez même donner au sujet un médicament qui *entraîne* la nausée, mais simplement en affirmant qu'il s'agit de comprimés antinausée, chez certaines personnes, cette sensation de mal-être disparaîtra. Pour être complet, il existe également l'effet nocebo: vous donnez à un sujet un comprimé inoffensif à base de sucre en lui disant qu'il ne lui sera en rien bénéfique. Les effets sur la personne sont parfois négatifs.

Il peut sembler que nous soyons loin de notre idée de départ, à savoir l'incapacité des dinosaures à s'adapter ; pourtant, toutes ces découvertes sont très pertinentes. Si une simple odeur ou la phrase « Cela vous fera du bien » peut modifier l'expression génique et une substance totalement inerte peut faire apparaître ou disparaître la nausée, cela laisse le champ libre à toute forme d'adaptation. Au lieu de faire comme les chiens de Pavlov, qui salivaient à chaque fois qu'ils entendaient une cloche indiquer l'heure du repas, les êtres humains savent en plus interpréter.

Chez une souris habituée à associer le camphre à une réaction immunitaire plus forte, il n'y a aucune interprétation. Un stimulus conduit à une réaction. Mais toute tentative d'habituer les êtres humains à un comportement spécifique a 50% de chances d'échouer. Les incitations positives que sont l'argent, le pouvoir et le plaisir influencent tout le monde, mais il y aura toujours une personne pour dire non et claquer la porte. Quant aux incitations négatives, telles que les punitions physiques, la brutalité et le chantage, elles ont de grandes chances de permettre au persécuteur de parvenir à ses fins, mais il y aura toujours quelqu'un pour résister et ne pas obéir. Entre le stimulus et la réaction, la conscience et sa faculté d'interpréter la situation et de réagir en fonction interviennent.

Nous obtenons donc une boucle de rétroaction dans chaque expérience. Un événement déclencheur A entraîne une interprétation mentale B, qui provoque une réaction C. Le mental se souvient de la réaction choisie, mais la prochaine fois qu'aura lieu le même événement A, la réaction ne sera pas exactement la même. Cette boucle de rétroaction est à l'image d'une conversation sans fin entre le mental, le corps et le monde extérieur. Nous nous adaptons rapidement, constamment.

Les résultats obtenus sont devenus encore plus fascinants lorsque les scientifiques ont diffusé la même odeur de camphre en même temps qu'on injectait aux souris un médicament diminuant leur réponse immunitaire. Une fois de plus, au bout d'un certain temps, l'odeur de camphre suffisait à altérer la réponse immunitaire des rongeurs. En d'autres termes, le même stimulus (le camphre) induit une réaction spécifique et son exact contraire.

D'abord s'adapter, puis muter

Malgré les preuves de plus en plus importantes à l'appui de l'épigénétique, certains biologistes évolutionnistes continuent de clamer haut et fort que l'évolution de notre espèce est entièrement aléatoire et ne se fonde que sur la sélection naturelle. Le simple fait d'insinuer qu'il pourrait y avoir une fonction épigénétique particulièrement interactive derrière l'évolution de notre espèce fera écumer de rage nombre de biologistes évolutionnistes convaincus et actifs qui vous traiteront de «créationniste» leur vendant la notion de «conception intelligente». Loin de nous l'idée de mettre en avant ce concept. Ceci étant, si l'on prend en considération le nombre croissant de preuves de l'impact de l'épigénétique sur la santé globale, il est temps de s'intéresser sérieusement à ce que la nouvelle génétique nous apprend sur notre propre évolution.

Les découvertes actuelles pourraient avoir un impact décisif sur notre vie (et notre mort). Depuis près de trente ans, le professeur Janice Kiecolt-Glaser et ses collègues de l'université d'État de l'Ohio examinent les effets du stress chronique sur le système immunitaire. On avait déjà une bonne vue d'ensemble de la question. Si vous êtes soumis à un stress répété, votre résistance à la maladie diminue. De plus, vous courez le risque de développer des troubles tels que des maladies cardiaques et l'hypertension. Mais l'on est beaucoup moins conscient des dangers du stress de la vie de tous les jours, celui qui ne nous plaît pas, mais qu'on pense devoir tolérer.

Le groupe de chercheurs dirigé par le Pr Kiecolt-Glaser s'est intéressé à un stress qui s'est beaucoup répandu ces derniers temps : la prise en charge d'une personne atteinte de la maladie d'Alzheimer. La génération du baby-boom est de plus en plus sollicitée pour assumer la responsabilité de ses parents vieillissants atteints de cette maladie et dans la mesure où les soins professionnels sont limités et trop chers, des millions d'adultes constituent le dernier recours pour s'occuper de leurs parents. Pour autant que nous aimions ces derniers, il est vrai que s'occuper d'eux jour et nuit engendre un stress chronique important, qui s'accumule de jour en jour.

Sur le plan génétique, il y a un prix à payer pour cela. Voici ce qu'indique un site internet de recherche de l'État de l'Ohio : « Les études préalables effectuées par d'autres chercheurs ont montré que les mères s'occupant d'enfants atteints de maladies chroniques subissent des modifications chromosomiques équivalant à plusieurs années de vieillissement. » Quand leur attention s'est tournée de manière spécifique sur les individus prenant en charge des personnes atteintes de la maladie d'Alzheimer, il n'a pas été surprenant que l'équipe du Pr Kiecolt-Glaser ait découvert des signes plus importants de dépression et d'autres effets psychologiques. Mais les scientifiques cherchaient également à cibler les cellules spécifiques ayant subi des modifications génétiques avérées.

Ils en ont trouvé dans les télomères des cellules immunitaires. Les télomères, souvenez-vous, sont les extrémités d'une séquence d'ADN, similaires au point qui termine une phrase. Ils s'effilochent à mesure que les cellules se divisent, ce qui donne un point de repère en matière de vieillissement. « Nous croyons que les changements survenus dans ces cellules immunitaires sont représentatifs de l'ensemble des cellules du corps, ce qui suggère qu'elles auraient toutes vieilli d'autant », explique le Pr Kiecolt-Glaser. Elle estime que ce vieillissement accéléré raccourcit la durée de vie de l'aidant de quatre à huit années. En d'autres termes, l'adaptabilité de notre corps connaît de sérieuses limites.

Le Pr Kiecolt-Glaser a ajouté qu'il existe quantité de données qui montrent que les aidants stressés meurent plus tôt que les personnes qui n'ont pas à endosser cette responsabilité. « Aujourd'hui, il y a une bonne raison d'ordre biologique à cela », explique-t-elle. Comme Rudy a pu s'en rendre rapidement compte lorsqu'il séquençait les génomes entiers de plus de 1 500 patients atteints de la maladie d'Alzheimer et de leurs frères et sœurs en bonne santé, le génome regorge de séquences répétitives constituées de A, C, T et G. Certaines de ces séquences récurrentes d'ADN peuvent lier certaines protéines se trouvant dans les profondeurs de la cellule, à l'intérieur du noyau, afin de contrôler les activités des gènes à proximité. D'autres séquences se situent aux extrémités des chromosomes et leur longueur est contrôlée par des protéines telles que la télomérase. Plus les extrémités chromosomiques restent stables (en étant reconstituées par la télomérase), plus la cellule vivra longtemps.

Le fait est que tout au long de notre vie, nous nous adaptons à notre environnement, de jour en jour, en modifiant notre corps, y compris au niveau de l'activité génique. Votre prochain repas, votre prochaine humeur, votre prochaine heure d'exercice entraîneront une multitude de changements dans votre organisme. Darwin a expliqué qu'une espèce s'adapte à son environnement sur une période très longue ; par exemple, il a fallu des dizaines de millions d'années aux dinosaures entre le moment où ils sont apparus et celui où ils se sont transformés en oiseaux. Les plumes sont le résultat d'une adaptation physique à une pression environnementale et rien de plus pour un darwiniste strict. Mais en réalité, nos génomes s'adaptent en temps réel à chaque instant de notre vie, par le biais de l'activité génique. Est-il possible que ce genre d'adaptation soit un moteur qui se suffise à lui-même ?

Le sujet est sensible. Pour la grande majorité des biologistes évolutionnistes, il est inacceptable de placer l'adaptation avant la mutation. À quelques exceptions près toutefois. Dans un article du *New Scientist* de janvier 2015 intitulé « D'abord s'adapter, puis muter », un journaliste du nom de Colin Barras apporte une lumière nouvelle au cas de la chèvre de Slijper. Un poisson primitif africain appelé bichir a la capacité de survivre sur la terre. Il s'agit d'une adaptation : marcher sur la terre lui permet de survivre pendant la saison sèche en quittant son étendue d'eau asséchée pour retrouver de l'eau douce, ainsi que de nouvelles ressources en nourriture et un territoire plus grand à coloniser. D'autres espèces ont connu la même adaptation. Quand un poisson-chat originaire de l'Asie du Sud-Est (*Clarias batrachus*) et capable de marcher s'est enfui en Floride, il est devenu très envahissant en se déplaçant par voie terrestre. Ce poisson-chat ambulant ne se sert pas de deux pattes, mais se tortille en prenant appui sur ses nageoires frontales ou pectorales, ce qui lui permet de garder la tête relevée. Tant qu'il reste humide, ce poisson-chat peut rester hors de l'eau presque indéfiniment.

Cette adaptation au déplacement terrestre a rappelé à Emily Standen, une évolutionniste de l'université d'Ottawa, que des poissons sont sortis des océans il y a des centaines de millions d'années. Récemment, un fossile datant de 360 millions d'années a fait sensation en apportant une preuve physique de ce changement marquant dans la vie sur Terre. Ce fossile, appelé *Tiktaalik roseae*, a un squelette de poisson, auquel s'ajoutent de nouvelles caractéristiques propres aux tétrapodes, des quadrupèdes vivant sur la terre. Standen est spécialiste de la mécanique de l'évolution des espèces et elle s'est demandé si ces mêmes adaptations pouvaient être accélérées. Il s'est avéré que oui, et ce de manière tout à fait spectaculaire.

Standen et son équipe ont élevé des bichir sur terre et les ont forcés à se tortiller sur leurs nageoires plus que la normale. Les poissons se sont adaptés et se sont mis à marcher avec plus d'efficacité. Ils ont rapproché leurs nageoires de leur corps et relevé davantage la tête. Leur squelette a également subi des évolutions : les arêtes à l'intérieur des nageoires avaient changé de forme pour répondre à l'augmentation de la gravité (les poissons pèsent moins dans l'eau). Comme pour la chèvre de Slijper, un ensemble d'adaptations nécessaires s'était formé. Il faudra du temps avant de voir jusqu'où ce genre de recherche pourra nous mener, mais d'ores et déjà, cela nous renvoie exactement au titre de l'article du *New Scientist* : « D'abord s'adapter, puis muter. »

Le problème des poupées russes

La pilule peut paraître difficile à avaler, mais nous vous assurons que ces réflexions révisionnistes nous emmènent dans une direction des plus intéressantes. Il est déconcertant de remplacer le modèle simple de l'évolution reposant sur la causalité par un ensemble d'influences vagues. Mais ainsi fonctionne votre corps en cet instant même. Chaque jour, il est bombardé par de multiples influences, par l'intermédiaire de votre nourriture, de votre comportement, de votre activité mentale, de vos cinq sens et de tout ce qui se passe dans votre environnement. Quel élément sera décisif ? Les gènes peuvent vous prédisposer à la dépression, au diabète de type 2 ou à certains types de cancer, pourtant, seul un certain pourcentage de personnes ayant ce genre de prédisposition connaîtra une activation de ces gènes. Localiser le ou les facteur(s) spécifique(s) activant un gène particulier revient à lancer un jeu de cartes en l'air et à attraper au vol l'as de pique.

Les scientifiques n'ont nullement envie d'abandonner la causalité directe. À vrai dire, nombre d'entre eux détestent cette idée. Il nous reste donc un modèle ressemblant à une *matriochka*, ou poupée russe, traditionnelle : à l'intérieur de la plus grande poupée s'en trouve une plus petite, à l'intérieur de laquelle s'en trouve une encore plus petite, etc., jusqu'à la dernière poupée, qui est toute petite. Ces poupées imbriquées sont ravissantes, mais qu'adviendrait-il si vous affirmiez que la plus grande était *construite* par celle qui se trouve à intérieur, elle-même bâtie par celle qui se trouve en elle, etc. ?

Au fond, c'est là que la génétique nous a conduits. Parfois, les explications qu'elle nous propose sont suffisamment simples pour qu'il ne demeure aucune ambiguïté. Imaginez que vous voyiez un flamant blanc parmi des milliers de flamants roses. Pourquoi est-il blanc ? La réponse nous est donnée par un raisonnement linéaire par étapes. À l'origine, il y a une espèce, le genre *Phoenicopterus*, constitué de six sous-espèces de flamants répartis entre les Amériques et l'Afrique. Chacun a un gène dominant qui produit des plumes roses de génération en génération. Mais tous les gènes peuvent muter ou ne pas apparaître, ce qui engendrera de manière aléatoire un albinisme chez un seul petit. Le nombre de petits naissant avec des plumes blanches peut être prédit statistiquement. Fin de l'histoire.

Nous venons de faire appel au raisonnement en poupées russes, qui nous amène à chercher des causes dans des aspects de plus en plus petits de la nature. C'est la méthode réductionniste, qui a depuis longtemps gagné ses lettres de noblesse dans le monde de la science. Car c'est à cela que la science s'affaire : pister la nature jusqu'à sa plus petite composante, que ce soit un physicien cherchant à repérer des particules subatomiques ou un généticien en quête de groupes méthyle sur un gène. Mais un problème se pose. Un problème crucial.

Imaginez une personne qui soit devenue obèse, après avoir été frappée par l'épidémie d'obésité qui touche les pays développés. Il existe de nombreuses théories sur les raisons de l'obésité. Le stress, un déséquilibre hormonal, de mauvaises habitudes alimentaires depuis l'enfance et la consommation excessive de sucre raffiné et d'amidon dans l'alimentation moderne ont tous été évoqués. Si l'on se base sur le raisonnement en poupées russes, l'explication finale devrait être trouvée au niveau génétique. Bien que des recherches sérieuses, appuyées par des preuves statistiques montrant que le surpoids est un problème familial, aient été faites pour trouver le « gène de l'obésité », ce projet a connu un succès modéré en identifiant quelques gènes (par exemple le gène FTO) porteurs de variants d'ADN prédisposant légèrement à l'obésité. Comme dans le cas de troubles ayant une composante génétique tels que la schizophrénie, l'influence génétique n'engendre tout au plus qu'une prédisposition.

Aujourd'hui, une poupée plus petite a été découverte sous la forme de l'épigénétique et des « interrupteurs » qu'elle a sous son contrôle. Presque tous les facteurs pouvant contribuer à l'obésité, qu'il s'agisse d'un excès de stress ou de sucre, de mauvaises habitudes alimentaires ou encore d'un déséquilibre hormonal, seraient en théorie régulés par l'épigénome, le poste de contrôle qui transforme toute expérience en altérations génétiques. Et c'est là que le raisonnement réductionniste par étapes se heurte à un écueil. Il est extrêmement difficile de savoir quelle expérience crée telle marque sur tel gène, modifiant ainsi l'activité génique. On peut devenir obèse avec ou sans stress, avec ou sans prise de sucre, etc. Par conséquent, il est impossible de prédire de manière exacte de quelle manière les expériences passées ou à venir altèrent de manière fiable l'activité génique. L'ensemble de causes vagues pouvant expliquer pourquoi les Hollandais sont soudain devenus si grands est lié en grande partie à l'épigénétique. *Quelque chose* crée des groupes méthyle, mais ces groupes sont de nature physique, à l'inverse, souvent, de ce *quelque chose* qui en est la cause. Des changements épigénétiques peuvent être provoqués par une toxine environnementale, mais aussi par une émotion forte, telle que la peur, au moins chez les souris jusqu'ici.

Si l'on creuse la question, l'hypothèse de base qui veut que l'origine d'une marque épigénétique soit matérielle s'avère peu fiable. C'est l'ensemble des expériences de la vie, depuis les interactions physiques jusqu'aux réactions émotionnelles, qui régit la modification chimique de certains gènes par le biais des groupes méthyle. Un groupe méthyle, qui, comme vous le savez maintenant, est la méthode la plus étudiée de modification du gène par l'épigénome, est extrêmement petit. Sur le plan chimique, un groupe méthyle est minuscule, il ne fait pas plus qu'un atome de carbone relié à trois atomes d'hydrogène. La méthylation ne marque que la paire de base C (cytosine) en se fixant sur elle tel un rémora, ou poisson-pilote, au ventre d'un requin. La molécule de cytosine est quarante fois plus grande. Il a été démontré que quand l'ADN est modifié par un certain nombre de groupes méthyle, une partie se désactive. Il semble que nous en soyons arrivés à la plus petite poupée, celle qui détermine les plus grandes. Quatre vingt-dix pour cent des modifications de l'ADN associées aux maladies se situent dans les zones d'activation et de désactivation du gène. De plus, l'épigénétique a un effet remarquable sur le développement prénatal, la personnalité, les tics et la susceptibilité à la maladie, bien au-delà des gènes et mutations hérités de nos parents.

Le mode de vie de votre mère quand elle était enceinte de vous peut affecter votre activité génique et votre risque de contracter une maladie des dizaines d'années plus tard. Des chercheurs canadiens de l'université de Lethbridge ont soumis des rats adultes à des conditions stressantes, avant d'étudier leurs progénitures. Les femelles nées de mères stressées avaient des grossesses plus courtes, phénomène qui touchait également les femelles de la génération suivante, même quand leur mère n'était pas stressée. Les chercheurs ont suggéré que cela était dû à l'épigénétique. Plus spécifiquement, ils ont expliqué que les changements épigénétiques engendrés par le stress étaient liés à ce que l'on appelle les micro-ARN[2*], qui sont de minuscules segments d'ARN constitués à partir du génome et qui régulent ensuite l'activité génique.

Si l'on met de côté les anomalies potentielles auxquelles s'intéresse parfois la recherche médicale, nous sommes tous le produit de ces activations et désactivations. C'est un élément de base du développement de l'unique cellule fécondée dans l'utérus d'une mère qui va ainsi devenir un bébé pleinement formé et en bonne santé. La première cellule, en se divisant, va transmettre le même ADN à toutes les cellules futures. Mais pour obtenir un bébé, il faut des cellules hépatiques, des cellules cardiaques, des cellules cérébrales, etc., toutes étant différentes les unes des autres. Ce sont l'épigénome et ses marques qui régulent ces différences. On a constaté qu'il y avait un besoin urgent de dresser une cartographie de l'épigénome afin de comprendre comment chaque type de cellules est déterminé dans le développement de l'embryon au sein de l'utérus. Quatre pays, les États-Unis, la France, l'Allemagne et le Royaume-Uni, ont financé le projet de l'épigénome humain (HEP), dont la mission est de localiser toutes les marques pertinentes ou, en langage officiel, d'« identifier, cataloguer et interpréter les modèles de méthylation de l'ADN pangénomique de tous les gènes humains dans tous les tissus majeurs ».

Grâce à la participation de plus de deux cents scientifiques, une étape importante a été franchie en février 2015 avec la publication de vingt-quatre documents décrivant les interrupteurs, ou commandes, parmi les millions qui existent, qui déterminent le développement de plus de cent types de cellules dans l'organisme. Il a fallu pour cela

2. L'ADN entre les gènes était auparavant appelé ADN « poubelle ». Néanmoins, nous savons aujourd'hui que cet ADN dit intergénique peut être utilisé pour produire de minuscules molécules appelées micro-ARN, qui contrôlent l'activité génique dans tout le génome.

réaliser des milliers d'expériences sur des tissus adultes, ainsi que sur des cellules fœtales et des cellules souches (en théorie, il serait plus simple de compter toutes les taches sur tous les léopards du monde). Les substances chimiques qui régulent les différentes sortes de cellules sont déjà connues et parfois, les commandes qui les actionnent ne sont pas à proximité du gène affecté. En fait, une commande A peut se trouver à une distance considérable d'un gène B. Les chercheurs ont parfois dû déduire le rôle joué par cette commande en observant le régulateur chimique. S'il était présent dans une cellule, ils en déduisaient que la commande était actionnée.

Parents, bébés et gènes

Cette cartographie partielle de l'épigénome a constitué une avancée palpitante. Il est possible que l'activation et la désactivation des gènes les plus importants soient la meilleure direction à explorer pour prévenir et guérir de multiples maladies. Comme le reconnaissent les chercheurs, la localisation de tous ces interrupteurs leur donne accès à un nombre considérable de nouvelles données, mais ce n'est qu'un début. Car dans l'activité de l'ADN, les interrupteurs interagissent ; ils forment des circuits appelés réseaux et peuvent même agir sur les gènes à distance. La compréhension de tous ces mécanismes n'indique pas l'origine de l'activité, pas plus que le fait de savoir où se trouvent tous les téléphones d'une ville ne vous indique la nature des conversations échangées par les gens quand ils s'appellent. Différentes régions du génome peuvent être activées en parallèle *via* l'épigénétique en raison d'une réorganisation tridimensionnelle du génome (par exemple, formation d'une boucle à partir du brin d'ADN) qui rapproche ces différentes zones.

Il y a également l'effet que l'épigénétique a sur le début de vie du bébé, une fois qu'il a quitté l'utérus. Il s'agit d'une période charnière où se jouxtent l'influence épigénétique de la mère et les expériences que fait le nourrisson. À quel point ces deux éléments se chevauchent-ils ?

Cette question est essentielle dans les problèmes médicaux des bébés, l'un d'entre eux étant l'allergie à l'arachide. Comme l'indiquait le *New York Times* en février 2015, environ 2 % des enfants américains sont allergiques aux cacahouètes, chiffre qui a quadruplé depuis 1997. Nul ne sait expliquer pourquoi, mais en tout cas, au cours des dernières décennies, il y a eu un brusque développement de toutes les allergies, ce qui là encore est un mystère. Cette croissance importante touche tous les pays occidentaux.

Un enfant atteint d'une allergie grave à l'arachide peut mourir en cas de contact avec ne serait-ce qu'une petite trace de cacahouète dans sa nourriture. L'explication classique consiste à dire que le fait de donner du beurre de cacahouète et autres aliments à base d'arachide à des nourrissons augmente le risque de contracter cette allergie. Pourtant, en 2014, une étude convaincante publiée dans le *New England Journal of Medicine* a totalement remis en question cette croyance conventionnelle. Les auteurs de l'étude ont conclu que le fait de donner à des nourrissons en début de vie des aliments tels que du beurre de cacahouète « diminue de manière spectaculaire le risque de contracter une allergie à l'arachide ». La nouvelle était réconfortante, car elle indiquait qu'une intervention en début de vie pouvait réduire, voire inverser une tendance croissante.

Cette nouvelle étude s'est déroulée à Londres. Cinq cent trente bébés dont on considérait qu'ils avaient un risque de développer une allergie à l'arachide (par exemple, ils étaient peut-être déjà allergiques aux œufs ou au lait) ont été répartis en deux groupes. Entre l'âge de 4 et de 11 mois, les enfants du premier groupe ont commencé à consommer des aliments à base de cacahouète, tandis que ceux du deuxième groupe en étaient privés. À l'âge de 5 ans, les enfants du groupe exposé à l'arachide avaient bien moins de cas d'allergie, 1,9 % comparé à 13,7 % dans le groupe d'enfants dont les parents évitaient de leur donner ce genre d'aliments. On a même spéculé que le fait que des parents soucieux de la santé de leurs enfants les aient tenus à l'écart des cacahouètes aurait pu engendrer cette augmentation spectaculaire du nombre d'allergies à l'arachide.

Depuis un certain temps, les parents de bébés ne savent plus à quel saint se vouer concernant les allergies, et pas seulement à l'arachide. Avant cette découverte, les données n'étaient pas claires. Comme nous l'avons vu, un nouveau-né hérite du système immunitaire de sa mère, en attendant qu'il ne commence à développer ses propres anticorps. C'est dans le thymus, qui se situe dans la poitrine à peu près entre les poumons et devant le cœur, que se développent les lymphocytes T du système immunitaire. Quand le corps est envahi de virus, bactéries ou autres substances de la vie de tous les jours, tel le pollen, provenant de l'extérieur, les lymphocytes T ont pour responsabilité de détecter les intrus qu'il faut repousser. Une allergie est une sorte d'« erreur sur la personne » : une substance innocente est considérée comme ennemie, ce qui provoque une réaction allergique créée par le corps lui-même, et non par l'intrus.

Le thymus est le plus actif juste après la naissance et le demeure pendant l'enfance ; une fois que l'organisme de l'enfant a fabriqué tous les lymphocytes T dont il a besoin, l'organe s'atrophie après la puberté. Le problème concernant les allergies porte sur la part de notre immunité qui nous est transmise génétiquement et la part qui est acquise, sous l'influence de l'environnement. Pour expliquer cette augmentation alarmante du nombre d'allergies dans les pays développés, on pourrait penser que plus l'environnement est pollué, pire est le problème. Mais après la chute de l'Union soviétique en 1991 et l'ouverture de ses pays satellites, qui, de manière générale, ont un taux de pollution bien supérieur à celui des États-Unis ou de l'Europe de l'Ouest, les chercheurs se sont aperçus que les zones hautement polluées de l'Europe de l'Est présentaient des taux d'allergie plus faibles qu'à l'Ouest.

Puis on a pensé que c'était l'inverse qui était vrai : la propreté et l'hygiène étant excessives dans les pays occidentaux, le système immunitaire n'est pas assez exposé aux substances auxquelles il a besoin de s'adapter. En l'an 2000, les directives de l'Académie américaine de pédiatrie recommandaient que les enfants de moins de 3 ans ne mangent pas d'aliments contenant des cacahouètes s'ils avaient un risque de développer l'allergie. Mais en 2008, l'académie a reconnu qu'il n'y avait pas de preuve concluante indiquant qu'il était efficace que les enfants âgés de plus de 4 à 6 mois évitent les cacahouètes. Mais il n'y avait encore aucune étude démontrant qu'il était bon de ne plus s'abstenir de manger des cacahouètes. La première vraie piste nous a été donnée dans une étude de 2008 publiée dans le *Journal of Allergy and Clinical Immunology* : le nombre d'enfants atteints d'allergies à l'arachide en Israël équivalait à un dixième du nombre d'enfants juifs atteints au Royaume-Uni. Il y avait apparemment une différence marquante : les petits Israéliens consomment des aliments à base de cacahouètes lors de leur première année, et notamment un en-cas populaire du nom de Bamba qui associe maïs soufflé et beurre de cacahouète, tandis que les enfants britanniques ne mangeront pas de ce type d'aliments si leurs parents sont soucieux des allergies.

Toutefois, cette nouvelle étude ne s'applique pas aux autres aliments auxquels les enfants deviennent allergiques. Deux grandes questions restent sans réponse : premièrement, si les enfants qui consomment des aliments à base d'arachide cessent d'en manger, seront-ils susceptibles de développer l'allergie ? Cette question est examinée dans une étude de suivi avec les sujets initiaux. Deuxièmement, les résultats sont-ils applicables aux enfants qui ont de faibles risques d'avoir des allergies alimentaires ? On l'ignore, mais les chercheurs ont tendance à penser que la consommation d'aliments à base d'arachide ne leur fera pas de tort. Cependant, il peut être difficile de demander à des parents angoissés de changer d'habitude, dans la mesure où les recommandations officielles étaient clairement d'éviter les « mauvais » aliments.

Nous sommes rentrés dans les détails, non pas parce que nous avons la réponse, mais pour faire clairement comprendre à quel point les influences environnementales peuvent être incertaines, même si l'on sait de manière générale que les marques épigénétiques y sont sensibles. Le développement miraculeux de l'être humain qui passe de l'embryon au bébé, au nourrisson, à l'adolescent, puis à l'adulte est le résultat d'une danse complexe entre les gènes et l'environnement. Chez les mammifères, les interactions entre le nouveau-né et ses parents peuvent avoir des effets profonds sur sa santé des dizaines d'années plus tard.

Bien que de nombreuses découvertes dans ce domaine ne portent que sur des études faites sur des souris et des rats, on a de plus en plus d'indications qu'elles pourraient également s'appliquer aux êtres humains. Par exemple, on dispose d'un nombre croissant d'éléments qui démontrent que les sévices, négligences et maltraitances de la tendre enfance ont des effets épigénétiques sur l'activité génique qui nuisent à la santé physique et mentale plus tard dans la vie.

Que ce soit en bien ou en mal, les événements au cours desquels les parents et l'enfant tissent des liens en début de vie ont un impact profond sur le développement cérébral de l'enfant et sa personnalité. Mais comment ces liens se forment-ils ? De plus en plus d'études montrent que les modifications épigénétiques des gènes de l'enfant, impulsées par les expériences que fait l'enfant dès ses premiers jours de vie, en sont largement responsables. Quand une mère fait preuve d'indifférence vis-à-vis de son enfant, on peut mesurer dans la salive de ce dernier une réponse dysfonctionnelle de l'axe hypothalamo-hypophyso-surrénalien se traduisant par un stress, un moindre développement cognitif et une augmentation du cortisol toxique.

Certains enfants maltraités meurent jeunes ; leur destin tragique permet toutefois d'étudier leur cerveau lors de l'autopsie. Ce genre de recherche a clairement montré une modification épigénétique (méthylation accrue) du gène NR3C1, qui provoque la mort des cellules nerveuses dans l'aire cérébrale connue sous le nom d'hippocampe, qui abrite la mémoire à court terme. Chez les enfants vivants, la même modification génétique peut être trouvée dans la salive de ceux qui ont subi des maltraitances émotionnelles, physiques et sexuelles. Les dégâts ainsi causés peuvent entraîner l'apparition d'un comportement psychopathique.

Ces découvertes permettent de mieux comprendre ce que l'on sait déjà depuis longtemps : les maltraitances et négligences pendant la tendre enfance ont des effets psychologiques profonds. On peut aujourd'hui observer les dégâts au niveau cellulaire. Dans l'étude des changements biologiques consécutifs à ce genre d'événements, on s'aperçoit que les voies épigénétiques contrôlant l'expression génique dans le cerveau semblent de plus en plus jouer un rôle. De même, il sera peut-être possible à l'avenir d'étudier l'efficacité de thérapies psychologiques ou médicamenteuses en cherchant à observer s'il y a eu inversion des effets négatifs dans l'épigénome.

Des progrès ont déjà été réalisés lors de tests sur les animaux. En 2004, une étude effectuée à l'université McGill par un neuroscientifique, le Dr Michael Meaney, a révélé que les bébés rats qui étaient souvent nettoyés (léchés) par leur mère présentaient des taux accrus de récepteurs des glucocorticoïdes dans le cerveau, ce qui provoquait une diminution de l'anxiété et de l'agressivité. Comment ces changements comportementaux se sont-ils mis en place ? Encore une fois, par le biais de l'épigénétique. Les souris recevant des soins attentionnés de la part de leur mère subissaient moins de modifications par méthylation de leurs gènes liés aux récepteurs des glucocorticoïdes, ce qui générait une quantité moindre de cortisol et réduisait ainsi les angoisses, l'agressivité et le stress.

L'aspect le plus controversé de l'épigénétique est lié à l'impact sur les générations suivantes d'un stress et de maltraitances subis aujourd'hui. Quand des souris mâles sont séparées de leur mère après la naissance, elles peuvent souffrir d'anxiété et de symptômes de dépression tels que la lassitude, qui sont ensuite transmis aux générations suivantes. On trouve des changements épigénétiques négatifs dans le sperme des souris qui ont été séparées de leur mère, le sperme étant le véhicule permettant la transmission héréditaire. Des études similaires ont montré qu'un grand nombre d'effets liés à des facteurs tels qu'une alimentation de mauvaise qualité, le stress ou une exposition aux toxines (par exemple, à des pesticides entraînant des modifications épigénétiques dans le cerveau et le sperme des souris) peut être transmis à la génération suivante.

Un exemple particulièrement intéressant montrant comment l'on peut avoir soi-même un impact sur son activité génique nous vient d'une étude sortie tout droit de la science-fiction. Une équipe franco-suisse de Zurich s'est inspirée d'un jeu innovant appelé Mindflex, qui utilise un casque détectant les ondes cérébrales dans le front et les lobes d'oreille du joueur. En se concentrant sur une balle légère en mousse, le joueur peut la faire monter ou descendre sur une colonne d'air. Le jeu consiste à diriger la balle dans un parcours d'obstacles en se servant uniquement de la pensée.

Les chercheurs se sont demandé si la même approche pouvait altérer l'activité génique. Ils ont mis au point un casque à électroencéphalogramme (EEG) analysant les ondes cérébrales et les transmettant ensuite sans fil, par l'intermédiaire du Bluetooth. Comme l'a indiqué le magazine *Engineering & Technology* (*E&T*) en novembre 2014, les ondes cérébrales ont été transformées en champ électromagnétique à l'intérieur d'une unité alimentant un implant placé à l'intérieur d'une culture de cellules. L'implant était équipé d'une lampe à diode électroluminescente (LED) qui émettait une lumière infrarouge. Cette lumière déclenchait la production dans les cellules d'une protéine spécifique désirée. L'un des principaux chercheurs a expliqué la chose suivante : « Le fait de contrôler ainsi des gènes est totalement nouveau et unique par sa simplicité. »

Les chercheurs se sont servis de la lumière infrarouge, parce qu'elle ne nuit pas aux cellules quand elle pénètre en profondeur dans les tissus. Après que la transmission cérébrale à distance a fonctionné sur des échantillons de tissus, l'équipe s'est tournée vers les souris, projet une nouvelle fois couronné de succès. On a demandé à différents sujets humains de porter le casque à EEG et de contrôler la production de protéines chez les souris simplement à l'aide de la pensée. Sur les trois groupes constitués, le premier a été forcé de se concentrer en jouant à Minecraft sur un ordinateur. Comme il est dit dans l'article d'*E&T* : « Ce groupe n'a obtenu que des résultats limités, mesurés d'après la concentration de protéines dans le système sanguin des souris. Le deuxième groupe, en état de méditation ou de relaxation complète, a induit un taux bien plus élevé d'expression protéinique. Le troisième groupe, grâce à la méthode du biofeedback, a pu consciemment éteindre et allumer la diode implantée dans le corps d'une souris. »

Au-delà des implications incroyables en matière d'influence directe de la pensée sur l'activité génique, cette approche pourrait un jour être utilisée pour aider les patients épileptiques en libérant instantanément des médicaments ou en activant ou désactivant certains gènes dans leur corps par l'intermédiaire d'un implant cérébral en tout début de crise. Car juste avant la crise d'épilepsie, le cerveau a une activité cérébrale spécifique pouvant être utilisée pour activer au moyen d'une lumière un implant génétique qui produirait rapidement un remède. On pourrait également avoir recours à une stratégie similaire pour traiter les douleurs chroniques en produisant des analgésiques dans le cerveau dès les premiers signes de douleur.

Somme toute, notre génome est un regroupement incroyablement leste d'ADN et de protéines, qui est constamment remodelé au niveau de sa structure et de son activité génique, processus constituant en grande partie une réponse à notre mode de vie. Mais l'on ne peut écarter le problème des poupées russes. On comprend maintenant que les interrupteurs induits chimiquement sont à l'origine des modifications de l'activité génique. C'est indiscutable. Un changement au niveau de l'activité génique traduisant une réponse au mode de vie de l'individu peut être suscité par un petit groupe méthyle fixé sur un gène, qui laissera une marque révélatrice. Sans cette modification chimique du gène, une cellule souche pourrait ne pas donner une cellule cérébrale spécifique au lieu d'une cellule hépatique ou cardiaque. Et même, elle pourrait ne rien donner du tout et simplement continuer de se diviser sans cesse, comme quand se forme une tumeur cancéreuse.

Les groupes méthyle ne sont pas seulement des modifications chimiques désactivant l'activité génique ; elles sont également des notes de musique composant la symphonie d'interactions génétiques plus complexes. En considérant que les marques constituent un ensemble, on a le sentiment que se forment des réseaux d'activité correspondant à notre mode de vie (et peut-être à celui de nos parents et grands-parents). Il sera peut-être possible de découvrir directement dans l'épigénome les expériences spécifiques qui en sont les causes, par exemple une famine. Considérer que ces marques sont la partition d'une symphonie a du sens, car il faut une multitude de notes avant de vraiment pouvoir saisir l'esprit de la musique. En écoutant une seule mesure d'une symphonie, on n'obtient qu'un instantané. De même, ce n'est pas en s'efforçant de trouver la plus petite poupée russe que l'on obtiendra un panorama d'ensemble.

En génétique, les marques sont déchiffrées chimiquement, mais les choses se compliquent dès lors que l'on cherche à les associer à une interprétation et à une expérience. D'une part, on ne peut observer les changements génétiques en temps réel. D'autre part, on ne peut faire de lien spécifique entre une expérience A et un changement génétique B, à quelques exceptions près. Il devrait être possible de trouver des altérations épigénétiques liées au tabagisme, par exemple ; pourtant, les conséquences varieront selon la personne. Si l'on sait comment peuvent apparaître certaines marques chimiques sur certains gènes, on ne peut cependant pas dire de quelle manière une expérience (par exemple une famine prolongée) entraîne l'apparition de marques particulières sur des gènes spécifiques dans des zones étonnamment précises du génome.

Actuellement, le plus grand défi auquel nous sommes confrontés est de trouver le chaînon manquant entre les marques et leur interprétation. Quand un violoniste aperçoit les marques qui caractérisent le début de la *Cinquième symphonie* de Beethoven (le fameux « ta-ta-ta-TA »), il passe à l'action et met son archet en mouvement. On voit son bras qui se déplace, mais beaucoup d'éléments invisibles sous-tendent ses mouvements. Le violoniste sait ce que représentent les notes, car il a appris à déchiffrer les partitions de musique. Il ne s'agit pas de simples marques blanches et noires figurant de manière aléatoire sur une page. Son esprit transforme les notes en actions très coordonnées entre le cerveau, l'œil, le bras et les doigts. Enfin, chose que l'on ne mentionne presque jamais tellement elle est évidente, un être humain, Ludwig van Beethoven, a composé sous le coup de l'inspiration cette symphonie et a inventé cette mélodie en quatre notes connue dans le monde entier. Des centaines de mesures en musique se basent sur ces notes simples.

Même sachant cela, comment la chorégraphie chimique de millions de gènes et leurs interrupteurs contrôlés chimiquement génèrent-ils cette incroyable faculté cérébrale qu'est la pensée ? Nul ne le sait. Comment le cerveau a-t-il évolué sur de très longues périodes en réponse à des programmations liées à de nouvelles mutations ? La génétique darwinienne dirait que toutes ces mutations sont le fruit du hasard. Mais comment l'histoire pourrait-elle s'arrêter là, surtout quand on sait que les modifications épigénétiques en réaction à notre mode de vie pourraient bien déterminer à quel endroit de notre génome apparaissent de nouvelles mutations ? Dans ce genre de cas, même Darwin devrait admettre que toutes les mutations ne sont pas aléatoires.

Bien sûr, de son vivant, Darwin ignorait tout de l'épigénétique. Mais s'il avait appris son existence ? Il nous dirait peut-être que notre évolution est le fruit de l'interaction des marques épigénétiques et de nouvelles mutations génétiques. Darwin a choqué ses contemporains en excluant Dieu, ou tout Créateur conscient, de son explication de l'apparition de l'être humain moderne. Certes, dans l'étude de la génétique, l'hypothèse d'une éventuelle intervention de la part d'une intelligence supérieure ne nous aide pas à comprendre comment nous avons évolué. Mais nous pouvons aujourd'hui prendre en considération un principe organisateur inhérent transcendant le concept établi d'évolution liée aux mutations aléatoires et à la sélection naturelle. Dans la mise en place d'un nouveau modèle d'évolution, les groupes méthyle présents sur des milliers de gènes et leurs cousins les histones, qui travaillent de concert avec le génome, nous aideraient à mieux comprendre où auraient lieu les nouvelles mutations (également en influençant la structure tridimensionnelle de l'ADN). Alors la sélection naturelle de Darwin pourrait prendre le relais et décider des nouvelles mutations qui persisteraient. Dans ce scénario intrigant, quoique spéculatif, nous ne nous contentons pas d'attendre des mutations aléatoires. Nous influençons directement l'évolution future de notre génome en fonction de nos choix.

Un nouvel acteur de poids : le microbiome

La génétique connaît une explosion de son savoir. Chaque jour, de nouvelles données au sujet du génome et de l'épigénome s'accumulent et se comptent non pas en gigaoctets, mais en téraoctets, soit 1 000 milliards d'octets d'informations numériques, c'est-à-dire mille fois plus qu'un gigaoctet. Ces montagnes de données sont difficiles à concevoir, encore plus à analyser, et un nouveau sommet himalayen a été révélé dans un domaine que nul n'anticipait : les microbes. Dans les écoles de médecine, on considère principalement ces derniers comme des intrus ; ce sont des bactéries et virus qui provoquent la maladie quand ils déjouent les défenses immunitaires du corps. On évoque moins les bons microbes, c'est-à-dire ceux qui vivent dans le tractus intestinal et qui servent à digérer la nourriture que nous consommons.

Un gastroentérologue connaît sur le bout des doigts les troubles propres à l'appareil digestif, mais la plupart des gens ignorent, ou presque, que des microbes vivent aux côtés de leurs cellules. Les antibiotiques, dont le but est de tuer les germes pathogènes, s'attaquent également à la flore intestinale. Normalement, cette flore bénéfique se régénère en peu de temps, une fois les antibiotiques éliminés, et dans le pire des cas, vous constatez l'apparition de diarrhées. Quand les voyageurs souffrent de troubles intestinaux tels que la turista, la cause en est un changement dans l'écologie intestinale. Les microbes digestifs varient selon l'endroit du monde où vous vous trouvez. À moins que vous n'ayez une douleur, un dérangement, des ballonnements, la diarrhée ou une constipation, il y a peu de chances que vous prêtiez attention à ce qui se passe dans votre système digestif, en tout cas pas au niveau microbien.

Toutefois, au cours des dernières années, l'ensemble des microbes qui peuplent notre organisme a pris une importance phénoménale, de manière presque inattendue. Nous avons laissé entendre qu'elle en était la raison lorsque nous avons évoqué le fait que le corps contient 100 000 milliards de cellules étrangères microbiennes. Comme nous l'avons vu, cela signifie que 90 % des cellules du corps, ainsi qu'une très grande majorité de son matériel génétique, sont des microbes. Votre corps renferme quelque 23 000 gènes humains, contre plus d'un million de gènes bactériens. Bref, nous sommes un groupement de nombreuses colonies bactériennes et de quelques cellules humaines ! Cette prise de conscience a fait suite au séquençage de génomes entiers, y compris des génomes des milliers d'espèces microbiennes peuplant potentiellement le corps, principalement dans les intestins, mais aussi sur la peau, dans la bouche et à d'autres endroits.

Avant de pouvoir comprendre nos propres gènes, il est nécessaire de saisir les implications génétiques du *microbiome* (qui a pour synonyme *microbiote*), nom donné à l'ensemble des micro-organismes, qui sont dix fois plus nombreux que nos cellules. Ces microbes ne sont pas simplement venus nous rendre une petite visite lors de l'apparition de formes de vie supérieures. La relation symbiotique entre les cellules de notre corps et des milliers de milliards de microbes s'est construite sur des périodes très longues et a commencé lors de l'apparition des microbes il y a 3,5 milliards d'années ; l'émergence de nos ancêtres hominidés il y a environ 2,5 millions d'années n'est qu'une étape mineure dans l'évolution des bactéries, qui peuvent créer des gènes et même les échanger. Au fil du temps, nos interactions avec ces bactéries ont influencé l'évolution de chaque organe, y compris du cerveau. On n'a pas encore déterminé le nombre d'espèces microbiennes présentes dans notre corps ; on estime généralement qu'elles sont plus d'un millier, chiffre tout bonnement incroyable. L'impact du microbiome est suggéré par les expressions que l'on emploie à son sujet : « le second génome humain », « un nouvel organe », « une forêt tropicale bactérienne ». Dans les intestins, les cellules meurent en très grande quantité : entre 100 et 300 millions d'entre elles disparaissent dans le côlon *chaque heure*, ce qui n'est rien comparé au 1 à 3 milliards de cellules éliminées dans l'intestin grêle. Les microbes s'établissent dans le biofilm recouvrant les parois intestinales, mais eux aussi meurent en grande quantité : environ 40 % du poids d'un échantillon de selles est constitué de microbes.

Le terme « microbiome » a été proposé par un ancien collègue de Rudy, Joshua Lederberg, biologiste moléculaire détenteur d'un prix Nobel, mais la notion de microbiome a été décrite pour la première fois au XIXe siècle par un chirurgien de l'armée américaine, William Beaumont (1785-1853), pionnier de la physiologie de la digestion. Selon ce dernier, la colère entrave la digestion. Depuis, nous avons appris que le très grand éventail de bactéries intestinales affecte directement le développement du cerveau et du système nerveux central, du stade embryonnaire jusqu'à la mort. De plus, votre microbiome ajuste chaque jour votre système immunitaire.

Quand l'équilibre naturel du microbiome est perturbé, on parle de dysbiose ; pourtant, ce n'est que maintenant que l'on découvre qu'elle est loin d'être un simple problème digestif, mais qu'elle provoque des dégâts systémiques. Le nombre de maladies associées à la dysbiose va en croissant, mais est déjà déconcertant : on a découvert des liens avec l'asthme, l'eczéma, la maladie de Crohn, la sclérose en plaques, l'autisme, la maladie d'Alzheimer, la polyarthrite rhumatoïde, le lupus, l'obésité, les maladies cardio-vasculaires, l'athérosclérose, le cancer et la malnutrition. Les recherches pour trouver de nouveaux traitements conduisent toutes à la même piste : le microbiome.

Le microbiome connaît un tel engouement que vous en avez probablement entendu parler dans les médias grâce à des produits appelés probiotiques (le plus connu étant le yaourt au bifidus actif), qui contribuent à la croissance des bons microbes dans l'appareil digestif. Du point de vue de la génétique, le microbiome participe à l'éducation du système immunitaire et à la prévention des maladies. Tout au long de l'évolution, l'ADN microbien n'a pas simplement vécu aux côtés de l'ADN des créatures vivantes, mais l'a infiltré et fait aujourd'hui partie intégrante de l'ADN humain. Un grand nombre de découvertes potentielles est lié à cette interdépendance, qui se poursuit depuis des millions d'années chez notre espèce.

L'autre aspect important, à savoir le lien entre le microbiome et les maladies chroniques, pourrait avoir un impact majeur sur la vie de tout un chacun, et ce très rapidement. Le microbiome est naturellement lié aux troubles de l'appareil digestif tels que le syndrome de l'intestin irritable, ainsi qu'à l'obésité, en rapport avec la manière dont la nourriture est digérée et métabolisée. On s'attendait en revanche beaucoup moins à ce qu'il y ait un lien potentiel entre le microbiome et des troubles plus éloignés tels que les maladies cardiaques, le diabète de type 1, le cancer et même des maladies mentales telles que la schizophrénie.

On sait aujourd'hui que les bactéries intestinales produisent des composés neuroactifs qui interagissent avec les neurones et qui peuvent même contrôler l'expression de nos gènes par l'épigénétique. Une fois que l'on s'est rendu compte que les intestins et le cerveau étaient étroitement liés, les barrières qui séparaient nos cellules des cellules étrangères ont commencé à s'effriter. Si une bactérie se trouvant dans votre intestin peut influencer votre humeur ou contribuer au développement d'une maladie mentale, c'est le signe qu'une toute nouvelle conception du corps est en train de voir le jour, comme nous allons l'expliquer (nous reviendrons sur les probiotiques et aborderons d'autres recommandations diététiques dans la deuxième partie concernant les choix de vie).

Du mystère à l'engouement

Dans la mesure où des centaines de microbes peuplent votre corps, leurs génomes et les téraoctets de données qui en découlent constituent un gigantesque mystère. Pour parvenir à comprendre cela, il nous faut garder à l'esprit certaines généralités. Le professeur Rob Knight, expert en microbes humains à l'université du Colorado, présente ainsi le microbiome : « Les 1,5 kg de microbes que vous transportez avec vous sont peut-être plus importants que chaque gène de votre génome. » Au niveau du poids, le microbiome est à peu près équivalent au cerveau. Le Pr Knight simplifie cette population grouillante de micro-organismes en les classant selon les zones principales qu'ils occupent dans le corps, à savoir les intestins, la peau, la bouche et le vagin. Ce sont, en quelque sorte, des panoramas microbiens, et génétiques, différents, aussi distincts dans leur écologie que l'Arctique des tropiques. Derrière cette cartographie simplifiée, on trouve les analyses du scientifique sur le microbiome de deux cent cinquante adultes volontaires et sains ; et derrière ces analyses se trouve la gigantesque base de données à laquelle est parvenu le Projet du microbiome humain en matière de séquençage du génome, programme pour lequel le gouvernement fédéral américain a déboursé 173 millions de dollars.

L'un des plus grands mystères concernant le microbiome est lié au fait qu'il varie énormément d'une personne à l'autre. Dans une conférence TED de février 2014, qui a obtenu plus de 300 000 vues, le Pr Knight tient son public en haleine en révélant des faits intrigants. Certaines personnes jurent qu'elles se font piquer plus souvent que les autres par les moustiques, tandis que d'autres affirment être rarement victimes de l'insecte. Cette différence est liée en partie aux différents microbes que ces personnes ont sur la peau et à l'attirance des moustiques pour ceux-ci. Ce sont encore des microbes intestinaux qui semblent déterminer si un antidouleur en vente libre tel que le Tylénol (acétaminophène) fera des dégâts au niveau du foie.

La diversité rend difficile la description de la population d'un microbiome parfaitement sain. Malheureusement, les intestins de nos contemporains pourraient être gravement touchés. Dans un article influent publié en 2014, les microbiologistes Erica et Justin Sonnenburg, de l'université Stanford, ont tiré le signal d'alarme en faisant part de l'éventuelle perte de microbes intestinaux liée à différents facteurs. L'un d'entre eux est le fait que l'alimentation occidentale est pauvre en fibres végétales. Les fibres sont un prébiotique, c'est-à-dire un aliment dont ont besoin les microbes pour se développer (par opposition aux probiotiques, qui introduisent de nouveaux microbes dans le tube digestif). L'utilisation répandue des antibiotiques a également un effet destructeur sur un éventail de bactéries et de virus. On soupçonne également un autre phénomène, moins tangible : notre mode de vie stressant. En effet, les hormones du stress et des émotions en général peuvent modifier le microbiome. À l'instar de votre activité génétique, votre microbiome est si dynamique qu'il devrait être envisagé comme un verbe, et non comme un nom.

La suggestion la plus perturbante que font les Sonnenburg est le fait que l'alimentation occidentale moderne joue un rôle crucial dans le développement des maladies chroniques et notamment des désordres auto-immuns tels que les allergies. Le microbiome contribue à réguler l'immunité et fabrique également au cours de la digestion des sous-produits chimiques qui réduisent l'inflammation. On dispose de plus en plus de preuves qui indiquent l'existence d'un rapport entre l'inflammation et un bon nombre de troubles, tels que les maladies cardiaques, l'hypertension et divers cancers. La réduction de la diversité de l'écosystème intestinal pourrait porter régulièrement atteinte à notre santé. Les Sonnenburg indiquent explicitement les risques encourus : « Il est possible que le microbiome occidental soit en réalité dysbiotique [nuisible aux microbes] et prédispose l'individu à un ensemble de maladies. »

Comme pour de nombreuses questions portant sur le microbiome, ces risques sont très difficiles à confirmer avec certitude. Il n'y a de par le monde que quelques populations isolées dont le microbiome ne subisse pas l'influence dévastatrice. Emily Eakin, dans un article pour *The New Yorker* de décembre 2014, cite les Hadza, une tribu africaine étudiée par Jeff Leach, un anthropologue collaborant avec les Sonnenburg. Pendant un an, ce scientifique a choisi trois cents sujets parmi les Hadza, qui sont des chasseurs-cueilleurs de Tanzanie. « Il nous faut aller dans des endroits où les gens n'ont pas facilement accès aux antibiotiques, continuent de boire aux mêmes sources que les zèbres, les girafes et les éléphants et vivent encore en extérieur », a expliqué Leach à la journaliste. C'est dans ces conditions que les gènes d'*Homo sapiens* se sont développés.

En s'appuyant sur des échantillons de selles, Leach a découvert qu'« il semble que les Hadza aient l'un des écosystèmes intestinaux les plus diversifiés au monde parmi toutes les populations jamais étudiées». Pourtant, une étude préalable portant sur cette même tribu et réalisée par des chercheurs de l'Institut Max-Planck d'anthropologie évolutionniste, en Allemagne, a révélé que si les Hadza avaient certaines bactéries intestinales jusque-là inconnues, il leur en manquait néanmoins d'autres qui sont associées à une bonne santé dans le microbiome occidental. Mais Leach croyait suffisamment en la supériorité génétique des intestins hadza pour transplanter un échantillon de leur microbiome dans son propre tube digestif.

Cela a provoqué un engouement généralisé, alors même qu'une très grande partie du microbiome reste encore à explorer. Leach s'est transplanté les microbes des Hadza en se servant d'une poire à jus pour injecter leurs excréments dans son côlon. Même si cela peut paraître repoussant, voire répugnant, il existe des vidéos sur YouTube qui vous indiquent comment en faire de même. Cette procédure à réaliser par soi-même se base sur une logique simple: si un microbiome adulte occidental est compromis, celui d'un nouveau-né ou d'un enfant en bonne santé ne l'est pas. Pourquoi ne pas faire d'échange?

Aux États-Unis, la FDA (Food and Drug Administration) est intervenue pour empêcher la transplantation de microbiote fécal (TMF, également appelée «bactériothérapie fécale») par des médecins jusqu'à ce que des études officielles comparables à celles portant sur l'introduction d'un nouveau médicament soient réalisées. Pourtant, il y a un tel enthousiasme pour la TMF que cette pratique est devenue clandestine. Par ailleurs, il n'existe pas d'autre interdiction en matière d'utilisation médicale dans les autres pays. La décision de la FDA a mis immédiatement fin à des recherches à petite échelle ne bénéficiant pas des financements nécessaires pour poursuivre des études dont le coût est exorbitant et qui durent généralement entre sept et dix ans. Mais la FDA, comme l'indique Emily Eakin, avait en tête les milliers de personnes ayant contracté le syndrome de l'immunodéficience acquise (sida) lors d'une transfusion sanguine avant que l'on ne sache que le sang est un moyen de transmission du virus de l'immunodéficience humaine (VIH). On trouve dans les intestins des organismes pathogènes tels que le virus à l'origine de l'hépatite A (dans le cas de cette dernière maladie, des matières fécales infectées doivent passer par la bouche d'une personne qui n'est pas immunisée contre la maladie ; cela survient généralement en cas de mauvaises conditions d'hygiène chez les employés de l'industrie alimentaire). Ce risque, ainsi que d'autres encore inconnus, justifie cette décision prudente de la FDA.

Réaliser une TMF revient à accepter tout le microbiome du donneur sans savoir ce qu'il contient. Nul ne devrait prendre pareil risque. Mais cet engouement clandestin pour la TMF, même si tout cela est compliqué et rebutant, repose sur le potentiel énorme du microbiome qui pourrait faire reculer de nombreuses maladies chroniques. Un exemple frappant nous est fourni par la maladie de Crohn, une pathologie intestinale inflammatoire qui peut être extrêmement débilitante. Parmi les symptômes, on compte la diarrhée chronique, qui peut engendrer une perte importante de poids, ainsi que des douleurs abdominales et de la fièvre. Les personnes atteintes de cette maladie ont tendance à vivre recluses sur elles-mêmes, prises au piège de leurs symptômes. La cause principale étant une inflammation d'origine inexplicable, il peut également y avoir des problèmes inflammatoires en dehors du tube digestif, tels que de l'urticaire, des rougeurs et des gonflements au niveau des yeux et même du diabète.

Les thérapies médicamenteuses sont souvent inefficaces dans la maladie de Crohn et dans les cas graves, on procède à l'ablation des segments intestinaux les plus endommagés. Mais dans les années 1950, des médecins isolés, généralement considérés comme des rebelles, voire pires, croyaient que l'absorption de matières fécales provenant de donneurs sains (réalisée dans des conditions d'hygiène appropriées, sous forme de pilules ou par le rectum) guérissait les patients atteints de la maladie de Crohn, souvent en un laps de temps remarquablement court, c'est-à-dire en quelques semaines ou quelques mois. De nos jours, le traitement de la maladie de Crohn par la TMF pourrait se répandre et même la FDA a fait une exception dans sa décision de s'opposer à cette procédure.

Encore plus étonnant : il existe une maladie que la TMF semble guérir en quelques heures, même quand le patient est sur le point de mourir. Il s'agit d'une infection bactérienne, *Clostridium difficile*, qui survient en rapport avec une prise importante d'antibiotiques. Près d'un demi-million de personnes souffre actuellement de cette affection, qui fait chaque année 10 000 victimes parmi les cas graves. Le *C. difficile* résiste aux antibiotiques et apparaît typiquement quand un patient hospitalisé prenant un traitement lourd à base d'antibiotiques subit une détérioration grave de son microbiome. Les conditions sont alors propices au développement du *C. difficile*, cette infection provoquant des symptômes similaires à la maladie de Crohn, dont des diarrhées importantes.

Ironie du sort : le traitement classique contre cette infection nécessite la prise de vancomycine, un antibiotique. La vancomycine peut être totalement inefficace en cas d'apparition d'une nouvelle souche bactérienne résistante. Or, la littérature médicale contient des rapports éparpillés de guérisons remarquables, presque instantanées, en ayant recours à la TMF. En quelques heures, les nouveaux microbes qui sont injectés triomphent du *C. difficile* et l'évincent, ce qui entraîne un recul de tous les symptômes. La FDA a également fait une exception dans ce cas. Par extension, si une TMF peut guérir deux troubles ayant un symptôme commun – une inflammation particulièrement destructrice – et si cette inflammation est potentiellement responsable de diverses maladies chroniques, pourquoi ne pas saisir sa chance et accomplir soi-même une TMF, en se servant des selles les plus saines qu'un donneur veut bien vous remettre ? Telle est la logique qui a suscité un vif engouement pour la TMF à faire chez soi.

Nul n'a encore prouvé que ce genre de pratique est sage ou efficace et nous ne l'approuvons certainement pas (comme nous le verrons, il existe d'autres moyens plus sûrs d'optimiser votre microbiome). Mais des découvertes faites lors d'essais sur des animaux indiquent qu'une véritable révolution semble être en marche. En 2006, une équipe de l'université Washington à Saint-Louis a apparemment démontré qu'il existe un lien étroit entre microbiome et obésité. Ils ont pris des microbes sur des souris devenues obèses par altération génétique et les ont transférés à des souris normales. Ces dernières sont devenues obèses : c'est la première fois qu'un trouble est transféré par l'intermédiaire du microbiome, au moins chez les animaux. Mais ce qui est vraiment étonnant est le fait que les souris ayant pris du poids après transfert des microbes absorbaient les mêmes aliments que les souris non transplantées, ces dernières n'ayant pas grossi.

Comment se fait-il qu'un même apport calorique fasse grossir certaines souris et pas d'autres ? On suppose que les microbes injectés étaient en quelque sorte plus efficaces pour extraire les nutriments des aliments pendant la digestion. Cela va à l'encontre d'une croyance de longue date selon laquelle le corps absorbe autant de calories qu'en contient l'aliment. En d'autres termes, si un repas contient 1 000 calories, le corps de toute personne qui procède à une digestion saine et complète extraira 1 000 calories d'énergie. Pourtant, nous connaissons tous des personnes qui affirment : « Il me suffit de regarder une part de gâteau au chocolat pour prendre 500 g. » Cette nouvelle étude est provocante : elle suggère que ces personnes marquent un point. Certains microbiomes pourraient parvenir à mieux extraire les nutriments que d'autres : l'extraction serait excessive chez les personnes obèses et insuffisante chez les personnes minces.

Des chercheurs d'Amsterdam voulaient voir si une transplantation fécale chez des personnes obèses de microbes provenant de personnes fines suffirait à faire perdre du poids aux premières. Pour l'instant, ce n'est pas le cas. Les sujets ont montré une amélioration de l'insulinosensibilité (facteur essentiel pour que les calories soient correctement métabolisées et non stockées sous forme de graisse), mais ils n'ont pas perdu de poids et ce progrès a disparu au bout d'un an. Il est possible que davantage de traitements soient nécessaires ou que des microbes spécifiques doivent être isolés dans les microbiomes de personnes fines. La génétique ne nous a pas encore tout révélé et qui plus est, les choses pourraient s'avérer bien plus compliquées.

Vers une nouvelle écologie

Comme vous le constatez, des adjectifs tels qu'*étranger* et *intrusif* ne s'appliquent pas aux microbes qui ont appris à coopérer avec l'organisme humain sur des millions d'années. Certains éléments indiquent que le développement normal d'un bébé pourrait dépendre de ces microbes. Pour en revenir à la cartographie simplifiée du professeur Rob Knight, il existe différentes écologies microbiennes situées dans la bouche, les intestins (selles), la peau et le vagin. Avant la naissance d'un bébé, son corps n'a pas de microbes ; le tractus gastro-intestinal est stérile. Tandis qu'il passe dans le canal vaginal, le bébé reçoit une couche transparente du microbiome vaginal de sa mère. La naissance constitue sa première exposition aux microbes, qui viendront de toutes parts : du sein de sa mère, de sa nourriture, de l'eau, de l'air, des animaux de compagnie et des autres personnes. Le tractus gastro-intestinal commence à être colonisé quelques heures après la naissance. Des études montrent que quand ils sont élevés dans un environnement aseptique, dénué de microbes, les animaux développent un ensemble d'anomalies qui vont d'une déficience immunitaire à un rétrécissement du cœur, en passant par des difficultés d'activation cérébrale et des problèmes digestifs prévisibles.

À un moment donné de l'enfance, le microbiome cesse d'être en flux constant. Il se stabilise, même si ce phénomène diffère selon les personnes. Sur le graphique du Pr Knight, le microbiome initial progresse de la région cutanée-vaginale, à la naissance, vers la région intestinale-fécale. Cette séquence est valable pour tout être humain, l'intestin étant universellement programmé pour digérer. Mais il a été prouvé que plus on est exposé à des microbes, mieux cela vaut, ce qui est en quelque sorte paradoxal. Les enfants élevés dans les pays en voie de développement ont une bien plus grande diversité au niveau de leur microbiome, ce qui augmente la probabilité que nous vivions dans un environnement « trop propre » dans les pays développés de l'Occident. Mais ils sont aussi plus souvent touchés par la maladie durant l'enfance, de même que ceux qui vont en crèche ou en garderie semblent moins sujets aux allergies, tout en courant le risque d'attraper davantage de rhumes, d'otites, de grippes et d'autres maladies contagieuses.

En épigénétique, comme nous l'avons vu, le problème le plus important est l'absence de causalité directe. A n'entraîne pas B quand un ensemble de causes nébuleuses active le système psychosomatique. Concernant le microbiome, la difficulté est la suivante : il change très rapidement. Les gènes ont une bien moins grande marge de manœuvre que les microbes qui habitent en nous, même si l'on prend en compte l'épigénome. Imaginez le bord de l'océan : les vagues déferlent sur la terre et déplacent en permanence du sable. Les marées et le temps déterminent la quantité de sable qui retourne à l'océan ou qui se jette sur la plage. Si l'on compare les grains de sable aux microbes, il faut imaginer que ces derniers sont constamment déplacés par « les marées et le climat » propres aux intestins : certains microbes sont évacués, tandis que d'autres peuvent entrer.

L'utilisation du terme « écologie » peut paraître métaphorique, mais la médecine commence seulement à comprendre que le tube digestif, qui mesure environ 8 m et a une surface comparable à celle d'un court de tennis, est aussi complexe et dynamique que l'écologie mondiale. On estime que le microbiome contient entre 40 et 150 fois plus de gènes que le corps lui-même. Pour illustrer le genre de surprise qui attend les explorateurs de cette écologie, prenons l'exemple d'un trouble étroitement lié aux microbes : l'obésité.

Le modèle obsolète dont nous avons parlé (« le corps absorbe autant de calories qu'en contient l'aliment ») tient les habitudes alimentaires d'une personne responsables de son obésité. Si vous mangez trop, quelle qu'en soit la raison, votre corps stocke l'excès de calories sous forme de graisse. Des études montrent que les hyperphages (mangeurs compulsifs) ont tendance à sous-estimer le nombre de calories qu'ils absorbent. Mais si l'hyperphagie était la seule cause de l'obésité, cela n'expliquerait pas pourquoi seuls 2 % des personnes qui suivent un régime réussissent à perdre au moins 2,5 kg, en restant ensuite stables pendant deux ans. Pourquoi est-ce si difficile ? L'une des possibilités est le fait que les mauvaises habitudes ne disparaissent pas du jour au lendemain, ce qui pousserait les personnes qui suivent un régime à retomber dans leurs travers alimentaires. Mais la prise de poids est associée à diverses influences. La liste suivante n'a pas pour but de vous alarmer ni de vous déprimer, mais seulement d'illustrer la complexité de l'activité naturelle que devrait être l'alimentation.

Pourquoi les gens prennent du poids

- Ils mangent de manière excessive.
- Ils sont issus d'une famille d'hyperphages, avec un éventuel lien héréditaire.
- Leurs amis mangent excessivement.
- Leur alimentation contient trop de sucre raffiné, de glucides simples et de graisse.
- Ils consomment trop peu de fruits et légumes frais et d'autres sources de fibres solubles.
- Ils absorbent des aliments industriels, malsains et issus du « fast-food », qui contiennent des additifs et des ingrédients artificiels, ainsi qu'un excès de sel et de sucre.
- Ils développent un ensemble de mauvaises habitudes alimentaires : regarder la télévision tout en mangeant, manger trop rapidement, grignoter entre les repas, etc.
- Leur vie est stressante.
- Ils traversent une crise : ils ont été licenciés ou sont en cours de divorce.
- Il existe un déséquilibre entre les deux hormones (la leptine et la ghréline) qui sont responsables des sensations de faim et de satiété.

- Leur cerveau a subi une inflammation ou des lésions au niveau de l'hypothalamus, le centre de régulation de l'appétit.
- Leur corps montre des signes d'inflammation chronique.
- Ils ont renoncé à perdre du poids après avoir traversé pendant des années des hauts et des bas au niveau de leur régime.
- Ils viennent d'arrêter de fumer et mangent trop pour compenser.

Quand on sait qu'il y a tellement de facteurs qui sont en jeu et qui généralement travaillent de concert, on comprend très clairement pourquoi l'obésité demeure difficile à traiter. Un trouble unique concerne des disciplines très diverses : la nutrition, l'endocrinologie, la génétique, la gastro-entérologie, la psychiatrie et la sociologie, chacune ayant sa propre perspective. Le modèle de « l'ensemble de causes nébuleuses » semble à l'œuvre. Pourtant, malgré toutes ces influences complexes, il ressort un fil conducteur : le microbiome, qui a pour principale fonction la digestion, mais qui a également un effet important sur les hormones, l'immunité, la réponse au stress et l'inflammation chronique. Il n'existe pas d'autre facteur ayant autant de fonctions corporelles.

Les indices que nous avons suivis nous ont conduits de la nourriture aux intestins, puis des intestins au corps dans son ensemble. Le Dr Paresh Dandona, un spécialiste du diabète à l'école de médecine de Buffalo, au sein de l'université d'État de New York, a lui-même suivi cette piste. Un indice majeur lui a été révélé lorsque, poussé par la curiosité, il s'est mis à examiner la nourriture proposée dans les restaurants McDonald's. Neuf volontaires dont le poids était normal ont consommé le petit déjeuner typique du McDonald's : un sandwich contenant des œufs, du fromage et du jambon, un sandwich à base de muffin à la saucisse et deux galettes de pommes de terre, pour un total de 910 calories. Il y a plusieurs raisons connues, outre le nombre de calories, qui expliquent pourquoi ce genre de petit déjeuner, riche en graisses et en sel, et très pauvre en fibres, est malsain. Le Dr Dandona a ajouté quelque chose de tout à fait inattendu. Pour citer le magazine *Mother Jones* d'avril 2013 :

> « Le taux de protéine C-réactive, indicateur d'une inflammation systémique, s'est littéralement envolé "en quelques minutes [...]. J'étais stupéfait, se souvient le Dr Dandona, de voir qu'un simple repas de chez McDonald's, tout ce qu'il y a de plus inoffensif" – le genre de repas riche en graisses et en glucides qu'un Américain sur quatre mange régulièrement – ait un effet si spectaculaire. Celui-ci a duré cinq heures. »

Des formules telles que « tout ce qu'il y a de plus inoffensif » reflètent bien l'état d'esprit désinvolte dont font preuve beaucoup d'Américains vis-à-vis des fast-foods (en plus de provoquer une forte inflammation, la consommation d'un Big Mac injecte rapidement dans le flux sanguin des graisses qui peuvent être observées sous la forme d'une opacité dans le sérum [un liquide clair] après centrifugation des globules rouges). Le Dr Dandona a ensuite nettement réorienté ses recherches et il a fait des découvertes encore plus surprenantes.

Dans la décennie qui a suivi, il a examiné différents aliments pour voir quel impact ils avaient sur le système immunitaire, dont on sait qu'il peut être compromis par une faible inflammation chronique. Le journaliste Moises Velasquez-Manoff a écrit : « Le Dr Dandona s'est aperçu qu'un petit déjeuner pris dans un fast-food provoquait une inflammation, à l'inverse d'un petit déjeuner riche en fibres et en fruits. En 2007, il a fait une avancée majeure : il a découvert que l'eau sucrée, substitut du soda, engendrait une inflammation, à l'inverse du jus d'orange, même très sucré. » Ainsi, un jus d'orange frais non traité neutralisait même la nocivité du petit déjeuner de chez McDonald's aux 910 calories. Chez les sujets étudiés, ce petit déjeuner entraînait une inflammation et une hyperglycémie, qu'il fût accompagné d'eau sucrée ou d'eau normale. Cependant, les sujets ayant également bu du jus d'orange n'ont eu à subir aucun de ces effets.

Le jus d'orange est riche en antioxydants tels que la vitamine C, les bons flavonoïdes et en fibres en petites quantités, éléments qui auraient tous une action anti-inflammatoire directe. Mais c'est une autre substance qui a retenu l'attention du Dr Dandona. En effet, une molécule appelée *endotoxine* (littéralement « poison intérieur ») apparaissait, une fois le petit déjeuner de chez McDonald's terminé, dans le sang des sujets qui buvaient de l'eau et de l'eau sucrée, mais pas de ceux qui avaient avalé du jus d'orange. L'endotoxine est produite par la membrane extérieure de bactéries et sa présence dans le système sanguin signale au système immunitaire qu'il est temps de passer à l'action, pour contrer l'inflammation provoquée. Le Dr Dandona soupçonnait que l'origine de l'endotoxine était le microbiome. Cette toxine pénétrait dans le sang après avoir traversé la paroi intestinale à cause des aliments McDonald's. Mais le jus d'orange permettait à l'endotoxine de rester à l'intérieur des intestins, sa place naturelle (pour approfondir le sujet, vous pouvez faire des recherches sur le « syndrome de l'intestin perméable »).

Le jus d'orange n'est pas une panacée, il n'est pas le seul à avoir cet effet ; il existe un large éventail d'aliments qui contrent l'inflammation chronique. Face à une écologie microbienne en changement perpétuel, certaines influences constantes peuvent suffire à modifier le bien-être d'une personne. Mais il ne suffit pas de remplir son placard d'aliments bénéfiques, même si cela est important (veuillez vous reporter aux pages 146-147, où nous décrivons l'alimentation idéale pour le microbiome, d'après les indications fournies par les recherches actuelles).

Quand les indices s'accumulent

Les découvertes du Dr Dandona, entre autres, n'ont pas seulement pour effet d'insister sur les recommandations classiques qui indiquent qu'une alimentation équilibrée doit contenir des fibres solubles provenant de fruits et légumes entiers, ainsi que de céréales complètes. Il est palpitant que l'on puisse envisager d'inverser une inflammation malsaine. Ainsi, les avancées viennent parfois de là où on s'y attend le moins. On a observé que la quantité de molécules inflammatoires appelées endotoxines diminuait dans le sang du sujet ayant subi une opération appelée « bypass gastrique ». Il s'agit d'une intervention qui réduit la taille de l'estomac à celle d'un œuf. L'intestin grêle y est directement relié. L'estomac étant beaucoup plus petit, le patient mange moins et peut perdre beaucoup de poids.

Telle était l'explication admise. Mais la diminution de l'inflammation renvoie au microbiome. Dans une série d'études réalisées sur des rats et des souris, une équipe de l'hôpital général du Massachusetts a obtenu des résultats remarquables. Elle a fait subir aux rongeurs un bypass gastrique, à la suite de quoi leur microbiome s'est complètement régénéré. L'augmentation des microbes bénéfiques a non seulement réduit l'inflammation, mais également engendré une perte de poids directe. Cette causalité a été démontrée en prélevant ces microbes sur les rongeurs qui avaient subi un bypass gastrique et en les insérant dans les intestins de souris exemptes de germes. Ces dernières ont perdu du poids, tout en continuant à absorber leur alimentation précédente, riche en calories. Elles ont même perdu du poids tout en consommant davantage de calories qu'un groupe contrôle composé de souris, qui n'ont, elles, pas perdu de poids. Ce résultat a contribué à tordre le cou à l'idée reçue selon laquelle la prise et la perte de poids dépendent uniquement des calories. En outre, il soulève une autre possibilité fascinante. Dans le cadre de la régénération du microbiome, les souris ayant subi un bypass gastrique et celles auxquelles on a injecté les bons microbes se sont avérées capables de métaboliser normalement et sainement le glucose contenu dans leur sang, à l'inverse des souris qui avaient perdu du poids en mangeant moins. Si l'on considère le fait que la quasi-totalité des personnes qui suivent un régime finissent par reprendre le poids qu'elles ont perdu, il se peut que le problème ne soit pas qu'elles soient retombées dans leurs « mauvaises » habitudes, qu'elles manquent de détermination ou qu'elles consomment trop de calories en secret. Il est possible, comme dans le cas de ces souris, qu'il faille en passer par une régénération complète des processus métaboliques contrôlés par le microbiome.

Nous étudierons longuement ce sujet dans la deuxième partie, qui porte sur les changements apportés dans le mode de vie. En attendant, il est utile de résumer les possibilités qui s'offrent à nous.

Comment régénérer votre microbiome ?

- En mangeant moins de graisses, de sucre et de glucides raffinés.
- En absorbant suffisamment de prébiotiques, dont se nourrissent les bactéries, c'est-à-dire de fibres contenues dans les fruits et légumes entiers et dans les céréales complètes.
- En évitant les aliments ayant subi un traitement chimique.
- En supprimant toute consommation d'alcool.
- En prenant des probiotiques (voir page 146).
- En consommant des aliments riches en probiotiques, comme les yaourts, la choucroute et les marinades.
- En réduisant les aliments aux effets inflammatoires.
- En absorbant beaucoup d'aliments anti-inflammatoires, par exemple le jus d'une orange fraîchement pressée.
- En gérant régulièrement son stress.
- En gérant les émotions qui nous amènent à « nous enflammer » : colère, hostilité…

Comprenez que cette liste désigne des *possibilités*, plus que des certitudes. Le microbiome ne s'arrête pas à la digestion, il s'étend dans tout le corps. Par conséquent, ses effets sont extrêmement compliqués et des recherches supplémentaires sont en permanence nécessaires. Toutefois, ce que l'on sait aujourd'hui paraît très prometteur.

Par exemple, de nombreuses maladies semblent être le résultat d'une cascade de processus dans le corps, c'est-à-dire d'une succession d'événements qui créent davantage de problèmes à mesure que la cascade progresse. Par exemple, des souris qui grandissent en étant privées des microbes qui leur sont nécessaires peuvent se gaver de nourriture sans prendre de poids, en raison de problèmes de digestion.

Mais si on les mélange à d'autres souris et qu'elles acquièrent un microbiome normal, elles auront des difficultés si elles continuent de se gaver. En effet, l'excès de calories sera alors digéré et devra être stocké sous forme de graisse. Leur foie deviendra insulinorésistant et elles deviendront obèses en absorbant moins de calories.

L'endotoxine peut engendrer une même succession d'événements. Des chercheurs belges dirigés par le Pr Patrice Cani ont donné à des souris de petites doses d'endotoxine, à la suite de quoi leur foie est devenu insulinorésistant. Elles sont devenues obèses, puis diabétiques. Cette séquence indiquait qu'il était possible qu'une perméabilité liée au microbiome soit un facteur majeur de l'obésité humaine, renforcé par l'hyperphagie et la consommation d'aliments malsains. « C'est ensuite que la nouvelle a fait l'effet d'une bombe, écrit Velasquez-Manoff : la simple addition de fibres végétales solubles appelées oligosaccharides, que l'on trouve notamment dans les bananes, l'ail et les asperges, a mis fin à tout cet enchaînement : il n'y avait ni endotoxine ni inflammation ni diabète. » Le Pr Cani avait trouvé un moyen de prévenir d'éventuels dégâts grâce à l'équivalent du jus d'orange du Dr Dandona : les fibres. Quand certaines fibres solubles sont intactes en arrivant dans le côlon, dans lequel vit l'essentiel des microbes digestifs, les bactéries décomposent ces fibres pour s'en nourrir. C'est ainsi qu'un prébiotique, précurseur nécessaire à un microbiome sain, a stoppé net une succession d'événements pathogènes. Les fibres ne contiennent pas de calories, mais quand elles sont décomposées par des microbes, elles libèrent des substances bénéfiques, dont de l'acide acétique, de l'acide butyrique, des vitamines B et de la vitamine K (souvenons-nous ici des travaux réalisés à l'université Washington : la transplantation de microbes provenant de souris obèses a engendré une obésité chez les souris normales ne mangeant pas excessivement). Voici maintenant une liste qui résume les implications de ces recherches portant sur le rapport entre l'inflammation et les intestins.

Quel rapport entre inflammation et intestins ?

- Les aliments riches en graisses et en glucides diffusent des substances inflammatoires dans le sang.
- Des endotoxines et d'autres molécules nuisibles libérées par certaines bactéries peuvent traverser la paroi intestinale.
- Face à cette perméabilité, le système immunitaire réagit : une inflammation s'ensuit.
- Cette inflammation perturbe, entre autres, la glycémie et la réponse insulinique.
- Alors, l'individu peut devenir obèse, même si son alimentation l'amène à ingérer un nombre normal de calories.
- Le jus d'orange et les fibres solubles régénèrent le microbiome et neutralisent la succession d'événements déclenchés par une perméabilité intestinale.

De nombreux chercheurs ont aujourd'hui le sentiment que le rapport qui existe entre les inflammations et les intestins est à l'origine de nombreuses maladies chroniques, et pas seulement de l'obésité. On examine avec zèle un lien possible avec le diabète, l'hypertension, les maladies cardiaques et le cancer. Le Pr Cani explique : « Si nous prenons soin de notre microbiote intestinal, il prendra soin de notre santé. J'aime finir mes conférences par la phrase suivante : faites valoir ce que vous avez dans les tripes ! »

Lorsqu'on explore les études de plus en plus nombreuses sur le microbiome, le rapport qui existe entre l'inflammation et les intestins devient encore plus important. Liping Zhao, un microbiologiste chinois, a raconté son histoire à la revue *Science* en juin 2012, dans le cadre d'un numéro spécial consacré au microbiome. Dans « Mon microbiome et moi », le scientifique s'est présenté comme un cobaye humain qui avait guéri de son obésité, de son taux élevé de « mauvais » cholestérol et de son hypertension en adoptant une alimentation riche en céréales complètes et en deux aliments considérés comme bénéfiques par la médecine chinoise : la margose et l'igname de Chine. Perdre 20 kg en deux ans est impressionnant, mais Liping Zhao avait soupçonné en 2004 qu'il existait un rapport entre l'obésité et l'inflammation. Un phénomène paraît très significatif dans son cas : un microbe, appelé *Faecalibacterium prausnitzii* – une bactérie ayant des propriétés anti-inflammatoires – et virtuellement absent de sa flore à l'origine, est passé à 14,5 % de l'ensemble de ses bactéries intestinales.

Ces changements l'ont convaincu d'étudier le rôle du microbiome dans sa transformation personnelle. Des études ont été faites sur les souris, puis sur les êtres humains. Un patient atteint d'obésité morbide et qui pesait 175 kg à l'âge de 26 ans a bénéficié des mêmes effets positifs que le scientifique et a ainsi perdu plus de 45 kg en un an. Là encore, un microbe a été mis en avant. Une unique bactérie, *Enterobacter cloacae*, connue pour entraîner des inflammations, constituait plus d'un tiers du microbiome du patient. Après application du régime de Liping Zhao, on n'en distinguait plus que des traces, tandis que les microbes anti-inflammatoires s'étaient accrus.

Mais il n'est peut-être pas nécessaire de s'attacher à une procédure spécifique ou de viser les « mauvais » microbes pour guérir de l'obésité. Une étude s'est intéressée à quatre paires de vrais jumeaux, dont l'un était mince, l'autre obèse. Des souris ont reçu des microbes intestinaux de l'un ou l'autre jumeau : celles auxquelles on avait transplanté les microbes du jumeau obèse sont à leur tour devenues obèses et ont développé une couche plus épaisse de graisse. Nous étudierons les implications de cette découverte majeure sur votre alimentation dans la deuxième partie qui portera sur votre mode de vie.

Certes, cet ouvrage porte sur les gènes, et non sur le microbiome, mais il est aujourd'hui impossible d'aborder les premiers sans évoquer le deuxième. Car votre microbiome est en essence votre second génome.

Mais à l'inverse de votre génome, votre microbiome est contagieux, car vous pouvez transmettre vos bactéries à autrui. Et même si cela peut paraître quelque peu grossier, l'échange de bactéries entre des personnes qui ont un contact intime peut bénéficier à la population. Certains évolutionnistes ont même été jusqu'à proposer une modification de fond du comportement social humain pour favoriser le partage des microbes. Il pourrait être fondamental d'augmenter la résistance aux infections et aux toxines alimentaires. Chez les espèces animales végétariennes, le microbiome sert principalement à digérer une alimentation végétale, alors que le microbiome du carnivore le protège des parasites, organismes pathogènes et toxines dont est probablement remplie la viande crue qu'un lion aura chassée, par exemple. Notre évolution nous a amenés à nous adapter pour optimiser notre résistance à la maladie.

L'axe cerveau-intestin

Dans la mesure où les gènes microbiens contenus dans les intestins sont bien plus nombreux que les nôtres, le microbiome exerce une influence puissante qui ne se cantonne pas à la digestion et au métabolisme. Mais le plus fascinant est peut-être le « cerveau intestinal ». Christine Tara Peterson, qui a étudié la question en profondeur (elle est également associée au Chopra Center, où elle fait de la recherche de pointe sur le microbiome), explique que les intestins contiennent 100 millions de neurones, soit plus que la moelle épinière, et qu'ils produisent 95 % de la sérotonine de tout le corps, l'un des neurotransmetteurs les plus cruciaux, dont on pense depuis longtemps qu'il est lié à la dépression.

L'essentiel de la communication cérébrale en direction de toutes les régions du corps se fait par l'intermédiaire de douze nerfs crâniens. Il y a parmi eux le nerf vague, dont la racine latine signifie « vagabond », « ambulant ». En effet, il s'étend jusque loin dans le corps : il commence au niveau du bulbe rachidien, dans la partie inférieure du cerveau, passe par le cou, le cœur, avant d'arriver au tube digestif. Environ 80 %

de toutes les informations sensorielles qui parviennent au cerveau sont transmises par l'intermédiaire du nerf vague et de ses ramifications. Mais ce qui est fascinant est le fait que 90 % de la circulation d'informations, d'après Christine Tara Peterson, se fait des intestins vers le cerveau. « Le microbiome, déclare-t-elle, pourrait avoir un impact sur les états mentaux tels que l'anxiété ou l'autisme. »

Mais il est difficile de suivre cette piste, car rares sont les laboratoires qui permettent de suivre à la trace les messages moléculaires partant des intestins en direction du cerveau. Il est néanmoins admis que la circulation entre les intestins et le cerveau se fait à double sens. Les bactéries qui se trouvent dans le tube digestif affectent le fonctionnement de notre cerveau et peuvent modifier nos émotions, ainsi qu'influencer le risque de contracter une maladie neurologique ou psychiatrique. Dans le sens inverse, votre humeur et votre niveau de stress jouent sur les bactéries qui résident dans votre microbiome. Une hypothèse soulevée dans les années 1880 par un éminent psychologue, William James, en collaboration avec un physiologiste, Carl Lange, a été confirmée. Ils prétendaient que les émotions sont le fruit de l'interprétation par le cerveau des signaux ou des réactions en provenance du corps. Aujourd'hui, on parle de boucle de rétroaction entre le cerveau et le corps, par le biais de messages chimiques.

Des études réalisées à partir de 1974 sur des bébés singes ont montré que les séparer de leur mère à la naissance engendre plus qu'une détresse psychologique : cela modifie leur microflore intestinale. Dans une étude comparable, au cours de laquelle des bébés souris ont été séparés de leur mère, ils sont devenus plus angoissés que les bébés restés avec leur mère. Pourtant, quand l'appareil digestif des souris séparées de leur mère a été recolonisé par des bactéries provenant des souris qui étaient restées en présence de leur mère, l'anxiété des premières s'est dissipée. Il semble que ces résultats s'appliquent également aux êtres humains. Si les bactéries intestinales de patients humains atteints du syndrome de l'intestin irritable sont placées dans les intestins des souris, ces dernières deviennent socialement inaptes et anxieuses. La détresse émotionnelle est depuis longtemps associée au syndrome de l'intestin irritable et il semble aujourd'hui que ce lien ait des fondements physiques, et pas simplement psychologiques.

Dans une autre étude, une équipe hollandaise a montré que si de nouvelles mères sont stressées, leur émotion modifie le microbiome de leur bébé. Il semble dès lors très plausible que le stress social chronique puisse modifier vos bactéries intestinales et ainsi créer une boucle de rétroaction destructrice entre les intestins et le cerveau, provoquant une inflammation dans tout l'organisme, y compris dans le cerveau. On peut dire à juste titre que si, depuis plus d'un siècle, la médecine moderne cherche à tuer les bactéries, aujourd'hui, nous apprenons à vivre sainement *avec* elles.

Que vous trouviez ou non toutes ces discussions sur les bactéries intestinales repoussantes, on pardonnera volontiers à toute personne pour qui tout cela est une leçon d'humilité. Nous autres êtres humains avons coutume de nous considérer comme supérieurs aux autres créatures, en particulier aux micro-organismes qui constituent les formes de vie les plus primitives sur Terre. Ces microbes, autrefois traités comme des parasites, sont devenus des partenaires. Le biologiste théorique Stuart Kauffman a dit à juste titre : « Toute évolution est une co-évolution », tandis qu'Erwin Schrödinger, pionnier de la physique quantique, a un jour lancé : « Nul ne vient seul. Le "je" est enchaîné à une lignée ancestrale par de nombreux facteurs. »

Mais le fait que notre évolution soit liée aux microbes peut être perçu autrement, de sorte que ce ne soit plus du tout une leçon d'humilité. À l'intérieur de notre corps, dans notre génome et dans les génomes des microbes, se trouve toute l'histoire de la vie sur Terre. Toute personne est une encyclopédie biologique ; chaque génération en écrit une nouvelle page ou un nouveau chapitre. Puisque le corps que vous voyez dans votre miroir est *la vie elle-même*, le besoin de préserver l'écologie devient essentiel, car celle-ci n'est désormais plus un phénomène extérieur. Votre déjeuner d'aujourd'hui est sur un même pied d'égalité que la sauvegarde des forêts tropicales ou que la réduction des gaz à effet de serre, car il participe d'une forme d'autoconservation qui ne saurait être considérée comme le problème de quelqu'un d'autre. À la lumière de ces éléments, la deuxième partie montrera en quoi une perception radicalement différente du corps conduit à un nouveau mode de vie et à son pendant, le bien-être radical.

Deuxième partie

Quels choix de vie pour un bien-être radical ?

Ce qu'il y a d'étonnant dans la nouvelle génétique est qu'elle nous a permis de prendre conscience de quelque chose qu'on oublie facilement : il n'y a rien de plus remarquable que le corps humain. À chaque expérience, il change de manière dynamique en réagissant avec une précision d'horloger aux défis de la vie — pourvu que nous le laissions faire. Votre corps n'est pas fait pour vous donner une santé et une vitalité normales, mais pour éveiller en vous un bien-être radical. Chaque cellule est prête à effectuer cette transformation, sous la houlette du supergénome. Seul votre mental freine ce processus. Désormais, vous savez de quoi il en retourne et nous espérons que vous avez opté pour une vision bien plus large des possibilités qui s'offrent à vous.

Il vous appartient de provoquer l'ouverture de ces portes. Tant que le mode de vie des gens n'avait apparemment pas de conséquences génétiques, la seule approche prouvée favorisant un mieux-être était la prévention classique. Aujourd'hui, en s'appuyant sur deux avancées majeures, la découverte de l'épigénétique et du microbiome, nos gènes peuvent accepter tout un ensemble de changements positifs. Tout gène est en mesure de devenir un supergène dès lors qu'il coopère avec nos intentions et nos désirs. Et notre évolution personnelle passe par cette coopération. Sinon, nous serons condamnés à faire du surplace.

Tout bien-être, radical ou non, consiste en deux étapes simples.

Premièrement, découvrez ce qui est bon et ce qui est mauvais pour vous.

Deuxièmement, faites ce qui est bon pour vous, en vous abstenant de faire ce qui est mauvais.

À propos de la première étape, la nouvelle génétique a dû surmonter un manque de connaissances, ainsi que faire face à un ensemble de croyances erronées déguisées en savoir. En effet, si l'on est conscient, comme c'est le cas aujourd'hui, que seuls 5% tout au plus des mutations génétiques pathogènes engendrent l'apparition d'une maladie, cela signifie que les 95% restants pourront être influencés dans leur activité.

La deuxième étape consiste à mettre en pratique votre savoir. C'est le plus grand défi. La prévention traditionnelle, avec ses facteurs de risque et ses recommandations connues de tous, relaie le même message depuis plus de quarante ans. Alors comment se fait-il que les gens n'aient pas une santé de fer? Les taux de mortalité des cancers n'ont baissé que marginalement depuis les années 1930, malgré quelques succès spectaculaires dans le domaine de la détection. Le tabac reste un problème pour 25% de la population et le taux d'obésité ne cesse de grimper. En réalité, le diable n'est pas dans les détails, mais dans le déni.

Deepak a récemment assisté à une conférence sur les bienfaits de la méditation. Les informations qui étaient données étaient remarquablement prometteuses. L'intervenant, un chercheur mondialement connu spécialisé dans la génétique, montrait en quoi la méditation engendrait une activité génique bénéfique de l'épigénome (nous reviendrons sur la relation entre la méditation et votre génome plus tard). Au moment des questions-réponses, un participant a demandé :

« Étant donné toutes ces découvertes fantastiques, méditez-vous ?

– Non, a répondu le chercheur.

– Et pourquoi ? s'est exclamée la personne, stupéfaite.

– Parce que je cherche à mettre au point une pilule qui permettra d'obtenir les mêmes résultats ! »

Le public s'est mis à rire, mais traiter avec humour le refus de passer à l'acte conduit au même résultat que les autres formes de déni. La règle d'or doit être de motiver les gens afin qu'ils fassent ce qui est bon pour eux et qu'ils évitent ce qui est néfaste. Nous sommes tous confrontés à cette voix en nous qui nous dit :

Je m'y mets plus tard.

C'est trop de problèmes.

De toute façon, je vais probablement bien.

Est-ce que cela ferait vraiment la différence?

Le «cela» peut être remplacé par tout ce qui doit être amélioré chez vous, à votre connaissance: bien manger, faire régulièrement de l'exercice, diminuer son stress, etc. Parfois, il n'y a même pas besoin qu'une voix intérieure trouve des excuses pour faire autre chose. Une sorte d'amnésie pratique se met en place quand on se laisse tenter par un morceau de gâteau au chocolat, alors même qu'on n'en a pas vraiment envie, ou par notre émission télévisée préférée, qui nous fait oublier notre promenade du soir.

Faisons le point sur votre situation actuelle. Le questionnaire qui suit est divisé en deux parties: la première vise à voir si vous faites ce qui est bon pour votre génome et la deuxième cherche à vérifier si vous évitez de faire ce qui est mauvais pour lui. L'idée est que vous fassiez votre propre bilan, avec autant d'honnêteté que possible. Les réponses que vous donnerez constitueront une bonne préparation pour mieux vous guider dans les choix que vous pouvez faire dans cette deuxième partie sur le mode de vie.

Pour commencer, on s'intéresse aux habitudes qui envoient des messages positifs à votre génome.

QUESTIONNAIRE (1RE PARTIE): LA VIE DONT VOS GÈNES VEULENT

Veuillez cocher les affirmations qui sont presque toujours vraies (90% du temps) dans votre vie.

- ❑ Je prends les choses comme elles viennent, sans me laisser parasiter par un emploi du temps surchargé et des exigences constantes.
- ❑ Je dors suffisamment chaque nuit (au moins huit heures) et au réveil, je me sens régénéré.

- ❑ Au quotidien, je suis un programme régulier, mais non rigide.
- ❑ Je cherche à avoir une alimentation équilibrée et à manger des aliments sains issus de chaque groupe.
- ❑ J'évite la nourriture, l'air et l'eau toxiques, notamment les aliments chargés d'ingrédients artificiels.
- ❑ Je ne saute pas de repas.
- ❑ Je ne grignote pas.
- ❑ Je fais ce qu'il faut pour minimiser mon stress et gérer le stress inévitable.
- ❑ Chaque jour, je laisse à mon corps le temps de se ressourcer.
- ❑ Je médite.
- ❑ Je fais du yoga.
- ❑ Je mange modérément et je garde un poids équilibré.
- ❑ J'évite de rester trop longtemps assis : je me mets en mouvement au moins une fois par heure.
- ❑ Je ne fume pas.
- ❑ Je bois modérément de l'alcool ou je n'en consomme pas du tout.
- ❑ J'évite la viande rouge. Si j'en mange, ma consommation est modérée.
- ❑ Je fais de mon mieux pour ne manger que des aliments biologiques.
- ❑ Je fais de l'exercice.
- ❑ Je comprends le danger de l'inflammation chronique et je prends des mesures pour l'éviter.

- ❑ J'accorde une grande valeur à mon bien-être et chaque jour, je prends soin de moi.

Score : _____ (de 0 à 20)

Maintenant, faites le point sur le côté négatif des choses, en évaluant les habitudes qui envoient les mauvais messages à votre génome.

QUESTIONNAIRE (2E PARTIE) : LA VIE DONT VOS GÈNES NE VEULENT PAS

Veuillez cocher les affirmations qui sont assez souvent vraies (50 % du temps) dans votre vie.

- ❑ Je considère que ma journée est une succession de tâches interminables que je dois exécuter.
- ❑ À la fin de la journée, je suis épuisé.
- ❑ J'ai pour habitude de boire pour me détendre.
- ❑ Mon moteur, c'est le succès, même s'il se fait au détriment de ma vie personnelle.
- ❑ Je dors mal ou de manière irrégulière. Au réveil, je me sens toujours fatigué.
- ❑ Quand je vais me coucher, je pense à plein de choses, souvent inquiétantes.
- ❑ Je fume.
- ❑ Physiquement, j'attends de traverser des déséquilibres importants avant de prendre soin de moi.
- ❑ Je ne me soucie pas des étiquettes ni des ingrédients indiqués sur les emballages.

- ❑ Je me plains du stress, mais je ne fais pas grand-chose pour le gérer.
- ❑ Je suis constamment occupé et je cours sans arrêt, ce qui ne me laisse pas de temps pour être au calme.
- ❑ Mon alimentation est négligée.
- ❑ Je grignote, notamment tard le soir.
- ❑ Je suis en surpoids ou en sous-poids.
- ❑ Je ne me soucie pas de savoir si je mange bio ou pas.
- ❑ Je préfère la viande rouge au poulet et au poisson.
- ❑ Je reste longtemps (deux heures ou plus) sans bouger, que ce soit au travail, devant un ordinateur ou devant la télévision.
- ❑ Je suis considérablement moins actif qu'il y a dix ans.
- ❑ Je suis inquiet à l'idée de vieillir, mais je ne fais aucun régime antivieillissement.
- ❑ Je ne prends pas beaucoup soin de moi.

Score : _____ (de 0 à 20)

Voici une évaluation approximative de vos deux scores.

Première partie : Si vous avez coché une dizaine d'affirmations, vous vivez comme l'Américain moyen. Vous pratiquez la prévention, mais les résultats sont aléatoires. Si vous avez moins de 10, vous prenez des risques considérables ; vous pourriez avoir des problèmes à l'avenir. Si vous avez plus de 15, c'est une excellente nouvelle : votre supergénome est déjà favorable à votre mode de vie.

Deuxième partie : L'évaluation porte ici sur l'envoi de messages négatifs à votre génome plus de la moitié du temps. Si votre score est de 10, ce qui n'est proprement pas loin de la moyenne de l'Américain contemporain, vous êtes probablement en bonne santé, mais vous risquez des problèmes futurs. Une seule mauvaise habitude suffit à modifier un ou plusieurs gènes de manière indésirable. Si votre score est inférieur à 10, vous mettez toutes les chances de votre côté pour l'avenir. Si vous avez 12 ou plus, il est urgent que vous vous interrogiez sur la manière d'améliorer votre bien-être.

L'histoire de Renée

Il serait formidable que tout le monde ait 20 au premier questionnaire et 0 au deuxième. Mais soyons réalistes : il y a toujours moyen de s'améliorer. Même si les habitudes que nous avons listées ici sont bien connues dans le cadre de la prévention traditionnelle, il y a un élément nouveau : en permanence, votre supergénome fait très attention à ce que vous faites. Rien ne lui échappe. C'est une très bonne chose de décider de changer en bien ; c'en est une moins bonne si vous gardez les mêmes habitudes. Voici maintenant l'histoire d'une femme, qui illustre ce que permet aujourd'hui la nouvelle génétique.

Renée, qui a aujourd'hui un peu plus de 50 ans, fait régulièrement ce qui est bon pour elle. Son alimentation comprend des aliments complets provenant de chaque groupe (fruits, légumes, légumineuses, céréales). Elle ne consomme jamais d'aliments malsains, ne va jamais dans les fast-foods et n'a pas pris d'alcool depuis des années. Chaque année, en été, elle va nager ; quand le temps se rafraîchit, elle fait une promenade vivifiante après le dîner. Son couple est stable et elle s'épanouit dans son travail de thérapeute alternative. Alors pourquoi pèse-t-elle plus de 100 kg et a-t-elle des problèmes de poids depuis son adolescence ?

Le déni de Renée est une question de timing. Quant la nourriture est devant elle, elle ne sait pas se contrôler et mange comme si elle n'avait pas de problème de poids. C'est à la fin du repas, dans la période précédant le repas suivant, qu'elle souffre, prenant conscience que son problème est réel et que les choses ne s'améliorent pas.

Hank pourrait sembler dans une bien meilleure situation. Il a 65 ans et n'a d'autre problème physique qu'un surpoids d'une dizaine de kilos qu'il associe à son âge mûr. Dans la mesure où il n'a pas de douleurs et qu'il attrape rarement ne serait-ce qu'un rhume, il estime avoir de la chance en comparaison du nombre de ses amis qui ont des rougeurs sur les hanches ou qui se sont faits remplacer le genou. «Je peux toujours tout manger», déclare Hank, qui affirme n'avoir aucun problème digestif, ce qui est à mettre en parallèle avec le fait qu'il dit n'avoir jamais eu mal à la tête, au dos ou au ventre.

Il est atteint d'une forme de déni plus subtile que celle de Renée. Il estime qu'il n'aura pas de problème plus tard. Puisqu'il se sent bien aujourd'hui, il ignore presque toutes les recommandations en matière de prévention des maladies. Il ne fait pas d'exercice et reste de longues heures assis chaque jour devant son ordinateur, en ne bougeant pratiquement pas. Il consomme beaucoup d'aliments malsains et grignote fréquemment. Il n'a aucune idée de sa tension artérielle : il n'a pas consulté de médecin depuis des décennies. Va-t-il être l'exception à la règle, étant donné tous les risques qu'il court ?

Sur le spectre du déni, la plupart des gens se situent quelque part entre ces deux extrêmes. Dès lors qu'il s'agit de faire ce qui est bien pour eux, leur motivation est variable. La plupart du temps, ils font attention à ce qu'ils mangent ; quelques heures par semaine, ils tâchent de trouver le temps de faire de l'exercice ; les éventuels problèmes de sommeil qu'ils ont sont généralement sporadiques. Mais de notre point de vue, cette situation, qui paraît normale pour des millions de personnes, leur barre l'accès au bien-être radical. Voyons ce que l'on peut faire pour changer cela.

Faire des choix avisés

Imaginez que vous vous trouviez dans votre restaurant préféré, détendu et satisfait. Vous avez mangé juste assez, mais le serveur vous propose une tentation familière : « Souhaitez-vous un dessert ? » Vous ne cédez pas tout de suite, mais vous demandez à voir le menu des desserts. « Un café, un digestif ? » ajoute-t-il.

« Voyons voir », faites-vous en cédant un peu plus de terrain. Tandis que vous jetez un coup d'œil à la liste des desserts, il y a une pause, qui pourra ne durer que quelques secondes, puis il y a un tournant et vous passez à l'action. Rien n'est plus important que ce tournant. C'est là que vous faites appel à un aspect de vous-même : le décisionnaire. Allez-vous céder à la tentation ou non ? À moins que vous ne succombiez à un extrême, l'autodiscipline totale, ou à l'autre, l'absence totale de contrôle de soi, votre choix est imprévisible.

La prise de décision est difficile, même quand il s'agit de choix quotidiens anodins. Au lieu de nous améliorer et de considérer qu'il s'agit d'une compétence, nous nous en remettons au hasard. Il existe en effet un fossé entre savoir ce qui est bon pour soi et agir dans ce sens. C'est dans ce fossé que l'on apprend à faire les bons choix. Après avoir ingurgité un dessert riche en chocolat, il ne sert plus à rien d'avoir des remords : il est trop tard.

Pourtant, si vous pouviez ne faire qu'un seul changement important par semaine, votre progression vers le bien-être radical en serait grandement accélérée. Au bout d'un mois, les bienfaits seraient réels ; au bout d'un an, la transformation serait complète. Vous n'auriez plus qu'une série de choix faciles à faire constamment : ce fossé disparaîtrait. Vous pouvez même vous permettre d'être dans le déni sans culpabiliser, tant que vous changez une chose par semaine, que ce soit dans votre alimentation, vos tâches quotidiennes ou votre activité physique. Le simple fait de décider de vous lever chaque heure et de faire des mouvements, choix qui semble pourtant trivial, envoie des messages positifs au supergénome, qui suffisent à influencer votre activité génétique.

Cependant, ce but, un changement positif par semaine, ne saurait être atteint sans stratégie réalisable. Si vous essayez de changer en prenant des résolutions, vous n'y parviendrez pas. Des millions de personnes prennent de bonnes résolutions à l'occasion du Nouvel An, ne cherchant à effectuer qu'un seul changement dans l'année ; pourtant, la grande majorité d'entre eux, soit plus de 80 % d'après des sondages, ne s'y tiennent pas plus de quelque temps. Se faire des promesses, culpabiliser à cause de ses écarts de conduite, se sentir seul et s'apitoyer sur son sort sont des attitudes contre-productives. Une personne dépendante de l'alcool ou des drogues éprouvera ces sentiments chaque matin au réveil. Son passé est en effet rempli de promesses qu'elle s'est faites et qu'elle n'a pas tenues.

Dans le fatras des recommandations qui n'ont de cesse de répéter la même chose – « faites les bons choix » –, très peu de conseils nous indiquent *comment* faire. Prenons en considération trois principes de base dont il faut tenir compte quand on fait des choix.

1. Il y a choix faciles et choix difficiles

Chaque jour, on est confronté à ces deux types de choix, mais en règle générale, on ne prend pas le recul nécessaire pour faire la différence. Nous continuons comme toujours, mus par nos habitudes, nos conditionnements et l'inconscience pure. Les choix difficiles sont ceux qui tentent d'orienter différemment notre approche psychologique. À la surface, un choix peut paraître tout à fait anodin, mais la question n'est pas là. Tout tient dans la difficulté du choix. Pour une personne atteinte d'une grave phobie des insectes, il est difficile, voire impossible, de choisir de soulever une fourmi ou un cafard mort. À l'inverse, les soldats ont l'habitude de risquer leur vie au combat et se précipitent sous un feu nourri à la rescousse d'un camarade blessé. Les faits objectifs concernant un choix – prenez-vous peu ou beaucoup de risques, ce choix est-il facile pour autrui ou non, va-t-il engendrer une souffrance ou du plaisir? – sont secondaires et parfois parfaitement hors de propos. L'essentiel tient dans la simplicité ou dans la complexité du choix.

2. Les mauvais choix font parfois du bien

Il n'y a là aucun mystère. Si vous voulez une satisfaction instantanée, pourquoi ne pas prendre une petite glace à minuit? Vous pourriez commencer par une cuillerée, puis éventuellement tout terminer. Les plaisirs coupables offrent une double stimulation : d'une part, on éprouve de la satisfaction et d'autre part, la culpabilité disparaît brièvement. Mais l'inconvénient, ce qui n'a rien de nouveau, est que le plaisir commence à être moins efficace et au bout d'un certain temps, la culpabilité est si grande qu'on n'en éprouve presque plus de plaisir.

3. Faire les bons choix diffère généralement la satisfaction

Cette idée est devenue un axiome psychologique classique, grâce à une expérience célèbre réalisée à Stanford dans les années 1960-1970 et connue sous le nom de « test de la guimauve ». Dans une version, de jeunes enfants étaient assis avec une guimauve devant eux. « Vous pouvez la manger maintenant, leur disait-on, mais si vous attendez dix minutes, vous en aurez deux. » Puis le chercheur quittait la pièce et les enfants étaient observés par l'intermédiaire d'un miroir sans tain. Certains mangeaient la confiserie immédiatement ou après une courte période de tergiversations. D'autres enfants attendaient la satisfaction différée, même s'ils montraient des signes marqués d'hésitation.

Selon certains psychologues, d'après ce test simple, on peut en dire long sur l'adulte qu'ils deviendront. Ceux qui optent pour la satisfaction instantanée deviendront sujets aux décisions impulsives, quelles qu'en soient les conséquences. Ils pourront prendre plus de risques ou encore ignorer les risques dans une situation donnée. Leur aptitude à prévoir l'avenir en sera amoindrie. Mais rien de tout cela n'est surprenant, si l'on se souvient de *La Sauterelle et la Fourmi*, la fable d'Ésope. La question de fond porte sur la possibilité de changer les mauvaises habitudes des insouciantes sauterelles.

Tout un chacun devrait être à même de voir comment ces questions se jouent dans sa vie. Si l'on se penche sur les histoires des trois personnes mentionnées jusque-là dans cet ouvrage pour illustrer le déni, il importe peu que Ruth Ann, Saskia et Renée soient des individus très différents. Les principes de base de la prise de décision s'appliquent à chacun d'entre nous. La question qui se pose est de savoir comment utiliser ces principes de base à notre avantage. Voici maintenant les réponses que nous considérons comme les plus réalisables.

1. Il y a choix faciles et choix difficiles

Pour que ce principe tourne à votre avantage, commencez votre transformation en faisant les bons choix dans des situations anodines. Avec l'accumulation, de jour en jour, vous enverrez de nouveaux messages à votre épigénome et à votre microbiome, les deux grands centres de la transformation cellulaire. En même temps, chaque changement quotidien, même anodin, réoriente votre cerveau. Il commence à s'habituer à une nouvelle norme. À l'inverse, les choix difficiles vous font foncer droit dans le mur, car le cerveau ne peut faire face à un changement drastique. L'inertie liée au passé est tout simplement trop forte.

C'est pourquoi l'arrêt brutal du tabagisme est une stratégie des plus inefficaces au vu des résultats à long terme. Des études ont montré que les personnes qui réussissent à cesser de fumer s'y reprennent à plusieurs fois avant d'arriver à changer d'habitude. En réduisant un peu, beaucoup ou complètement le nombre de cigarettes qu'elles fument, elles accumulent les succès. La plupart du temps, ces réussites ne durent que brièvement, en raison de l'aspect physique de la dépendance au tabac. Pourtant, avec la répétition, le corps finit par s'adapter.

Tout changement important nécessite une répétition. Créer de nouveaux canaux dans le cerveau revient à creuser un nouveau chenal. L'eau continuera à s'écouler dans l'ancien tant qu'il sera plus profond que le nouveau. En réitérant le changement que vous voulez atteindre, vous « creuserez » un canal peu profond au départ, mais qui s'approfondira avec la répétition. Toutefois, ce genre de métaphore physique est limité. Les phénomènes mentaux sont parfois plus forts que les phénomènes physiques à l'intérieur du cerveau. Il arrive que les personnes qui sont dépendantes à l'alcool et au tabac changent parfois d'habitude du jour au lendemain, une fois pour toutes. Ces personnes sont probablement rares (et nous ne visons pas la réussite du jour au lendemain dans cet ouvrage), mais elles nous rappellent que dans la prise de décision, le mental prime sur le corps.

Pour de nombreux biologistes, qui croient fermement que tout se limite aux processus physiques, la question serait discutable. Mais grâce aux liens étroits qui existent entre le corps et le mental, il n'est pas nécessaire d'en débattre. Tout message que vous envoyez à votre corps déclenche une réponse, qui influencera le prochain message. Ce dialogue circulaire, ou boucle de rétroaction, est crucial. Faire le choix d'envoyer de nouveaux messages a un impact sur tout le système de rétroaction.

2. Les mauvais choix font parfois du bien

Pour tirer parti de ce principe, accueillez votre satisfaction au lieu de la juger négativement. Cela vous surprend-il ? Pour citer une réplique de la célèbre série télévisée de science-fiction *Star Trek : La Nouvelle Génération*, « toute résistance serait futile ». Les pulsions et envies ont une emprise sur nous, car elles s'attaquent à nous sur le moment. Le cerveau est alors sous l'influence directe de la sensation désirable et l'aptitude de l'esprit rationnel à ignorer la pulsion est différée. Cependant, des études ont montré qu'une courte pause suffit souvent à remédier à ce déséquilibre entre raison et sensation. Si plusieurs personnes en groupe attendent cinq minutes avant de céder à leurs envies, la plupart d'entre elles renonceront. Elles trouvent des justifications et cela suffit, car le moment de satisfaction instantanée est passé. Pour l'anecdote, il existe même des récipients verrouillés avec retardateur intégré. Disons que vous avez très envie de manger des chips. Au moment où la pulsion jaillit, vous en mangez une et vous enfermez le reste dans le récipient. Celui-ci tient les chips hors de votre portée pendant un temps défini, généralement entre cinq et dix minutes, puis le verrou se débloque. Cette idée paraît astucieuse, mais on peut se demander combien de personnes sont capables de ne manger qu'une chips au moment où elles en ont le plus envie ou combien n'ont pas d'autres en-cas salés qui les attendent dans le placard de leur cuisine.

Au lieu d'essayer de manipuler vos pulsions, cessez de batailler. Cherchez à obtenir une satisfaction instantanée provenant de meilleurs aliments. Le nutritionniste qui vous conseille de manger une carotte au lieu d'une glace au chocolat n'est pas réaliste. Deux Oreos ou une petite part de gâteau devraient faire l'affaire. Il existe peu de stratégies qui mettent fin aux pulsions et aucune qui y mette un terme définitivement, en tout cas pas par confrontation directe. La meilleure approche consiste à régénérer votre microbiome en mettant en place des changements simples dans votre mode de vie et à vous fier à votre corps, qui devrait retrouver un état éloignant toute envie insatiable.

Les pulsions et le besoin de satisfaction instantanée ont également une composante émotionnelle majeure. Pour parvenir à la gérer, une prise de conscience est nécessaire. Si vous cherchez à savoir pourquoi vous avez vraiment faim, la réponse sera plus profonde que la simple envie d'une tartine de confiture ou d'une pizza quatre fromages. Comme nous le verrons plus tard dans la partie portant sur les émotions, la satisfaction est un état intérieur que l'on peut atteindre si on sait comment s'y prendre. Une fois dans cet état, les stimuli externes ont beaucoup moins d'attrait, avant de ne plus en avoir du tout. Il vaut mieux apporter une réponse intérieure à une envie extérieure.

3. Faire les bons choix diffère généralement la satisfaction

Sachez que votre microbiome peut raccourcir le report de satisfaction qui fait généralement suite à une prise de décision judicieuse. Le microbiome évolue constamment et réagit rapidement à l'alimentation, à l'exercice, à la méditation et à la réduction du stress. Plus vous ferez les bons choix dans des situations simples et anodines, ce qui vous donnera d'emblée une sensation agréable, plus l'impact positif de ces choix sera fort. Bientôt, au lieu de chercher à aller mieux, vous ferez en sorte de ne pas perdre la sensation agréable que vous avez déjà. Par opposition, une personne qui est dépendante d'une satisfaction instantanée obtenue en faisant de mauvais choix bénéficie de brefs moments de plaisir, qui diminuent avec le temps ; il ne peut y avoir de plaisir qu'en répondant à la pulsion. Tout le jeu consiste à se détourner de sa souffrance.

En vous montrant comment gérer les trois grands principes qui sous-tendent la prise de décision, nous vous donnons la possibilité de créer par vous-même le chemin qui vous conduira au succès. Puisque vous êtes un individu parfaitement unique, il n'est pas bon que vous suiviez une méthode prédéfinie, qu'il s'agisse de faire le dernier régime miracle, d'aller dans votre salle de sport pour brûler des calories ou de prendre des compléments réputés. Derrière ces méthodes, il y a un espoir caché : un jour, vous arrêterez et vous suivrez une nouvelle mode rentable. Ce n'est pas en passant fiévreusement d'une solution à court terme à une autre que vous obtiendrez des résultats à long terme, mais en accumulant les choix faciles. C'est comme si vous bâtissiez une pyramide, dont les fondations seraient constituées des choix que vous considérez comme les plus simples. Puis, pierre par pierre, vous élevez votre pyramide en la consolidant par des choix plus difficiles, mais devenus faciles grâce aux fondations déjà posées. La dernière pierre, le point culminant, est le bien-être radical, qui paraît haut et difficile à atteindre vu du sol, mais qui ne nécessite presque aucun effort si vous savez où vous allez et comment faire pour terminer votre construction.

Comment concrétiser

Donnons maintenant un exemple de pyramide bâtie par un proche de l'un des auteurs. Nous l'appellerons Vincent, un cousin de Rudy, bien que ce ne soit pas sa véritable identité. Vincent est médecin en exercice depuis le début des années 1980 et il s'est fait une réputation dans le domaine de la médecine interne. Comme c'est souvent le cas des médecins, il ne met pas en pratique ce qu'il prêche. Au quotidien, il reste de longues heures sans faire d'activité physique et est très exposé au stress, qu'il éprouve en écoutant ses patients raconter leurs angoisses face à la maladie. Il s'enorgueillit de sa très bonne gestion de la situation. Des années de dévouement et d'ambition ont fait de lui ce qu'il est devenu aujourd'hui, mais Vincent a dû payer un lourd tribut.

S'il était venu en consultation en tant que patient, il aurait été alarmé. Il a une quinzaine de kilos en trop. Il boit de l'alcool tous les jours, parfois de manière excessive. Il se plaint d'insomnie et se sent fatigué. Récemment, il n'a plus pu ignorer la situation, ayant développé des douleurs articulaires, notamment au niveau des genoux. Sa douleur n'a pu être que partiellement soulagée par une opération appelée arthroplastie. On pourrait penser que l'accumulation de ces effets négatifs aurait motivé Vincent, étant donné tout son savoir professionnel, à changer. Mais telle n'est pas la nature humaine. Ayant choisi le déni comme tactique principale pour affronter ses problèmes, Vincent n'avait d'autre choix que de faire preuve d'encore plus de déni quand la situation a empiré.

C'est alors qu'il a fait une découverte qui a retenu toute son attention : le microbiome. Impressionné, Vincent avait trouvé là un moyen de contourner son déni, tout en modifiant son ancienne vision des choses : la « vraie » médecine ne passerait que par les médicaments et la chirurgie. Les changements qu'il a effectués au quotidien ont tous été simples pour lui :

- Manger des aliments contenant des fibres solubles tels que du pain à base de céréales complètes, du riz complet, des bananes, des flocons d'avoine et du jus d'orange. Il a ainsi réglé la question des prébiotiques, les aliments nourrissant les bactéries intestinales.

- Consommer des aliments probiotiques, contenant des bactéries bénéfiques colonisant les intestins, en particulier le côlon : yaourt au bifidus actif, choucroute et marinades.

- Prendre une aspirine par jour pour ses effets anti-inflammatoires.

- Réduire les excès d'alcool, sans abandonner son cocktail de 17 heures.

Vincent était content d'avoir mis en place ces changements simples et il a immédiatement remarqué une amélioration de son sommeil, une diminution de ses douleurs et un sentiment de légèreté générale.

Il était désormais convaincu, comme de plus en plus de médecins, que la clé était de combattre l'inflammation. Maintenant qu'il se sentait mieux, il avait retrouvé l'espoir et l'optimisme. Pour la première fois depuis plusieurs années, il lui semblait possible de se débarrasser de ses problèmes. La phase suivante a été facilitée par sa nouvelle attitude.

- Il a complètement cessé de boire. Ce choix n'a pas été difficile, car il se sentait tellement mieux qu'il n'avait plus besoin de l'alcool, et de ses effets inflammatoires, en guise de remède. En parallèle, il a arrêté le cigare qu'il fumait à l'occasion avec ses collègues. La toxicité du tabac était devenue trop évidente pour son palais et son nez, qui avaient retrouvé leur sensibilité. Il a naturellement arrêté de fumer, simplement en ayant amélioré son alimentation.

- Il n'a plus mangé que des aliments biologiques complets. Il n'était plus attiré par les aliments contenant des additifs et des conservateurs, qui provoquaient probablement aussi une inflammation.

- Il a moins salé ses repas, le besoin de sel étant largement renforcé par les en-cas salés et les aliments malsains. Cela a été facile, car son alimentation à base d'aliments complets lui avait ôté tout désir de grignoter.

- Après avoir fait des recherches sur les bienfaits possibles d'une complémentation à base de probiotiques, il a choisi un produit, dans l'intention d'améliorer la qualité des bactéries de son microbiome.

Au lieu de souffrir d'une série de symptômes, bon nombre d'entre eux dus à une inflammation et aux toxines traversant la paroi intestinale, Vincent a connu une série de guérisons. Chaque étape simple a facilité les choix suivants, qu'il aurait considérés comme difficiles s'ils avaient fait partie d'une liste interminable de bonnes résolutions. En réalité, son mode de vie évoluait au jour le jour et chaque changement conduisait naturellement au suivant.

Aujourd'hui, Vincent est prêt à effectuer des changements qui lui étaient presque inconcevables il y a encore deux mois. Auparavant, il ne croyait pas qu'il pouvait exister un rapport entre l'esprit et le corps ; aujourd'hui, il a envie de faire de la méditation. Des études sur les bienfaits de cette dernière existent depuis des décennies, mais ce n'est qu'aujourd'hui qu'il commence à s'y intéresser personnellement. Il s'est mis à réfléchir en termes d'épigénétique et de microbiome, tous deux positivement influencés par la méditation.

Après des années de dépendance aux antidouleurs et de traitement médicamenteux pour son hypertension, Vincent a décidé de se sevrer. Il a d'abord arrêté les médicaments contre l'hypertension : les aliments complets ressourçaient son microbiome et cela suffisait à réguler sa tension artérielle. Manifestement, sa première inspiration, qui l'avait amené à contrer son inflammation, avait payé : cela pourrait entraîner des bienfaits à long terme qui n'étaient pas encore visibles.

Votre cas, et le chemin qui vous conduira au bien-être, ne seront pas les mêmes que Vincent. Il ne peut en être ainsi. Il n'existe pas d'approche unique dès lors qu'il s'agit de faire des choix que l'on peut mettre en application. Mais il y aura un point commun entre vous et Vincent : la nécessité de tenir compte des trois principes sous-tendant la prise de décision. Il a appliqué les mêmes réponses que celles qui vous sont ici proposées.

Pour surmonter le problème lié aux choix difficiles, Vincent n'a fait qu'une succession de choix simples. Certains d'entre eux lui auraient paru trop compliqués au départ, mais une fois les bases posées, toute difficulté avait disparu.

Pour surmonter le problème de la satisfaction instantanée, il a cessé de résister à ses pulsions, ce qui lui a même permis d'arrêter de culpabiliser et de se juger. Il a laissé sa chance à la satisfaction alternative en consommant de nouveaux aliments. Il était confiant dans le fait qu'il n'aurait naturellement plus envie d'alcool et de tabac, ce qui a effectivement été le cas quand sa douleur chronique a diminué.

Pour surmonter le problème lié aux résultats différés, il a fait des choix lui permettant d'obtenir des résultats rapides, en décidant notamment d'opter pour les aliments complets. Pour persévérer, il n'a eu besoin ni de patience, ni de promesses. Car la patience n'est nécessaire que si les choix que vous faites ne modifient pas avant plusieurs années l'état de votre corps, ce qui est par exemple le cas des personnes qui prennent des médicaments pour diminuer le cholestérol – l'infarctus qu'elles essaient de prévenir n'arrivera pas avant plusieurs années (sans parler du fait que ce genre de médicament peut diminuer le taux d'infarctus d'un échantillon de personnes suffisamment important, sans garantie d'empêcher tout risque de crise cardiaque spécifique, c'est-à-dire la vôtre).

Vous avez probablement remarqué que Vincent a laissé de côté certaines choses dans les choix qu'il a faits. La plus évidente est l'exercice. Il tient tout particulièrement à ses parties de golf le week-end, ce qui satisfait pour l'instant ce qu'il attend de l'exercice. Mais il sait également que le golf n'est pas une activité cardio-vasculaire, c'est-à-dire qui augmente le rythme cardiaque et améliore l'oxygénation, ce qui a des bienfaits au niveau de la fonction cardio-vasculaire et de la tension. L'excès de poids et les douleurs articulaires l'avaient empêché depuis longtemps de faire ce genre de sport ; par conséquent, pour

Vincent, faire de l'exercice cardio-vasculaire appartient encore aux choix difficiles, catégorie sujette à modification dès lors que l'on cherche à bâtir une pyramide pierre par pierre, choix facile après choix facile.

Vous êtes maintenant prêt à construire votre propre pyramide, chaque pierre correspondant à un nouveau choix par semaine qu'il vous sera facile de faire. Il existe six catégories de changement qui auront un effet important sur votre épigénome, votre microbiome et votre cerveau :

1. l'alimentation
2. le stress
3. l'exercice
4. la méditation
5. le sommeil
6. les émotions

À chaque catégorie, nous vous proposerons plusieurs choix, « à la carte ». Chaque carte sera suffisamment longue pour vous présenter des choix accessibles à tout un chacun. Une fois que vous aurez coché vos préférences dans les six catégories, vous serez prêt à passer à la pratique, sans avoir besoin de faire d'efforts et en pouvant vous attendre à des résultats positifs. La clé pour réussir à créer un changement durable et cumulatif est encore une fois de bâtir une pyramide.

Le fait de procéder à des changements, l'un après l'autre, parmi six domaines de votre vie, augmentera leur effet sur le système psychosomatique. Nous vous recommandons de garder une trace des effets qu'auront les changements que vous allez mettre en place en utilisant la liste suivante.

RÉSULTATS PRÉVISIBLES

Veuillez cocher les affirmations qui correspondent aux résultats que vous commencez à remarquer après avoir effectué un nouveau changement dans votre mode de vie.

☐ Ma digestion s'est améliorée.

☐ J'ai moins de douleurs et/ou de brûlures d'estomac.

☐ Je n'ai plus de problème de constipation ou de diarrhée.

☐ Mon corps se sent plus léger.

☐ Je me sens de plus en plus calme et paisible.

☐ J'ai l'esprit plus vif et alerte.

☐ Je perds du poids sans faire de régime.

☐ Les signes de vieillissement ralentissent.

☐ Les signes de vieillissement s'inversent : je me sens plus jeune.

☐ La vie me semble moins stressante, j'arrive mieux à gérer mon stress.

☐ Mon humeur se stabilise, je n'ai plus de hauts et de bas.

☐ J'éprouve une sensation agréable de bien-être.

☐ J'ai moins de petites douleurs, voire plus du tout.

☐ J'ai moins de crampes d'estomac, voire plus du tout.

☐ À la faim succède à nouveau la sensation de satiété.

☐ J'ai moins mal à la tête, voire plus du tout.

☐ J'ai moins mauvaise haleine, voire plus du tout.

- ☐ Mon sommeil devient régulier et ininterrompu.
- ☐ Mes allergies s'améliorent.
- ☐ Je ne suis plus tenté par le grignotage.
- ☐ Je ne suis plus tenté par les excès de sucre.
- ☐ J'ai moins envie de saveurs addictives (sucré, salé, aigre).
- ☐ Je consomme moins d'alcool.
- ☐ Je fume moins.

À vérifier par votre médecin :

- ☐ Diminution de la tension.
- ☐ Glycémie normale.
- ☐ Rythme cardiaque normal.
- ☐ Amélioration de vos éventuelles angoisses ou de votre éventuelle dépression.
- ☐ Augmentation du HDL (alpha lipoprotéines ou bon cholestérol).
- ☐ Diminution du LDL (bêta lipoprotéines ou mauvais cholestérol).
- ☐ Amélioration du taux de triglycérides (diminution du risque de maladies cardiaques et d'AVC).
- ☐ Fonctionnement rénal normal.
- ☐ Amélioration des bilans dentaires (moins de plaque dentaire, de caries et inflammation gingivale moindre).

L'alimentation

En finir avec l'inflammation

Vous n'êtes désormais plus surpris de savoir que le plus grand ennemi sur le plan de l'alimentation est l'inflammation. Des chercheurs dans le domaine médical en ont découvert des traces un peu partout : dans les maladies chroniques, l'obésité, le syndrome de l'intestin perméable, les maladies mentales, etc. L'alimentation de l'Américain moyen a de grandes chances d'accroître son inflammation ; par conséquent, un changement est nécessaire. Il sera drastique pour toute personne qui consomme essentiellement des aliments malsains et du fast-food. Toutefois, l'excès de sucre qui fait partie de presque toute alimentation si l'on n'est pas vigilant est également un suspect de choix. L'évolution ne nous a pas préparés à consommer près de 40 kg de sucre blanc raffiné par an ; nous a-t-elle même préparés à en consommer tout court, ainsi qu'à consommer du sirop de maïs, moins coûteux, que les aliments industriels contiennent de plus en plus ?

L'inflammation est nécessaire au processus de guérison : le système immunitaire envoie d'urgence des substances chimiques en grand nombre connues sous le nom de radicaux libres à l'endroit de la blessure ou de la maladie. Presque tous les symptômes de la grippe, tels que la fièvre et les douleurs, ne proviennent pas du virus même, mais des efforts que fait l'organisme pour guérir et de l'inflammation qui l'accompagne. De ce point de vue, l'inflammation est donc salutaire. Pourtant, elle peut se manifester sans que vous vous en rendiez compte.

Vous pouvez vous retrouver dans un état d'inflammation chronique à votre insu, car à l'inverse des rougeurs qui apparaissent sur votre peau quand elle se gonfle à la suite d'une inflammation, les signes intérieurs d'une inflammation passent souvent inaperçus. En règle générale, on n'éprouve pas de sensation particulière lorsque le système immunitaire est légèrement affecté ; de plus, certains signes d'inflammation, tels que les douleurs articulaires, peuvent avoir d'autres causes. Notre approche consiste à faire des choix simples ayant un effet anti-inflammatoire. En effet, une alimentation anti-inflammatoire permettra à presque tout le monde de remarquer d'emblée des améliorations.

Lire la carte : La carte des choix est divisée en trois parties, selon le niveau de difficulté et l'efficacité prouvée.

Partie 1 : Les choix faciles

On commence par les choix que n'importe qui peut mettre en place. Si vous commencez à les faire vôtres, vous poserez les fondations de votre pyramide. Même s'il est tentant d'opter pour plus d'un choix simple à la fois, résistez à cette envie. Sur une année, vous ferez cinquante-deux changements hebdomadaires dans votre mode de vie. Ne soyez pas trop gourmand.

Partie 2 : Les choix plus difficiles

Il y a des choix qui éveillent en vous une résistance ou à propos desquels vous savez qu'il sera difficile d'éviter une rechute. Ce n'est en rien un problème. Les choix plus difficiles peuvent attendre jusqu'à ce que vous ayez fait tous les choix simples possibles. Pour certaines personnes, les choix plus difficiles seront en réalité faciles, car nous n'avons pas tous le même point de départ. Néanmoins, pour la plupart des gens, les choix plus difficiles seront à faire lorsque leur pyramide sera plus avancée. Ils doivent vous paraître simples pour que vous puissiez les aborder ; sinon, vous risquez de faire des changements temporaires.

Partie 3 : Les choix expérimentaux

Certaines possibilités sont fortement recommandées par certains et sont appuyées par des recherches intrigantes, mais constituent clairement une position pour l'instant minoritaire. Les modes alimentaires vont et viennent. Les recherches d'aujourd'hui seront modifiées ou inversées demain. Avant d'adopter un choix expérimental, lisez nos mises en garde, procédez à vos propres recherches et faites un choix avisé. En tout cas, aucun de ces choix expérimentaux ne devrait se substituer aux choix proposés en première et deuxième parties.

Souvenez-vous que les choix que vous faites sont destinés à être permanents. Puisque vous ne faites qu'un seul changement par semaine, vous avez sept jours pour voir comment les choses se mettent en place. Si tout se passe bien, vous serez prêt à passer à un deuxième changement la semaine qui suivra. Ne vous précipitez pas ; ne vous mettez pas la pression. Le secret de cette stratégie est de s'assurer que votre progression se fait sans effort.

Nous pensons qu'il est prudent de commencer par les changements alimentaires, parce que c'est la nourriture qui a l'impact le plus direct sur le microbiome. Nous vous recommandons de passer le premier mois à n'effectuer que des changements alimentaires. Mais c'est à vous de voir. Avant de faire un quelconque changement, assurez-vous d'avoir lu les six parties qui constituent le programme.

Alimentation : la carte des choix

Cochez deux à cinq changements qui seraient faciles à mettre en place dans votre alimentation actuelle. Les choix plus difficiles devraient succéder aux choix faciles, à raison d'un par semaine.

PARTIE 1 : LES CHOIX FACILES

- ❑ Ajoutez à votre petit déjeuner des prébiotiques avec des fibres solubles (par exemple, des flocons d'avoine, du jus d'orange avec la pulpe, du son, des bananes, un smoothie à base de fruits non épluchés).
- ❑ Mangez de la salade en accompagnement de votre déjeuner ou dîner (de préférence les deux).
- ❑ Ajoutez des aliments anti-inflammatoires à votre alimentation (voir pages 152-153).
- ❑ Consommez des aliments probiotiques une fois par jour (par exemple, du yaourt au bifidus actif, du kéfir, des marinades, de la choucroute, du kimchi).
- ❑ Optez pour du pain et des céréales complets.
- ❑ Mangez du poisson gras au moins deux fois par semaine (par exemple du saumon, maquereau ou thon frais, ainsi que des sardines fraîches ou en boîte).
- ❑ Réduisez votre consommation d'alcool à une bière ou un verre de vin par jour, en accompagnement d'un repas.
- ❑ Prenez un complément alimentaire à base de probiotique par jour et un comprimé multivitaminé. Prenez également un demi-cachet d'aspirine pour adulte ou un cachet pour enfant (voir page 150).
- ❑ Grignotez moins en ne mangeant qu'une seule portion dans un bol ; ne mangez pas dans le sachet.

- ❑ Partagez votre dessert au restaurant.

PARTIE 2 : LES CHOIX PLUS DIFFICILES

- ❑ Optez pour une alimentation bio, y compris le poulet et la viande, pourvu que les animaux n'aient pas été élevés aux hormones.
- ❑ Limitez, voire éliminez la viande rouge ; optez au minimum pour des solutions alternatives bio, y compris le poulet et la viande, pourvu que les animaux n'aient pas été élevés aux hormones.
- ❑ Choisissez des œufs de poules élevées en plein air, riches en acides gras oméga-3 (voir page 151).
- ❑ Devenez végétarien.
- ❑ Éliminez le sucre blanc de votre alimentation.
- ❑ Consommez beaucoup moins d'aliments conditionnés.
- ❑ Supprimez l'alcool.
- ❑ Cessez toute consommation de fast-food.
- ❑ Arrêtez d'acheter des aliments industriels.
- ❑ Cessez de manger quand vous n'avez pas faim.

PARTIE 3 : LES CHOIX EXPÉRIMENTAUX

- ❑ Adoptez une alimentation sans gluten.
- ❑ Devenez végétalien.
- ❑ Éliminez totalement le blé.
- ❑ Ne prenez que des fruits et/ou du fromage au lieu du dessert.
- ❑ Adoptez une alimentation méditerranéenne (voir pages 155-156).

Les explications

Il ne sera pas nécessaire d'expliquer individuellement tous les choix proposés sur la liste, car derrière chacun, il y a un objectif commun : combattre l'inflammation. Dans la catégorie des choix faciles, votre but est de trouver des moyens d'y parvenir sans faire d'efforts. L'essentiel est de régénérer votre microbiome, car toute inflammation commence par la digestion. Comme nous l'avons vu préalablement, les toxines produites par vos microbes intestinaux sont inoffensives tant qu'elles restent dans le tube digestif. Mais le « syndrome de l'intestin perméable », qui semble bien plus répandu que ce que l'on pensait, envoie dans le sang des toxines, que l'organisme combat au moyen de l'inflammation, qui est une réaction saine, mais dangereuse. La meilleure défense consiste à régénérer son microbiome ; c'est également la première étape si l'on veut conserver ces toxines dans leur habitat naturel.

La vie moderne nous expose à de nombreuses influences qui nuisent, ou sont soupçonnées de nuire, au microbiome : l'usage répandu des antibiotiques, une alimentation riche en graisse et en sucre, un manque de fibres, la pollution de l'air, l'excès de stress, le mauvais sommeil et différents additifs et hormones contenus dans la nourriture que nous achetons. Les microbes qui colonisent les intestins sont une cause directe d'inflammation, mais également une protection contre celle-ci quand le microbiome est sain.

L'idée n'est pas de créer un microbiome « parfait », car nul ne sait définir de quoi il s'agit, en tout cas pas encore. Étant donné qu'il y a plus de 1 000 espèces de bactéries à prendre en considération et que le microbiome est constamment en mouvement, la perfection est probablement hors de portée et peut-être même constitue-t-elle une mauvaise piste. Il est plus simple et raisonnable d'opter pour une alimentation anti-inflammatoire. Cela ne peut nuire et qui plus est, c'est la promesse de nombreux bienfaits.

Commencez par les prébiotiques. Ils nourrissent le microbiome, principalement grâce à des fibres que notre organisme ne peut digérer.

L'évolution a créé un partenariat gagnant : les bactéries consomment la nourriture dont elles ont besoin sans priver notre corps, et réciproquement. Les aliments riches en prébiotiques protègent également le corps de l'inflammation en réduisant les endotoxines, un poison créé par certaines bactéries, qui est inoffensif à l'intérieur de l'appareil digestif, mais qui est hautement inflammatoire s'il se déverse dans le sang et qui active le système immunitaire (voir page 108, la recherche démontrant qu'un verre de jus d'une orange fraîchement pressée élimine complètement l'effet inflammatoire d'un petit déjeuner riche en graisse pris chez McDonald's).

Les aliments prébiotiques ne sont pas rares. Nous recommandons un petit déjeuner qui en contient beaucoup : bananes, jus d'orange avec la pulpe, flocons d'avoine, céréales complètes de petit déjeuner et smoothies à partir de pommes non épluchées, de différentes baies et d'autres fruits. Vous trouverez d'innombrables recettes sur Internet. Le smoothie peut être fait avec des légumes en remplacement des fruits si telle est votre préférence. Sachez simplement que les légumes verts, ingrédient principal des smoothies à base de légumes, sont beaucoup moins riches en calories que les fruits. Il faut éviter de prendre un petit déjeuner contenant moins de 350 à 500 calories si l'on veut avoir suffisamment d'énergie pour tenir jusqu'au déjeuner sans avoir de crampes d'estomac. Une salade en accompagnement du déjeuner ou du dîner est également idéale pour faire le plein de prébiotiques.

Les probiotiques sont des aliments qui contiennent des bactéries actives. Ceux que l'on trouve le plus dans les supermarchés sont les yaourts au bifidus actif, mais il y a aussi les marinades, la choucroute, le kimchi (plat traditionnel coréen à base de chou fermenté) et le kéfir (boisson à base de lait fermenté ayant un goût similaire au yaourt). Prendre l'un de ces aliments lors d'un repas contribue à ressourcer le microbiome en introduisant des bactéries bénéfiques qui coloniseront les parois intestinales et devraient réduire ou expulser les bactéries nuisibles. En raison de la complexité du microbiome et des très grandes différences d'une personne à l'autre, on ne peut prédire de manière complètement fiable les effets des aliments probiotiques. La meilleure chose à faire est d'essayer (ils sont tous parfaitement inoffensifs), puis d'observer les résultats.

Les probiotiques en compléments alimentaires sont une industrie en plein boom qui devrait connaître un essor encore plus important à l'avenir. Les magasins biologiques en proposent toute une gamme, certains sous forme de comprimés à prendre l'estomac plein, d'autres sous forme périssable à réfrigérer. Aucun expert médical ne pourra vous indiquer les meilleurs probiotiques, toujours pour les mêmes raisons : le microbiome est trop complexe et en changement perpétuel. Il faut également tenir compte du fait qu'un complément fiable contenant 1 milliard de bactéries pénétrera dans une écologie intestinale contenant 100 000 milliards de microbes. Cent mille fois moins nombreux que le microbiome, le complément pourrait avoir un impact négligeable.

Mais nous préférons être optimistes. Il est bon de saisir toute opportunité de régénérer le microbiome afin qu'il revienne à un état d'équilibre naturel. Un complément alimentaire ne pourra totalement se substituer aux probiotiques que vous absorbez dans votre nourriture ; toutefois, prendre un complément est un choix simple. En outre, pour augmenter les bienfaits, ajoutez chaque jour un comprimé multivitaminé et un cachet d'aspirine pour enfant ou un demi-cachet pour adulte. Il est prouvé que l'aspirine diminue le risque de faire une crise cardiaque et de contracter certaines formes de cancer (consultez de toute façon votre médecin avant d'associer l'aspirine à d'autres médicaments, notamment ceux qui ont des propriétés anti-inflammatoires et anticoagulantes). Le comprimé multivitaminé n'est pas un passage obligé si vous avez une alimentation équilibrée, mais avec l'âge, le tube digestif traite moins efficacement les vitamines et minéraux. Des études ont montré que jusqu'à un tiers des cas de démence est lié à des carences en minéraux ou à une alimentation de piètre qualité.

La démence est un terme générique qui recouvre un ensemble de pathologies, parmi lesquelles on trouve la maladie d'Alzheimer, étudiée par Rudy. Il n'existe aucun régime alimentaire admis qui offre la garantie d'être préventif. Mais les recherches qui portent sur l'impact de la nourriture sur les neurones ont permis de mettre au jour quelques principes généraux faciles à suivre ; la plupart d'entre eux sont dans la droite lignée d'une alimentation anti-inflammatoire. Voici des éléments préventifs :

- les acides gras oméga-3 que l'on trouve dans les poissons gras (pour les personnes qui s'inquiètent de la présence de métaux lourds dans l'huile de poisson, une alternative consiste à prendre de l'huile de lin biologique accompagnée d'une poignée de noix chaque jour. Si vous optez pour l'huile de poisson, procurez-vous-en qui ait subi une triple distillation afin d'éviter les polluants que sont les métaux lourds) ;
- les micronutriments antioxydants (myrtilles, chocolat noir, thé vert) pour combattre les dommages créés par les radicaux libres dans le cerveau ;
- les vitamines B (pas plus que la dose journalière recommandée) ;
- l'alimentation méditerranéenne (voir pages 155-56).

Gardez à l'esprit qu'il s'agit de suggestions provisoires. Même un complément alimentaire tel que la vitamine E, que l'on recommande depuis des décennies pour ses effets antioxydants, s'est heurté à des recherches contradictoires. La neuroscience de base tourne autour du fait que les tissus cérébraux sont très vulnérables aux radicaux libres, car le cerveau se sert de 20% de la quantité totale d'oxygène consommé par le corps. Les radicaux libres sont des molécules contenant un atome d'oxygène supplémentaire qui trouve rapidement une autre molécule avec laquelle s'associer. Bien que nécessaires pour la guérison des blessures dans le cadre de la réponse inflammatoire dans sa globalité, les radicaux libres, quand ils sont en excès, peuvent endommager les cellules saines en raison de réactions chimiques indésirables ; les neurones semblent d'ailleurs être une cible de choix dans les cas de démence.

Le dénominateur commun à tous les éléments préventifs listés ci-dessus est qu'ils réduisent les dégâts potentiels causés par une oxygénation trop active. Cependant, aucune démonstration n'a fait l'unanimité. Notre position est la suivante : une alimentation équilibrée est le meilleur moyen de se protéger, mais il peut être utile de prendre un complément alimentaire, notamment si vous êtes âgé de plus de 65 ans. En effet, le vieillissement entraîne fréquemment une diminution de la fonction rénale, souvent à cause d'une légère inflammation des reins, appelée néphrite. Une détérioration de la fonction rénale diminue la rétention de vitamines B et C hydrosolubles par le corps. Il est alors bon de prendre un complément multivitaminé dès lors que vous avez atteint un certain âge. L'inconvénient majeur chez la plupart des gens est que les vitamines n'ont généralement pas de bienfaits que l'on puisse discerner ou ressentir et que les dommages liés à l'inflammation, en l'occurrence à un excès de radicaux libres, doivent être directement traités par une alimentation anti-inflammatoire.

Il y a un véritable engouement autour des aliments anti-inflammatoires : le grand public s'y intéresse de plus en plus et on dénombre davantage d'études portant sur le sujet. Si vous avez à cœur de trouver une liste d'aliments anti-inflammatoires spécifiques, vous pourrez en trouver une qui fait généralement l'unanimité sur www.health.com[3]. Mais il est beaucoup plus efficace de cerner les tenants et aboutissants de l'inflammation, car une approche holistique s'attaque au problème sous différents angles, et non sous un seul. La liste d'aliments qui suit a essentiellement pour but de renforcer vos connaissances. Ne pensez pas qu'il s'agit des seuls « bons » aliments à intégrer à votre alimentation.

Les aliments qui combattent l'inflammation

- Les poissons gras (voir la mise en garde au sujet des métaux lourds en page 151) ;
- les baies ;
- les oléagineux ;
- les graines ;
- les céréales complètes ;

3. Site uniquement en anglais (NdT).

- les légumes feuillus vert foncé ;
- le soja (y compris le lait de soja et le tofu) ;
- le tempeh ;
- les mycoprotéines (provenant des champignons) ;
- les produits laitiers écrémés ;
- le piment et les poivrons (le goût fort n'indique pas que le corps subira des effets inflammatoires) ;
- les tomates ;
- les cerises acides ;
- le gingembre et le curcuma ;
- l'ail ;
- l'huile d'olive.

Dans ses publications internet en matière de santé, l'école de médecine de Harvard ajoute quelques éléments à la liste :

- le cacao et le chocolat noir ;
- le basilic et de nombreuses autres plantes aromatiques ;
- le poivre noir ;
- l'alcool en consommation modérée (mais voir également pages 160-161).

Sur d'autres listes, on trouve également :

- les légumes crucifères (chou, pak-choï, brocolis, chou-fleur) ;
- les avocats ;
- les sauces pimentées ;
- la poudre de curry ;
- les carottes ;
- le blanc de dinde biologique (pour remplacer les viandes rouges) ;
- les navets ;
- les courgettes ;
- les concombres.

Il va sans dire que ce sont tous des aliments naturels sains et qu'il ne pourra qu'être bénéfique d'en faire des piliers de votre alimentation. Cependant, la science cherche toujours à savoir si tous ces aliments ont un effet anti-inflammatoire sur le corps et quel genre d'effet, si tant est qu'ils en aient un, ils ont sur le génome, l'épigénome et le microbiome. Néanmoins, le fait que votre supergénome réagisse fortement à toute expérience suggère que ce que vous mangez a des conséquences sur le plan génétique. Le fait que tant de maladies soient liées à une mauvaise alimentation prouve qu'il y a un rapport avec la génétique. Par conséquent, le meilleur conseil que nous puissions vous donner est de choisir une bonne alimentation, pour favoriser une amélioration de votre activité génétique.

À l'inverse, il existe des aliments qui augmentent l'inflammation, qui sont une nouvelle fois listés par l'école de médecine de Harvard dans le même communiqué.

Aliments à limiter ou à éviter

- la viande rouge ;
- les graisses saturées et acides gras trans (par exemple, les graisses animales et les graisses végétales hydrogénées que l'on trouve dans de nombreux aliments industriels) ;
- le pain blanc ;
- le riz blanc ;
- les frites ;
- les sodas sucrés.

À ces aliments, d'autres sources fiables ajoutent :

- le sucre blanc et le sirop de maïs (qu'on cache fréquemment dans les aliments industriels qui ne sont pas à dominante sucrée) ;
- les acides gras oméga-6 (voir pages 169-170) ;
- le glutamate monosodique (GMS) ;
- le gluten (voir pages 161-162).

Pour nous, une alimentation anti-inflammatoire doit être meilleure qu'une alimentation inflammatoire, car les aliments qui sont prouvés à risque — les aliments malsains, le fast-food, les aliments gras et les aliments sucrés — engendrent aussi une inflammation. Le lien entre cette dernière et les maladies chroniques est trop étroit pour être ignoré. Il est salutaire d'être attentif.

Le régime méditerranéen a la réputation d'être sain. Une étude réalisée en 2014 en Espagne a fait les gros titres en prouvant avec une précision statistique que les sujets qui avaient une alimentation méditerranéenne diminuaient considérablement leur risque de crise cardiaque. Et même, les résultats ont été si positifs que l'étude a tourné court, car il devenait immoral de permettre aux autres sujets de poursuivre leur alimentation non méditerranéenne. Il n'y a pas eu d'autres études similaires sur une alimentation anti-inflammatoire (l'étude espagnole a même été la première de ce genre à être réalisée avec autant de rigueur scientifique), mais le recoupement est significatif. Une alimentation méditerranéenne remplace la viande rouge par le poisson et le beurre par l'huile d'olive. Alternativement, pour les végétariens tels que Rudy, des protéines non inflammatoires peuvent être obtenues d'autres sources telles que le tempeh, le tofu et les mycoprotéines (par exemple les produits des marques Quorn et Gardein). Les fruits entiers, les légumes, les oléagineux pauvres en gras (par exemple amandes et noix) et les graines (chia, chanvre, tournesol, citrouille, lin, etc.) sont également recommandés. Quand on ajoute tous ces aliments, on s'aperçoit que certains des aliments anti-inflammatoires les plus importants se retrouvent dans le régime méditerranéen.

Aussi, pourquoi classons-nous l'alimentation méditerranéenne parmi les choix expérimentaux? Il y a plusieurs raisons à cela. D'abord, la durabilité discutable de ce genre de changement. Il est facile de suivre ce régime si l'on habite dans la région et qu'on l'a adopté depuis l'enfance, mais l'alimentation méditerranéenne n'est pas un choix à long terme très facile à faire si l'on est habitué à l'alimentation occidentale typique. Par ailleurs, à moins de vivre seul, un problème se pose : il faut demander aux membres de sa famille de changer eux aussi leur alimentation. Il y a ensuite les données scientifiques, qui sont tout aussi importantes. Le genre d'études telles que celle réalisée en Espagne porte sur les risques touchants de grands groupes. Encore une fois, c'est une question de quantité. Adopter une alimentation méditerranéenne ne garantit pas que chacun sera protégé, alors que notre but, combattre l'inflammation, concerne directement l'individu. Ceci étant, l'alimentation méditerranéenne n'étant pas loin d'être anti-inflammatoire, cela vaut tout à fait la peine d'essayer, mais seulement après avoir fait d'autres choix plus simples pour voir si vous êtes parvenu au même objectif.

Opter pour l'huile d'olive soulève une question complexe : celle des graisses dans l'alimentation. Nous recommandons principalement d'éviter les acides gras trans, qui sont essentiellement des huiles hydrogénées présentes dans les aliments conditionnés et dans certaines chaînes de fast-food, mais pas toutes. On sait que ces huiles ont des effets inflammatoires. Il semble également prudent de limiter les graisses saturées contenues dans le beurre et la crème et d'éviter la viande rouge.

Il faut avoir des lipides sanguins (graisses), c'est-à-dire du cholestérol et des triglycérides, en quantité saine et équilibrée. Ces deux éléments sont nécessaires à la formation et à l'entretien cellulaires. Les lipides sanguins sont traités par votre foie une fois que vous avez ingéré de la graisse dans votre alimentation. Ce traitement est très complexe et dépend de votre alimentation, de vos gènes, de votre poids, de votre âge, d'éventuelles maladies et d'autres facteurs. Il peut y avoir des problèmes pour toute personne obèse dont le foie est génétiquement prédisposé à envoyer trop de cholestérol dans le corps, qui souffre d'un déséquilibre hormonal ou dont le système immunitaire a été activé pour créer une inflammation, entre autres facteurs. Il ne s'agit pas simplement de dire : « Ingérez davantage de cholestérol et votre taux augmentera. » Pour compliquer encore plus les choses, les médicaments les plus couramment prescrits pour diminuer le cholestérol, que l'on appelle les statines, ne semblent pas réduire le risque d'infarctus, d'après des études datant de 2010. Cela indique ce que l'on sait depuis longtemps : l'infarctus ne dépend pas seulement du cholestérol.

À notre sens, l'inflammation, qui est intimement liée aux maladies cardiaques, est la première cause à traiter. Les dommages qu'elle provoque peuvent être mis en rapport avec le lien qui existe entre les intestins et l'inflammation. Face à tant de facteurs de risque liés à l'inflammation, il semble plus approprié et plus simple d'agir dessus de manière globale plutôt que de faire la distinction entre « bonnes » et « mauvaises » graisses. Nous ne défendons en aucun cas les graisses saturées. Le choix le plus sain demeure l'huile de cuisine polyinsaturée, en particulier l'huile d'olive.

Autre question : quelle quantité de graisse faut-il ingérer ? Les gens ont beaucoup de mal à réduire d'un coup leur consommation de graisse, même si la restriction extrême en la matière fait partie depuis longtemps du programme de santé cardiaque mis au point par le Dr Dean Ornish à l'université de Californie, à San Francisco. L'approche des maladies cardiaques proposée par ce médecin, qui les associe au mode de vie, a permis d'obtenir des résultats extraordinaires. Son programme en matière d'alimentation, d'exercice, de méditation et de réduction du stress demeure le seul moyen prouvé de faire disparaître les plaques qui recouvrent les artères coronaires chez les personnes ayant un risque important d'infarctus. Le Dr Ornish est également un pionnier par d'autres études qu'il a réalisées et qui montrent que son programme crée des changements bénéfiques dans le génome grâce à l'activation épigénétique de centaines, et maintenant de milliers de gênes, processus connu sous le nom de « régulation à la hausse ».

Nettoyer les artères coronaires des plaques qui les recouvrent, comme l'a fait ce médecin, nécessite une diminution importante de l'apport en graisse, qui doit s'établir à pas plus d'une cuillerée à soupe de matière grasse ajoutée par jour. L'American Heart Association recommande traditionnellement que les graisses représentent 30 % de l'apport calorique journalier, ce qui fait une grosse différence. En effet, il est difficile d'atteindre 30 %, si l'on considère que l'alimentation de l'Américain moyen, bien qu'elle soit environ à 34 % de graisse, ce qui ne semble pas très éloigné de l'objectif, a augmenté de 340 calories par jour sur les vingt dernières années. Cela équivaut à une prise de poids potentielle de plus de 10 kg par an.

Nous soutenons et remercions le Dr Ornish pour son travail précieux, mais une importante restriction en matière grasse n'est pas tenable. Réduire l'apport global en graisse et en huile à seulement quelques cuillerées à soupe par jour, voire à une seule si l'on veut être rigoureux, demande trop d'efforts au commun des mortels. Les régimes à faible teneur en matières grasses destinés à perdre du poids échouent probablement 98 % du temps (c'est le taux d'échec de tous les régimes draconiens). Notre approche, qui consiste à bâtir une pyramide constituée de choix faciles, ne passe pas par une telle restriction.

Outre le fait que c'est intenable, nous avons une autre bonne raison, pensons-nous, pour ne pas trop insister sur les graisses ou sur la réduction de l'apport en calories pour perdre du poids. Des études sur les animaux suggèrent fortement que le microbiome pourrait être la vraie clé. Comme nous y avons déjà fait allusion, le simple fait d'insérer des microbes provenant de souris obèses dans d'autres souris ayant le même génome conduit à une prise de poids chez la souris normale. Des indications non confirmées provenant de personnes faisant leurs expériences sur elles-mêmes, comme le Dr Zhao en Chine, permettent de tirer les mêmes conclusions, ainsi que la petite étude portant sur les vrais jumeaux, l'un obèse, l'autre mince.

Ressourcer son microbiome grâce à une alimentation anti-inflammatoire permet à chacun d'y trouver son compte. Soit cela entraîne directement une perte de poids, soit cela vous place dans un état d'équilibre dans lequel une diminution modérée de l'apport calorique devient accessible, sans risque de rechute. Nous avons résumé notre stratégie de perte de poids dans la liste suivante.

Étapes fondamentales pour perdre du poids

- Ne faites pas de régime pauvre en calories. Vous diminuerez votre apport calorique à la fin.
- Commencez par les étapes simples de réduction de l'inflammation.
- Privilégiez les aliments prébiotiques et probiotiques.
- En même temps, faites des choix simples pour augmenter votre activité physique. Le plus important est de cesser d'être sédentaire et de bouger tout au long de la journée.
- Faites en sorte de bien dormir, car les problèmes de sommeil déséquilibrent les hormones clés régulant les sensations de faim et de satiété.

- Faites des choix faciles sur le plan émotionnel, car en règle générale, il y a une composante émotionnelle dans la prise de poids.

- Après avoir suivi les étapes ci-dessus pendant au moins trois ou quatre mois, faites un bilan. Une perte de 250 g par semaine serait considérée comme importante. Une perte d'un kilo par mois est ainsi un succès. Si c'est ce que vous avez perdu, continuez sans diminuer votre apport en calories.

- Si vous ne perdez pas de poids, envisagez de réduire votre apport journalier de 200 calories, tant que cela demeure facile pour vous. Considérez qu'il s'agit d'un choix permanent, comme les autres choix faciles du programme.

- S'il vous est difficile de diminuer le nombre de calories, continuez de faire d'autres changements et faites un nouveau bilan deux mois plus tard. Puis envisagez à nouveau de baisser votre apport calorique.

L'alcool a depuis longtemps ses partisans dans le domaine médical et le grand public a tendance à accepter le fait que les Français aient moins d'infarctus en raison de la tendance nationale à boire du vin. Dans la liste d'aliments anti-inflammatoires, l'école de médecine de Harvard fait figurer sur son site internet une boisson par jour (bien que cela ne soit pas clairement défini, cela signifie probablement une bière ou un verre de vin), en raison d'un unique effet bénéfique : cela semble diminuer le taux de protéines C-réactives (ou CRP), qui sont un signal fort d'inflammation. Toutefois, plus d'un verre augmente le CRP (le type d'alcool ne semble pas important). Généralement, l'alcool est considéré comme inflammatoire. Il est métabolisé très rapidement, comme le sucre blanc raffiné, et nous le plaçons dans la même catégorie que le sucre blanc en matière de dégâts potentiels dans tout l'organisme.

Nous sommes également réalistes et nous savons que la consommation d'alcool en tant que phénomène social est profondément ancrée dans les mœurs occidentales, l'Asie rattrapant son retard. Les gens n'aiment pas arrêter de faire quelque chose qu'ils apprécient. C'est pourquoi nous vous proposons un choix facile : vous limiter à un verre par jour, de préférence en accompagnement d'un repas complet, afin que l'assimilation rapide de l'alcool soit tempérée par d'autres aliments. Nous espérons qu'en adoptant des changements faciles régénérant votre microbiome et envoyant des messages positifs à votre épigénome et à votre cerveau, vous n'aurez plus envie de boire. Vous vous sentirez bien sans alcool.

La réduction du gluten dans votre alimentation fait également partie des choix expérimentaux. Le nombre de personnes dont la médecine traditionnelle considère qu'elles souffrent d'une allergie au gluten est infime (ce diagnostic est le plus souvent fait chez les personnes atteintes de la maladie cœliaque, qui endommage gravement les intestins), mais nombreux sont ceux qui croient (cela devient une véritable croisade) que beaucoup sont affectés par les effets secondaires du gluten. Comme le découvre toute personne qui tente d'éliminer le gluten de son alimentation, il est présent dans de nombreux aliments industriels, et pas seulement sous la forme qui nous vient généralement à l'esprit, c'est-à-dire le blé et les produits à base de blé.

Les symptômes d'une sensibilité au gluten sont des ballonnements, la diarrhée ou la constipation, le ventre distendu et des douleurs abdominales. Cette liste, qui tourne autour de la digestion, a été rallongée par certaines personnes qui clament qu'il existe d'autres symptômes partout dans le corps, par exemple le mal de tête, des douleurs généralisées et la fatigue. Le plus souvent, on procède soi-même à son propre diagnostic, car les médecins cherchent des réactions allergiques spécifiques, telles que la maladie cœliaque ou l'alternative la plus typique, la sensibilité au gluten non cœliaque. Pendant la formation médicale, on montre également du doigt divers troubles, tels que le syndrome de l'intestin irritable, qui se manifeste par un ensemble de symptômes très proches, ou encore l'allergie au blé, qui est parfois présente sans sensibilité à d'autres sources de gluten.

Puisque nous vous demandons de faire avant tout des choix faciles, opter pour une alimentation exclusivement sans gluten n'en fait pas partie. La liste d'aliments qu'il vous faudrait alors abandonner est longue (la suivante nous est fournie par le site www.healthline.com) :

- le pain, les pâtes et les pâtisseries à base de blé (ou de son de blé, de germe de blé ou d'amidon de blé) ;
- le couscous ;
- le blé concassé ;
- le blé dur ;
- la semoule ;
- le farro ;
- la gliadine ;
- la farine Graham ;
- le kamut (blé de khorasan) ;
- le matzo.

Le blé n'étant pas la seule céréale contenant du gluten, il vous faudrait également supprimer :

- l'orge ;
- le boulghour ;
- l'avoine (l'avoine ne contient pas de gluten à proprement parler, mais il est souvent transformé dans des usines qui produisent des céréales contenant du gluten ; par conséquent, il peut être contaminé) ;
- le seigle ;

- le seitan ;
- le triticale (hybride de blé et seigle) ;
- les hamburgers végétariens (s'il n'est pas spécifié qu'ils ne contiennent pas de gluten).

Le gluten peut également être présent dans des ingrédients tels que le malt d'orge, le bouillon de poule, le vinaigre de malt, certaines sauces à salade, la sauce soja, ainsi que de nombreux assaisonnements fréquents et des mélanges épicés. Une alimentation sans gluten nécessite un dévouement total. Pour être complet, voici une liste des céréales autorisées dans ce genre d'alimentation :

- l'amarante ;
- la marante (arrow-root) ;
- le sarrasin ;
- le manioc ;
- le millet ;
- le quinoa ;
- le riz ;
- le sorgho ;
- le soja ;
- le tapioca.

Bien sûr, vous avez également le choix de limiter les aliments contenant du gluten plutôt que de les supprimer entièrement. Nous avons tous les deux été suffisamment intrigués pour tenter d'éliminer le gluten de notre alimentation et les résultats que nous avons observés en matière de vitalité accrue, d'équilibre de l'appétit et de perte (modérée) du poids sont très encourageants. Il faut toutefois être conscient que la science n'a pas encore confirmé que la sensibilité au gluten est un mal répandu qui affecterait des millions de personnes.

Si vous êtes toujours intrigué, tentez l'expérience pendant une semaine. Une alimentation simple à base de riz au lieu de blé est le lot quotidien de milliards d'Asiatiques. Il vous faudra également supprimer les pâtes et la grande majorité des pâtisseries. Mais c'est moins difficile qu'il peut y paraître, étant donné qu'il existe aujourd'hui des sucreries sans gluten, auxquelles vous n'avez pas besoin de recourir si vous mangez des pâtisseries non transformées, telles que du flan ou des gâteaux à base de farine sans gluten. Les résultats de notre expérience seront probablement très bons, dans la mesure où une alimentation asiatique sans pâtes, pain, gâteau, tarte et biscuit est déjà très saine, sans parler de la question controversée de la sensibilité au gluten.

Les alimentations végétariennes sont depuis longtemps considérées comme une alternative saine. Nous avons personnellement fait le choix d'adopter progressivement une alimentation à base de végétaux. Rudy est végétarien depuis ses études universitaires, mais quand son emploi du temps est chargé, il prend quelques produits laitiers pour absorber des protéines rapides. En Inde, les brahmanes, la caste des prêtres, adoptent traditionnellement une alimentation sans viande et pour nombre de personnes, le fait de supprimer la viande est un acte humanitaire en réponse à l'abattage des animaux. Cependant, pour la plupart des gens, le végétarisme représente un choix difficile. Naturellement riche en fibres, l'alimentation végétarienne a de grandes chances d'être anti-inflammatoire et bénéfique pour le microbiome. Aussi, pourquoi les gens qui sont végétariens toute leur vie ne sont-ils pas protégés contre les maladies chroniques ? Car en réalité, beaucoup d'entre eux sont touchés. Les données actuelles montrent que les végétariens ont un moindre risque de :

- maladies cardiaques ;
- cancer colorectal, de l'ovaire et du sein ;
- diabète ;

- obésité ;
- hypertension.

Ces découvertes ne tiennent pas compte du facteur anti-inflammatoire ; par conséquent, il est impossible de connaître la situation des végétariens qui évitent également le sucre raffiné, l'alcool, un stress important et un mode de vie sédentaire. Tant qu'il n'y aura pas d'études portant sur les personnes qui ont adopté un mode de vie holistique destiné à réduire l'inflammation, le végétarisme reste un très bon choix s'il est facile pour vous. Mais ce n'est en aucun cas une panacée.

Sur une échelle comparative, il est beaucoup plus facile de suivre un régime végétarien que végétalien. L'alimentation végétalienne, à l'instar du végétarisme, est à base de végétaux et exclut la viande, mais elle supprime aussi tous les produits laitiers (lait, crème, yaourt, beurre, fromage), ainsi que les œufs et tous les produits contenant ces ingrédients. L'alimentation végétalienne stricte nécessite d'être méticuleux pour trouver les protéines adéquates. Le soja (dans le tofu ou le tempeh) est une protéine complète et à ce titre, elle constitue généralement une source majeure de protéines pour de nombreux végétaliens et végétariens.

Votre corps a besoin de neuf acides aminés (éléments constitutifs des protéines) qu'il ne peut lui-même produire. Il n'est pas nécessaire d'en ingérer à tous les repas et pour les végétariens, un mélange diversifié de légumes, fruits, graines et noix sera suffisant. Cependant, il y a certains aliments destinés aux végétariens, outre le soja, qui contiennent ces neufs acides aminés essentiels : le quinoa, le sarrasin, le chanvre, le chia et la combinaison alimentaire simple de riz et de haricots.

Rudy limite sa consommation de soja à un repas par semaine de sorte à ne pas être surchargé de phytoestrogènes (composés naturellement présents dans le soja qui sont similaires aux œstrogènes humains). Bien que la recherche actuelle tende à montrer que les hommes ne risquent pas de diminution de leur testostérone sous l'effet des phytoestrogènes, Rudy a choisi de limiter cet apport hormonal.

En plus de ces sources protéiniques, pour être sûr d'ingérer les protéines adéquates en tant que végétalien, il faut procéder à des combinaisons alimentaires contenant divers acides aminés pour obtenir une protéine complète (on mélange généralement sous différentes formes des légumineuses, des céréales, des pommes de terre et même des mycoprotéines, contenues par exemple dans les produits Quorn). C'est pour toutes ces raisons que nous avons classé le végétarisme parmi les choix plus difficiles et le végétalisme parmi les choix expérimentaux. Végétarien depuis l'université, Rudy, ainsi que toute sa famille, est très satisfait de ce choix de vie.

Les données scientifiques

L'épigénome et le microbiome jouent des rôles cruciaux dans la manière dont la nourriture affecte votre corps à un niveau beaucoup plus profond que ce que l'on pensait. Quand, en 1942, le nutritionniste Victor Lindlahr a intitulé son livre *You Are What You Eat* (« Vous êtes ce que vous mangez »), il a fait une prédiction, des décennies à l'avance, sur les recherches qui montreraient un jour qu'il existe un rapport entre l'alimentation et les gènes. Aujourd'hui, on trouve de nombreuses études, principalement sur les souris, démontrant que l'alimentation est même le facteur principal qui influence la composition du génome microbien présent dans les intestins. Par exemple, le seul fait de passer soudainement du végétalisme à un régime carné modifie le microbiome en quelques jours. Dans une étude réalisée à l'université de Californie à San Francisco, des souris ont reçu soit une alimentation riche en sucres et en graisses animales (aliments malsains), soit une alimentation riche en végétaux et pauvre en graisses (végétalienne). Puis, lorsque ces rongeurs sont passés du végétalisme à l'alimentation malsaine, les colonies de microbes intestinaux ont changé dans les trois jours (comme l'ont montré les analyses fécales), quel que soit le patrimoine génétique des souris. L'alimentation était bien plus influente que les gènes. Cette découverte permet d'expliquer pourquoi les vrais jumeaux, qui ont des génomes identiques, peuvent avoir autant de différences dans leur microbiome que deux frères et sœurs qui ne sont pas jumeaux et qui ont donc des génomes similaires, mais pas identiques.

De plus, l'alimentation affecte de manière spectaculaire l'épigénétique, comme nous l'avons vu plus tôt dans l'exemple de la famine hollandaise au cours de la Seconde Guerre mondiale. En Gambie rurale, par exemple, il y a une saison pluvieuse (période de disette), pendant laquelle l'alimentation est pauvre en protéines et peu énergétique, et une saison sèche (temps des récoltes), pendant laquelle l'alimentation est riche en végétaux et en aliments énergétiques. Les enfants conçus par 84 mères durant la période de disette avaient un poids de naissance inférieur et un taux de modification épigénétique (méthylation) dans leur génome supérieur aux enfants conçus par 83 mères au cours de la saison des récoltes (il y avait en outre de grandes différences au niveau de la vitamine B et des acides foliques dans les échantillons de sang maternel des deux saisons, en corrélation avec les changements épigénétiques).

Les enfants nés de mères ayant eu une mauvaise alimentation au cours de la conception avaient également une plus grande probabilité de développer une insulinorésistance et un diabète de type 2. Naturellement, ces faits mettent en valeur la nécessité pour toute femme enceinte de conserver une alimentation saine, mais le plus important est ce qui a été exprimé il y a près de deux siècles par le célèbre gastronome français Jean Anthelme Brillat-Savarin, qui a écrit : « Dis-moi ce que tu manges, je te dirai ce que tu es. »

Pour une science efficace

Quand on cherche à s'informer sur l'alimentation, on est confronté à trois forces. Toutes trois sont censées avoir une origine scientifique ; pourtant, elles se contredisent.

Premièrement, on est confronté aux nutritionnistes traditionnels qui recommandent de manger équilibré. Cette recommandation évolue lentement. C'est un fait établi dans les études nutritionnelles. Le problème est que les gens ne s'y conforment pas. Malgré des données scientifiques solides, l'alimentation américaine continue d'être sur la mauvaise voie (haute teneur en graisse et en sucre, apport calorique excessif, prépondérance des aliments malsains et du fast-food).

Deuxièmement, on est confronté aux recherches de pointe. Ces études sont très intéressantes et celles qui portent sur l'inflammation et l'alimentation représentent une avancée majeure. Le problème est qu'il y a une insuffisance d'essais à grande échelle sur les êtres humains, ainsi que des découvertes qui se contredisent.

Troisièmement, on est confronté au dernier régime à la mode. Ces régimes sont connus pour leurs affirmations exagérées et semblent changer du jour au lendemain, en s'appuyant sur des recherches « révolutionnaires », qui peuvent en réalité s'avérer de piètre qualité et particulièrement biaisées. Parfois, il n'y a aucune donnée scientifique réelle derrière un régime à la mode. Pourtant, le grand public se presse d'écouter ses partisans, jusqu'à ce qu'on lui en vende un nouveau.

De notre côté, notre prise de position se fonde sur des recherches de pointe, malgré l'absence d'étude humaine à grande échelle. La diminution de l'inflammation, favorisée par exemple par l'alimentation méditerranéenne, nous semble suffisamment prouvée par la science. Dans tous les cas, l'alimentation anti-inflammatoire recoupe les principes de la nutrition traditionnelle dans presque tous les domaines, ce qui constitue une seconde source de confirmation scientifique. Toutefois, certains aspects de l'alimentation anti-inflammatoire, qui prêtent à confusion, doivent être abordés avec honnêteté.

Les acides gras sont l'exemple parfait de ce genre de confusion. De plus en plus de gens savent que les acides gras oméga-3 que l'on trouve dans les poissons gras sont bénéfiques et les nutritionnistes recommandent traditionnellement de manger ces poissons une à deux fois par semaine. Mais il y a un autre groupe d'acides gras, les oméga-6, ce qui complique la situation. Votre corps a besoin des oméga-3 comme des oméga-6 et comme il ne peut les produire, ils doivent provenir de votre alimentation. Mais ces substances sont spéciales : à l'inverse des autres lipides, le groupe des oméga ne sert pas essentiellement à donner de l'énergie, mais à alimenter des fonctions biologiques, parmi lesquelles la production de globules rouges.

Selon diverses études, il paraît crucial de ne pas trop absorber d'oméga-6, car en trop grande quantité, ils sont étroitement liés à l'inflammation. On a obtenu des améliorations dans des cas de maladies cardiaques et de polyarthrite rhumatoïde en rééquilibrant les oméga-3 et oméga-6. Toutes les alimentations occidentales sont trop riches en oméga-6 à cause de l'emploi excessif d'huiles de cuisson polyinsaturées. Pourtant, ces huiles, fabriquées à partir de sources végétales (maïs, soja, carthame, etc.) étaient autrefois considérées comme les plus saines, comme le montraient en particulier les facteurs de risque concernant les infarctus.

Aujourd'hui, les indications que nous avons vont clairement dans l'autre sens. Des études portant sur les peuples indigènes (qui utilisent peu d'huile végétale transformée et ne mangent pas d'aliments industriels conditionnés) indiquent que le ratio d'oméga-6 et d'oméga-3 dans leur alimentation est d'environ 4:1. À l'opposé, les alimentations occidentales sont 15 à 40 fois trop riches en aliments contenant des oméga-6, avec un rapport moyen d'oméga-6 et d'oméga-3 de 16:1. À des niveaux si élevés, les acides gras oméga-6 bloquent les bienfaits des omégas-3. Il n'est pas facile de réaliser des études génétiques dans ce domaine, mais on suppose que nos ancêtres chasseurs-cueilleurs avaient une alimentation inférieure en oméga-6, le rapport entre oméga-6 et oméga-3 étant proche de 2:1. Dans le corps, il semble idéal de se rapprocher d'un ratio de 1:1, selon certains experts.

Parmi les aliments riches en oméga-6, les huiles de cuisson sont en tête, suivies par d'autres.

Sources principales d'acides gras oméga-6

- les huiles végétales traitées (en particulier tournesol, maïs, soja et coton) ;
- les aliments industriels à base d'huile de soja ;
- le bœuf nourri au grain ;
- le poulet et le porc issus de l'élevage industriel ;
- les œufs des poules qui ne sont pas élevées en plein air ;
- le gras des viandes provenant d'animaux élevés conventionnellement.

Comme vous pouvez le voir, les huiles polyinsaturées qui sont chaudement recommandées dans le cadre de la prévention classique des maladies s'avèrent avoir un inconvénient sérieux en matière d'inflammation. La seule huile végétale pauvre en oméga-6 et riche en oméga-3 est l'huile de lin. Les huiles de carthame, de colza et d'olive ne sont pas particulièrement riches en oméga-3, mais en tout cas, elles ont la plus faible teneur en oméga-6 parmi les huiles végétales les plus vendues, la palme revenant à l'huile d'olive.

Pour compliquer encore plus les choses, les « mauvaises » graisses saturées telles que le saindoux, le beurre, l'huile de palme et l'huile de noix de coco sont pauvres en oméga-6. C'est l'une des raisons pour laquelle les nutritionnistes traditionnels ont commencé à recommander un équilibre des graisses saturées et polyinsaturées. Mais il semble que la vraie cause ne soit pas tant la nourriture ingérée à l'état naturel que les aliments industriels. L'huile de soja est peu coûteuse et facilement accessible : des centaines d'aliments conditionnés en contiennent. Le bœuf élevé au grain en parc d'engraissement dans le but de le faire grossir au maximum en un temps minimum est bien plus riche en oméga-6 que le bœuf nourri au fourrage (sans parler de l'utilisation répandue des antibiotiques et des hormones dans les industries bovine et laitière). Le porc et le poulet nourris au grain dans des élevages industriels, ainsi que les œufs produits dans ce même type d'environnement, sont eux aussi riches en oméga-6.

C'est pourquoi l'un des choix plus difficiles que nous proposons est de passer à la viande de bœuf nourri au fourrage, ainsi qu'aux poules élevées en plein air et à leurs œufs, à condition que ces animaux reçoivent une nourriture naturelle (certaines poules élevées en plein air sont toujours nourries de manière conventionnelle). La difficulté de ce choix est liée au prix élevé de ces produits et au fait que la plupart ne se trouvent pas en supermarché.

Nous n'avons pas soulevé la question du déséquilibre en oméga-6 pour vous alarmer, mais seulement pour illustrer la complexité des interactions entre l'alimentation et le corps. Pour équilibrer les acides gras dans votre alimentation, il y a quelques mesures simples à prendre, en insistant généralement, comme nous l'avons vu précédemment, sur le passage à une alimentation végétale, telle que l'ont choisie les auteurs, même si elle n'est pas strictement végétarienne.

Pour rééquilibrer les acides gras

- Cuisinez à l'huile de carthame et d'olive; l'huile de colza, moins bonne, demeure acceptable.
- Mangez des fruits à coques peu ou pas salés (noix, amandes, noix de pécan et noix du Brésil). Limitez la quantité de fruits à coques gras, tels que les noix de cajou, de macadamia et les cacahouètes.
- Mangez des graines, en particulier celles qui ne sont pas salées : chia, tournesol, citrouille, chanvre et lin.
- Mangez du poisson gras (pas plus de 170 g par semaine). Si vous êtes végétarien, mangez davantage de fruits à coques pauvres en graisse (tels que les noix et les amandes) et de graines.

- Évitez les aliments conditionnés riches en huile de soja.
- Ne cuisinez pas à l'huile de soja, de tournesol ou de maïs.
- Diminuez ou supprimez le bœuf, le porc et le poulet élevés conventionnellement.
- Quelle que soit la viande ou la volaille, achetez des morceaux maigres et retirez le gras des autres morceaux.

Certains éléments indiquent que notre alimentation ne devrait pas seulement être plus pauvre en oméga-6, mais également beaucoup plus riche en oméga-3. C'est donc un véritable défi de changer l'alimentation américaine (les végétariens qui consomment beaucoup de produits à base de soja, tels que du tofu et des graines de soja entières, auront encore plus de difficultés). Devriez-vous opter pour une alimentation particulièrement riche en acides gras oméga-3 ? Certains experts pensent que ces derniers devraient même être plus nombreux que les omégas-6 dans l'alimentation, mais personnellement, nous pensons que le jury n'a pas encore fini de débattre. Parmi les populations aborigènes, les Inuits, avec leur alimentation marine traditionnelle et leur consommation importante de poisson, sont les seuls à avoir inversé le ratio : ils consomment quatre fois plus d'oméga-3 que d'oméga-6. Lorsque les omégas-3 ont commencé à susciter l'enthousiasme général, les Inuits faisaient figure d'exemple de peuple ayant un risque très faible de maladies cardiaques. Mais plus tard, des études ont découvert que les preuves à l'appui de cette affirmation étaient fragiles et de plus, les propriétés anticoagulantes des acides gras oméga-3 sont peut-être la raison pour laquelle les Inuits ont un taux de mortalité liée aux AVC qui est supérieur à la normale. Le principe de fond est que le fait de s'enthousiasmer pour des aliments ou nutriments « miracle » et de s'inquiéter d'aliments ou nutriments interdits porte à confusion. La grande force de l'appareil digestif humain est son adaptabilité. Nous sommes les omnivores ultimes. Mais nous sommes également les seules créatures à modifier leur alimentation en fonction d'idées qui nous viennent à l'esprit et des traditions dans lesquelles nous naissons.

Nous respectons les traditions et les idées innovantes, mais pensons qu'elles peuvent également être des prétextes pour faire fi d'études scientifiques rigoureuses et suivre des modes. Il semble que faire des choix simples soit la meilleure voie.

Bien sûr, tout ne s'arrête pas à l'alimentation. Il y a cinq domaines supplémentaires dans les choix de vie qui complètent l'aptitude de la nourriture à influencer votre microbiome, votre épigénome et votre activité cérébrale. Parfois, ils sont anti-inflammatoires, mais il y a d'autres mécanismes qui apportent d'autres bienfaits majeurs. On peut faire des choix simples ayant un impact transformateur à de multiples niveaux.

Le stress

Un ennemi caché

Souvent, on entend parler de réduction du stress dans la vie ; rarement, on passe à l'action. Car vie moderne est synonyme de stress. On n'échappe pas aux pressions extérieures (techniquement appelées « facteurs de stress ») à cause desquelles la vie de tout un chacun est trop rapide, épuisante et exigeante. Demandez aux gens de diminuer leur stress équivaut à demander aux poissons de vivre dans moins d'eau. On peut tenter de faire peu de cas de son stress et de le considérer comme normal dans la mesure où il est absolument prévalent, mais le corps n'en est pas capable. Même une expérience qui pourrait sembler totalement positive, par exemple gagner au loto ou partir en vacances, peut déclencher les mêmes hormones de stress que les événements négatifs.

La plupart des gens s'accordent pour dire que le stress est nuisible, à l'exception des personnes qui ne jurent que par l'esprit de compétitivité et qui prétendent s'épanouir grâce au stress. Un accro de l'adrénaline se hâtera d'escalader une paroi rocheuse sans corde de sécurité, de sauter en parachute ou d'affronter un alligator en corps à corps, avec toute la couverture médiatique qui va avec et qui fait les louanges d'une vie pleine de sensations fortes. Mais les sciences médicales ne sont pas d'accord. Si une montée d'hormones du stress, c'est-à-dire principalement d'adrénaline et de cortisol, qui déclenchent la réponse au stress, peut être interprétée comme une émotion forte, la réalité physiologique, invisible, est tout autre. Ces hormones déclenchent une cascade de réactions, par exemple une augmentation du rythme cardiaque et de la tension artérielle, que le corps est fait pour endurer sur une brève période, en cas de problème grave. Lorsqu'elle est prolongée et répétée, la réponse au stress commence à endommager les tissus et les organes dans tout le corps.

Il y a alors un danger caché, le stress chronique, qui est tellement constant et subtil que nous nous fourvoyons en pensant que nous nous y sommes adaptés. Car c'est une autre histoire que le corps nous raconte. Imaginez la situation suivante.

Un soldat traumatisé est rapatrié après être allé combattre au front. Il semble insensible et hébété. Il se plaint d'épuisement, mais ne peut dormir. Les bruits aigus et soudains l'alarment. Quand il n'est pas agité, il est morose et très souvent déprimé.

Tel est le scénario classique en cas de stress aigu qui s'est prolongé au-delà de la capacité du corps à se remettre convenablement. On pensait autrefois que le stress post-traumatique du soldat était un signe de faiblesse ou de lâcheté, mais aujourd'hui, nous savons que son origine est d'ordre physiologique. Outre le fait que la tolérance au stress, à l'instar de la tolérance à la douleur, varie grandement d'un individu à l'autre, tous les soldats succomberont au stress post-traumatique s'ils subissent un stress aigu d'heure en heure, comme cela est arrivé aux troupes qui étaient soumises à des bombardements permanents dans les tranchées pendant la Première Guerre mondiale.

Imaginez-vous maintenant confortablement installé dans votre canapé, le soir, en train de regarder la télévision, quand tout d'un coup, le chien du voisin se met à aboyer. Vous tentez d'évacuer ce bruit de votre tête, mais peine perdue, le chien ne s'arrête pas. Cela n'est pas considéré comme du stress aigu. Vous ne réagissez pas en sursautant, comme si c'était une question de vie ou de mort. Malgré tout, vous êtes soumis aux trois mêmes facteurs qui aggravent tous les stress :

- *La répétition* : le chien continue d'aboyer, il ne s'arrête pas.
- *L'imprévisibilité* : les aboiements peuvent commencer n'importe quand et vous ne savez pas quand ils se termineront.
- *L'absence de contrôle* : vous n'avez aucun moyen d'empêcher directement le chien d'aboyer.

Ce sont ces trois facteurs qui, généralement, sous-tendent le problème du stress chronique. Bien sûr, ils affectent de manière beaucoup plus grave un soldat qui se bat sur le front. Se faire continuellement bombarder, sans pouvoir prédire quand ni pouvoir arrêter l'artillerie ennemie, décuple le danger réel par rapport à la personne qui subit les aboiements du chien de son voisin. Cependant, la réponse au stress est destinée à vous protéger du danger et malgré l'aptitude du cerveau supérieur à faire la distinction entre les aboiements de chiens et la guerre des tranchées, le cerveau inférieur est quant à lui bloqué des millions d'années en arrière, dans l'évolution. Il fait signe au système endocrinien de sécréter des hormones de stress, non pas abondamment, mais progressivement, comme s'il y avait un rhéostat. Ce goutte-à-goutte, qui traduit une réponse au stress intense, est aussi destructif que le supplice chinois de la goutte d'eau, pour la même raison. Après un certain nombre de stress anodins, l'effondrement total vous guette.

Chacun devrait chercher à prévenir les facteurs aggravants du stress. Nous considérons qu'il s'agit là d'une véritable gestion du stress. Dans la carte des choix figurant ci-dessous, de nombreux facteurs de stress ne peuvent être entièrement éliminés ; la vie moderne ne le permet tout simplement pas. Mais il existe des moyens significatifs d'améliorer la réaction du corps en intégrant des messages plus positifs dans la boucle de rétroaction. Après avoir évoqué les choix qui s'offrent à nous et leur signification, nous revisiterons la science qui s'applique à la gestion du stress.

Lire la carte : Comme pour chaque choix de vie, la carte des choix est divisée en trois parties, selon le niveau de difficulté et l'efficacité prouvée.

Partie 1 : Les choix faciles

Partie 2 : Les choix plus difficiles

Partie 3 : Les choix expérimentaux

Veuillez vous reporter aux pages 144-145 dans la partie sur l'alimentation si vous avez besoin de vous rafraîchir la mémoire sur les trois niveaux de choix. Souvenez-vous également que tous les choix que vous faites sont destinés à être permanents.

Une question se pose d'emblée : faut-il cumuler les choix, un pour l'alimentation et un pour le stress ? Nous savons que chez certains, il y a un sentiment d'urgence qui les pousse à réaliser des changements dans plus d'un seul domaine. Si vous voyez des choix faciles dans deux domaines, pas seulement l'alimentation et le stress, mais également dans d'autres choix de vie sur les six que nous proposons, la décision vous appartient de les mettre en place simultanément. Toutefois, nous ne pensons pas qu'il s'agit de la meilleure stratégie. Si vous cumulez deux choix, vous avez plus de chances de rechuter. Le changement, pour être permanent, doit être abordé dans la simplicité et intégré dans votre mode de vie actuel. Un à la fois semble suffire. Rappelez-vous, si vous ne changez qu'une chose par semaine, cela correspond à cinquante-deux changements par an, ce qui représente une véritable métamorphose.

Vous remarquerez immédiatement que la méditation est le premier choix proposé dans la gestion du stress. Vous trouverez toute une partie sur la méditation à partir de la page 209, passage principal sur le sujet. Pour nous, la méditation est la stratégie la plus importante de réduction de la réponse au stress et de rééquilibrage du système psychosomatique. Gardez-le à l'esprit, quand bien même il y a de nombreux autres choix faciles qui vous sont proposés. Dans la liste des choix plus difficiles, nous vous recommandons de vous confronter à vos émotions négatives. La discussion sur ce sujet sera abordée dans la partie sur les émotions, à partir de la page 245, mais nous considérons que c'est également un moyen de protection important contre le stress.

Stress : la carte des choix

Cochez deux à cinq changements qui seraient faciles à mettre en place dans votre gestion actuelle du stress. Les choix plus difficiles devraient succéder aux choix faciles, à raison d'un par semaine.

PARTIE 1 : LES CHOIX FACILES

- ❑ Méditez tous les jours (voir page 209).
- ❑ Diminuez le bruit de fond et les distractions au travail.
- ❑ Évitez de faire plusieurs choses en même temps. Effectuez les tâches l'une après l'autre.
- ❑ Cessez d'être un facteur de stress pour autrui (voir pages 183-184).
- ❑ Variez vos activités quotidiennes et prévoyez des pauses et temps de repos (voir pages 184-185).
- ❑ Quittez votre travail à l'heure au moins trois fois par semaine.
- ❑ Cessez de décharger votre stress sur vos proches.
- ❑ Évitez les personnes qui sont des sources de conflit et de pression.
- ❑ Soyez en contact avec des personnes qui comptent pour vous.
- ❑ Faites moins de travail ennuyeux et répétitif.
- ❑ Réduisez votre consommation d'alcool à une bière ou un verre de vin par jour, en accompagnement d'un repas.
- ❑ Choisissez-vous un passe-temps.

- Retirez-vous rapidement en cas de situations stressantes.
- Trouvez un exutoire physique pour vous libérer de votre stress quotidien.

PARTIE 2 : LES CHOIX PLUS DIFFICILES

- Cherchez à faire le travail qui a le plus de sens pour vous.
- Soyez responsable plutôt que subalterne.
- Privilégiez la sécurité de l'emploi sur l'argent.
- Économisez pour l'avenir. Prenez toutes les assurances qui conviennent.
- Soyez plus tolérant.
- Autant que possible, cessez de résister.
- Cessez d'assumer trop de responsabilités.
- Arrêtez de travailler chez vous. Le bureau, c'est le bureau ; chez vous, c'est chez vous.
- Prenez davantage de congés.
- Éliminez le travail ennuyeux et répétitif.
- Chaque jour, prenez plaisir à aller vous promener dans la nature.
- Trouvez-vous un confident.
- Trouvez-vous un mentor.
- Ayez une vision de votre avenir.
- Devenez un « guérisseur du stress » (voir pages 190-191).
- Gérez vos émotions négatives : colère, peur, angoisse, jugement, dépression (voir pages 267-268).

PARTIE 3 : LES CHOIX EXPÉRIMENTAUX

- ❑ Devenez votre propre patron.
- ❑ Progressez dans votre sentiment de sécurité intérieure et dans votre estime de vous-même.
- ❑ Devenez le confident de quelqu'un d'autre.
- ❑ Devenez mentor.
- ❑ Formez-vous à la gestion de crise.
- ❑ Confrontez-vous à vos problématiques psychologiques de longue date en suivant une thérapie.

Les explications

Nous avons déjà expliqué que nous reviendrons sur l'apprentissage de la méditation, en tant que stratégie efficace de gestion du stress, dans une partie qui lui sera entièrement dédiée. À part cet aspect, vous aurez remarqué que nous insistons sur votre profession et votre lieu de travail. Il y a deux raisons à cela. Premièrement, presque tout le monde doit travailler avec d'autres personnes dans un environnement dans lequel le stress est inéluctable ; deuxièmement, l'autre source principale de stress, les relations, nécessiterait un livre à part entière, étant donné les nombreuses différences qui existent entre toutes les familles. Réaliser des changements à votre travail vous apprendra la dynamique des principes généraux ; de plus, toute réduction de votre stress aura forcément des répercussions positives à votre retour chez vous.

Si l'on s'en tient pour l'instant à votre lieu de travail, les pressions subies au quotidien peuvent être réparties en trois catégories : les contraintes de temps, les pressions entre collègues et l'obligation de performance. Il est rare qu'une personne ne soit confrontée à aucune de ces pressions, tout travail impliquant des délais, des collègues et des objectifs définis.

Aussi, comment s'adapter à ces constantes ? La plupart des gens sont réactifs. Ils font peu attention à leurs schémas comportementaux répétitifs ; par conséquent, ils sont particulièrement inefficaces dans leur manière de gérer leur stress.

Les moyens inappropriés de faire face au stress

Parmi les réactions inefficaces qui suivent, combien correspondent à votre gestion des pressions professionnelles du quotidien ?

- ❑ Je réagis émotionnellement et parfois, je m'emporte.
- ❑ Je me plains de la pression que je subis, essentiellement auprès des personnes qui n'en sont pas la cause.
- ❑ Je transmets mon stress en me déchargeant sur quelqu'un d'autre.
- ❑ Je tourne le dos aux personnes qui me stressent le plus et je les repousse autant que possible.
- ❑ J'endure le stress jusqu'à ce que j'aie la possibilité de me détendre (en allant à ma salle de sport, en prenant un apéritif, etc.).
- ❑ Je mets encore plus la pression sur moi-même et sur autrui, estimant que cela me rend plus fort et compétitif.

Ces comportements sont généralement inconscients, car quand ils sont examinés de manière rationnelle, on s'aperçoit qu'ils ne nous permettent pas d'atteindre notre but : diminuer les effets nuisibles du stress. Le stress est une boucle de rétroaction. Elle est alimentée par une cause, le facteur de stress (par exemple, un délai serré, un patron odieux, un objectif de vente irréalisable) ; elle alimente une conséquence, votre réaction. Vous avez le choix d'intervenir à n'importe quel moment de la boucle, en modifiant la cause ou la conséquence. Plus vous intervenez en conscience, plus vous avez de chances de diminuer les effets négatifs du stress.

Dans notre carte des choix faciles, certains agissent sur la cause, d'autres sur la conséquence. Par exemple, cessez de faire plusieurs choses à la fois : des études portant sur le cerveau ont montré que cela diminue la performance et augmente l'inattention. Vous pouvez peut-être réduire les bruits extérieurs et les distractions autour de vous sur votre lieu de travail. Ces deux changements agissent sur la cause. Concernant la conséquence, vous pouvez améliorer votre réponse au stress, en cessant par exemple de le transmettre à autrui et en partant dès que possible en cas de situation stressante.

Toutefois, le plus important changement facile est peut-être d'*arrêter d'être un facteur de stress pour autrui*. Cela nécessite davantage de conscience de soi que les autres choix faciles, la conscience de soi étant à notre connaissance ce qu'il y a de plus proche de ce que l'on peut appeler une panacée. Certains des moyens inappropriés de gérer son stress ont déjà été mentionnés. Fondamentalement, l'idée est que l'on crée du stress chez autrui au lieu d'y faire face par soi-même. Beaucoup d'entre nous le font à leur insu en le refoulant et en coupant toute communication qui pourrait pourtant être propice à la résolution du problème. Aller vous détendre dans votre salle de sport peut être une bonne chose pour vous, mais cela n'influence nullement l'atmosphère sur votre lieu de travail. À patron tendu, employés tendus.

Vous êtes une source de stress quand vous avez pour habitude de vous plaindre et de critiquer. Les ronchonneurs ont d'ailleurs du mal à louer et à apprécier autrui. Vous engendrez un stress lorsque vous êtes perfectionniste et que vous n'êtes jamais satisfait. Même des comportements fréquents sur son lieu de travail — par exemple former de petits groupes et dire des ragots dans le dos de quelqu'un — constituent, si l'on est sincère, des facteurs de stress qui peuvent être ravageurs sur le plan émotionnel. C'est une forme d'agression, cause incontestable de stress. Passez votre comportement à la loupe, puis voyez en pages 190-191 si vous pouvez à l'inverse devenir un guérisseur du stress. Quand vous commencerez à voir les effets positifs de vos prises de conscience, vous pourrez vous tourner vers les choix plus difficiles qui vous sont proposés, qui traitent essentiellement d'habitudes plus profondément ancrées, auxquelles il est moins facile de mettre fin.

La gestion du temps peut également réduire le stress, chose à laquelle la plupart des gens ne sont pas attentifs. Varier vos activités tout au long de la journée ouvre de nombreuses possibilités. Le travail au bureau est sédentaire, alors que le corps humain est fait pour bouger. Se lever de son siège une fois par heure suffit à inverser certains des effets négatifs de ce genre de profession. Il y a plusieurs dizaines d'années de cela, un physiologiste de Yale a réalisé une étude sur des athlètes dans le milieu universitaire et leur a demandé de s'allonger dans un lit sans pouvoir se lever pendant une longue période. L'alitement était le protocole traditionnel réservé aux patients se remettant d'une opération chirurgicale, ainsi qu'aux mères venant d'accoucher. Après deux semaines au lit, les athlètes ont perdu l'équivalent de deux années d'entraînement, au vu de leur perte de masse musculaire. Contre toute attente, ce n'était pas simplement l'alitement qui avait fait des dégâts, mais aussi la gravité. Si les sujets se levaient durant la journée et faisaient un minimum d'activité, la perte de masse musculaire était minimisée, l'une des raisons pour laquelle les soins postopératoires et postaccouchement insistent aujourd'hui sur le besoin de se lever et de se déplacer dès que possible.

Outre le fait de se lever et de faire des mouvements au moins une fois par heure, il est important, durant votre journée de travail, que vous trouviez du temps pour faire une pause, et simplement vous détendre, ainsi que pour vous plonger en vous, et méditer ou simplement rester assis en silence, les yeux fermés. Ces activités régénèrent l'organisme. De plus, vous vous sentirez plus centré au niveau psychologique. Il s'avère que quelques mesures simples annulent la tendance qu'a le travail répétitif à renfermer l'individu. C'est le genre de stress de faible intensité auquel on ne fait souvent pas attention.

Les choix plus difficiles se passent d'explications, à l'exception d'un d'entre eux : devenir responsable au lieu de subalterne. Il y a une plaisanterie, au sujet d'un patron, qui se termine ainsi : « Les crises cardiaques, ce n'est pas pour moi ; c'est pour mes employés. » Il y a une vérité physiologique derrière cette formule. Plus vous êtes indépendant, moins vous suivez d'ordres de vos supérieurs, moins vous éprouvez de stress. Cette découverte n'a aucun rapport avec le nombre d'heures que vous passez à travailler. Plus vous vous élevez sur l'échelle hiérarchique, plus vous avez de chances d'aimer votre travail, mais également de travailler en plus chez vous le soir. Il est fréquent d'entendre des personnes qui adorent leur travail affirmer qu'entre le bureau et la maison, elles effectuent quatre-vingts heures par semaine.

Seul le PDG d'une entreprise n'a de comptes à rendre à personne au-dessus de lui (ses insomnies sont liées aux exigences des actionnaires), ce qui nous amène à l'un de nos choix expérimentaux. L'idée de ces choix est d'acquérir une plus grande indépendance en lançant votre propre entreprise, l'idéal pour la plupart d'entre nous. Mais être indépendant ne signifie pas seulement être son propre patron. Adopter une vision à long terme dans votre vie vous apporte une forme d'indépendance qui a beaucoup plus de sens. Travailler sur ses problématiques psychologiques profondes ouvre la voie à une liberté psychologique qui vous rendra indépendant de votre passé et des fardeaux que vous portez sur vos épaules. Il s'agit de choix significatifs qui dépassent le simple cadre de la gestion du stress, mais qui pourtant sont véritablement transformateurs.

Les données scientifiques

Le stress a été le premier domaine dans lequel on a pu prouver l'existence d'un lien entre le corps et l'esprit, ce qui a ouvert la porte aux innombrables recherches et confirmations actuelles. La raison principale pour laquelle on s'est intéressé au stress était probablement la simplicité. Extraire des tissus cérébraux un neurotransmetteur tel que la sérotonine ou la dopamine est un travail difficile, astreignant. Vous devez travailler sur des échantillons de tissus morts et non pas en temps réel ; de plus, les sujets sont rarement des êtres humains, bien sûr. Mais les hormones de stress telles que le cortisol et l'adrénaline se précipitent dans le sang en temps réel et peuvent être échantillonnées sur l'instant en prélevant du sang. En outre, les effets physiques des réactions de survie sont facilement observables en nous-mêmes.

Des découvertes significatives ont permis de mieux comprendre ce qui se passait et c'est ainsi que des chercheurs spécialisés dans la question du stress ont pu prouver que l'imprévisibilité, la répétition et l'absence de contrôle sont des facteurs qui aggravent le stress. Dans une expérience classique, des souris ont été placées dans des cages qui envoyaient de légères secousses électriques. En soi, chaque secousse était inoffensive. Mais elles étaient envoyées de manière répétée et dans des intervalles aléatoires ; les souris n'avaient aucune échappatoire. Au bout de quelques jours seulement, ces rongeurs étaient devenus moroses et apathiques. Leur réponse immunitaire était sévèrement compromise et certaines sont même mortes de ces secousses « inoffensives ». Cette expérience a permis de comprendre de quelle manière un stress chronique peu intense endommage le corps. Elle a également mis fin au mythe selon lequel le fait de succomber à un stress répété serait un signe de faiblesse ou indiquerait un défaut de caractère : en réalité, l'individu ne peut le supporter sur le plan physiologique.

À l'ère de l'épigénétique, ces découvertes ont été faites au cœur de notre physiologie, dans l'espoir, grandissant, que l'on pourra modifier et améliorer sa réponse au stress. La nourriture que vous mangez, ainsi que votre niveau de stress, peut provoquer des modifications épigénétiques et altérer l'activité génique. Dans une étude portant sur les effets de l'Holocauste sur l'activité génique, des chercheurs de l'école de médecine Icahn du Mont-Sinaï, à New York, ont sélectionné 80 enfants qui avaient au moins un parent ayant survécu à l'Holocauste et ils les ont comparés avec 15 enfants « démographiquement similaires » dont les parents n'avaient pas survécu à l'Holocauste. Les résultats sont décrits dans un récit émouvant à la première personne écrit par la fille d'un survivant, Josie Glausiusz, dans la revue *Nature*, dans son numéro de juin 2014.

Au printemps 1945, pendant deux semaines, le père de Josie Glausiusz, « la mère de ce dernier et trois frères ayant survécu avaient été enfermés dans un train bondé, en compagnie de 2 500 autres prisonniers de Bergen-Belsen, le camp de concentration allemand dans lequel mon père avait été incarcéré depuis le 6 décembre 1944, écrit-elle. Pendant quatorze jours, la famille a survécu grâce à de minuscules rations de pelures de pommes de terre crues et de maïs récupérées, pendant que le "train perdu" se faufilait au hasard en Allemagne de l'Est, bloqué par l'avancée des armées russes et américaines, avant de s'arrêter dans une forêt près de la petite ville allemande de Tröbitz. »

Les passagers piégés dans les wagons de marchandises ignoraient que leurs ravisseurs allemands avaient détaché la locomotive et s'étaient enfuis avec pendant la nuit. Soudain, deux soldats russes sont apparus sur des chevaux blancs et ont brisé tous les cadenas qui enfermaient les prisonniers.

Josie Glausiusz, qui avait grandi avec cette terrible histoire en toile de fond, s'est portée volontaire en 2012 pour participer à l'étude réalisée par cette école de médecine. Rachel Yehuda, une neuroscientifique, directrice du département du stress traumatique de cette école, en était à la tête. Le but de l'étude était de « déterminer si le risque de maladie mentale liée au traumatisme se transmettait biologiquement d'une génération à l'autre. En particulier, les chercheurs voulaient voir si ce genre de risque pouvait être transmis de manière héréditaire par l'intermédiaire de marques épigénétiques ».

Josie Glausiusz a ainsi expliqué les tenants et aboutissants de sa participation : « Au cours de l'étude, j'ai répondu à un questionnaire internet destiné à évaluer ma santé émotionnelle en tant que fille de survivants de l'Holocauste et à savoir si mes parents étaient atteints d'un trouble de stress post-traumatique (TSPT). Une psychologue m'a interrogée sur les expériences qu'avaient vécues mes parents en temps de guerre et sur mes antécédents en matière de dépression et d'anxiété. On m'a fait des analyses de sang et d'urine, qui ont permis de mesurer d'une part une hormone appelée cortisol, qui permet au corps de réagir au stress, et d'autre part la méthylation du promoteur du gène GR-1F, qui encode un récepteur des glucocorticoïdes, se fixant sur le cortisol et entravant la réponse au stress. »

Les découvertes se sont avérées quelque peu contradictoires : les résultats étaient fonction du parent qui avait souffert d'un TSPT après avoir survécu à l'Holocauste. Pour faire simple, la clé consiste à déterminer si les marques épigénétiques entraînaient une augmentation ou une diminution du cortisol circulant dans le sang des enfants. On a constaté que les enfants de parents atteints tous deux d'un TSPT avaient une plus grande activité génétique conduisant à la production du récepteur des glucocorticoïdes, qui contribue à enrayer la réponse au stress en se fixant sur le cortisol (le rendant ainsi inefficace). L'activation du gène désactive le stress.

Quand un seul parent était atteint du TSPT, les résultats étaient incertains. « Les enfants de pères atteints d'un TSPT sont "probablement plus enclins à la dépression ou au stress chronique", d'après Rachel Yehuda. Mais c'est l'inverse qui semble se produire chez les bébés des mères atteintes d'un TSPT. » Ces enfants avaient un taux de cortisol plus bas. Pourquoi ?

Voici une explication possible : « Les mères ayant survécu à l'Holocauste, explique Rachel Yehuda, craignaient souvent d'être séparées de leurs enfants. "Quand on a été exposé à de nombreuses pertes et que l'on est très inquiet à l'idée de perdre à nouveau des proches, on s'accroche de trop, littéralement". Les enfants de l'Holocauste, poursuit-elle, se plaignent souvent que leur mère les couvait.

Bien que n'étant pas parvenue à identifier le mécanisme responsable de ces changements, Rachel Yehuda pense que les modifications épigénétiques pourraient se produire avant la conception chez les pères, mais soit avant la conception, soit pendant la gestation chez les mères. »

Nous avons beaucoup hésité à évoquer ces expériences atroces, mais cette étude sur l'Holocauste a permis une avancée majeure. D'après Rachel Yehuda, autant que le sût son équipe, « c'est la première indication chez les êtres humains [...], en l'occurrence chez les bébés, d'une marque épigénétique liée à ce qu'a vécu un parent avant la conception» (une expérience préalable réalisée sur des souris et déjà évoquée avait montré que les soins prodigués par une mère à son souriceau provoquaient des marques épigénétiques agissant sur la réponse au stress ; le comportement affectueux des bonnes mères réduisait l'angoisse de leurs progénitures, ainsi que leur taux de cortisol). Il est également important d'indiquer que cette étude est controversée, notamment parce que l'analyse biochimique des différences liées aux sexes est complexe et les différences trouvées par Rachel Yehuda étaient minimes, ou, comme elle le dit, «nuancées». Il faut également remarquer que même si elle n'avait pas pu obtenir d'explication épigénétique, la psychiatrie savait depuis longtemps, grâce à diverses études, que les effets du TSPT pouvaient être transmis, en l'occurrence aux enfants de survivants de l'Holocauste.

Pour une science efficace

D'après une vieille plaisanterie, «Avoir les cheveux gris se transmet. Par nos enfants.» La science montre que les choses vont dans les deux sens. D'ailleurs, on se préoccupe bien plus d'éviter de transmettre son stress à sa famille plutôt qu'à ses collègues de travail. Mais dans les deux cas, la meilleure approche est la même : devenir un guérisseur du stress. Votre comportement d'aujourd'hui aura probablement des conséquences dans un avenir lointain.

Quand vous réalisez que vous n'êtes pas simplement victime du stress, mais que vous en êtes aussi une source potentielle, votre comportement change. Voici quelques choix positifs que vous pouvez adopter pour soulager le stress dans votre environnement professionnel ; ils peuvent également s'appliquer aux relations et à la famille.

Comment devenir guérisseur du stress

Parmi les comportements positifs suivants, combien en mettez-vous en pratique ?

- ❑ Demander aux autres comment ils se sentent et écouter la réponse.
- ❑ Ne pas persister à vouloir se faire entendre.
- ❑ Toujours faire preuve de respect. Ne jamais rabaisser les autres ni trouver de bouc émissaire.
- ❑ Ne jamais critiquer quelqu'un en public.
- ❑ Accepter d'être à l'écoute d'autant de personnes que possible.
- ❑ Louer et apprécier le travail d'autrui.
- ❑ Être loyal pour mériter la loyauté des autres.
- ❑ Éviter tout commérage et toute médisance.
- ❑ Attendre d'avoir retrouvé son calme avant de gérer une situation qui vous met en colère.
- ❑ Laisser à ses collègues et employés suffisamment de marge de manœuvre pour prendre leurs propres décisions.
- ❑ Être ouvert à de nouvelles idées, quelle qu'en soit l'origine.
- ❑ Ne pas favoriser un petit cercle à l'exclusion des autres.
- ❑ Gérer les tensions qui apparaissent au lieu de les nier ou d'espérer qu'elles se résoudront d'elles-mêmes.
- ❑ Ne pas être un perfectionniste éternellement insatisfait.
- ❑ Traiter les deux sexes de manière égale.

Si vous avez déjà adopté la plupart des comportements listés ci-dessus, ou tous, félicitations ! Vous êtes déjà un guérisseur du stress. Cependant, la plupart d'entre nous doivent faire des efforts conscients pour changer leurs habitudes, à petite ou grande échelle. Nous ne sommes pas soumis à des expérimentations en laboratoire sur le stress, pourtant, notre vie est bel et bien un laboratoire dans lequel nous nous confrontons à de nombreux stress. C'est à nous qu'il appartient de conscientiser le rôle que nous jouons dans un monde qui croule sous les exigences, la pression et les crises. Il y a une vérité qu'on ne se lasse jamais de répéter : c'est l'individu qui est à la base de la guérison.

L'exercice

Transformer de bonnes intentions en actions

Le secret, dans tout ce qui a trait à l'exercice, peut être révélé en une seule phrase : « Continuez, ne vous arrêtez pas. » Mieux vaut être actif toute sa vie, quitte à se modérer, que de faire du sport dans le secondaire et en université, avant de s'arrêter au fil des années. L'objectif principal est de persévérer, et non de se démener. Mais pour cela, il faut faire un choix conscient, auquel vous aurez la volonté de vous en tenir. La bonne nouvelle est que plus vous continuez de vous activer, plus vous en aurez envie. L'activité physique devient une habitude à laquelle on s'adapte assez rapidement, sans parler du fait que cela contribue à créer de nouvelles voies neuronales dans le cerveau.

Faire de l'exercice a un avantage et un inconvénient dans la vie moderne : l'avantage, c'est que nous ne sommes plus les esclaves d'un travail physique éreintant ; l'inconvénient est que l'avantage a été poussé trop loin. La vie moderne ramollit physiquement la plupart des gens. Pourtant, malgré le prix que notre corps doit payer, nous semblons nous contenter du *statu quo*. Si on leur donne le choix, la plupart des gens préfèrent :

- rester assis plutôt que faire des mouvements ;
- avoir des distractions plaisantes (télévision, jeux vidéo, Internet) au lieu de faire du sport ;

- faire du travail mental plutôt que du travail physique ;
- laisser des machines accomplir les tâches physiques, au lieu de faire travailler leurs muscles ;
- laisser leurs enfants passer plus de temps devant leur ordinateur et moins de temps à jouer dehors.

Ce sont là des choix modernes et la tendance ne s'inverse pas. Tant que les choses en resteront là, les inconvénients d'une vie sédentaire, par exemple une augmentation de l'obésité et du diabète de type 2, continueront de gangréner la société et les bienfaits du sport, en matière de santé cardio-vasculaire, de prévention de certains types de cancer et d'améliorations mentales, seront autant d'opportunités ratées. En 2013, seuls 20 % des adultes américains suivaient les recommandations en matière d'exercices réguliers, à savoir 2 h 30 d'aérobic modérée par semaine ou la moitié si vous pratiquez vigoureusement. Un individu qui a entre 18 et 24 ans a deux fois plus de chances de faire de l'exercice qu'une personne qui a plus de 65 ans (31 % contre 16 %), bien qu'il soit évident que les deux groupes qui bénéficient le plus de l'activité physique sont les très jeunes et les très âgés.

Pour nos ancêtres, le repos était un luxe ; pour la plupart d'entre nous, le luxe est de trouver du temps pour aller faire du sport. Au début du XXe siècle, environ 80 % des calories dépensées pour faire tourner une ferme provenaient toujours de l'activité musculaire de l'agriculteur. Tout cela malgré l'invention des machines agricoles et l'usage répandu des chevaux de labour, des moissonneuses et des chariots. Ce genre de vie, dans laquelle l'activité physique était dure et constante, était le résultat de notre évolution. Notre corps est tout à fait adapté à une activité beaucoup plus intense qu'on ne le suppose. Des éléments indiquent que les chasseurs-cueilleurs primitifs avaient une durée de vie de 70 ans. C'étaient les conditions extérieures qui raccourcissaient leur vie (maladies, mortalité infantile, exposition aux éléments), et non la fragilité innée de leur corps.

Dans la mesure où la plupart d'entre nous n'ont pas besoin de chasser, de cueillir, de labourer, de porter du foin dans un grenier ou de faire leur pain (la liste est extensible à l'infini), il ne nous reste presque aucun travail physique. Par conséquent, qu'importe qu'on nous ressasse les bienfaits de l'alimentation et de l'exercice, les bonnes intentions l'emportent sur le passage à l'action. Et c'est justement parce qu'il y en a peu qui passent à l'acte que nous privilégions la gestion du stress à l'exercice dans notre mode de vie. Davantage de personnes ont plus de chances de réduire les pressions dans leur vie quotidienne que de se lever de leur siège et de commencer à s'activer.

Nous sommes réalistes et nous savons que les remontrances ne motiveront jamais les gens à changer. La culpabilité ne sert qu'à vous empêcher d'utiliser votre abonnement à votre salle de sport. D'ailleurs, l'équilibre entre la douleur et le plaisir ne sera jamais non plus une véritable motivation. Toute personne qui aime faire de l'exercice a de très grandes chances de courir, de faire de la musculation ou du sport en général depuis son enfance. Son corps est conditionné pour le sport et la boucle de rétroaction, qui procure des sensations fortes au coureur et la « bonne fatigue » d'une séance d'entraînement, est une source de plaisir. Cependant, pour toute personne qui n'a pas l'habitude de faire de l'exercice, c'est l'inverse qui est vrai. Le sport agit sur le corps comme le travail physique et entraîne (au début) fatigue et douleurs musculaires. Le corps d'une personne qui ne fait pas d'exercice est habitué à la position assise, qui a des effets secondaires essentiellement à long terme. Il peut falloir des années avant que commence à apparaître une maladie cardiaque, un diabète de type 2 ou un excès de poids.

Par conséquent, notre but est de vous proposer des choix faciles pouvant modifier la boucle de rétroaction, ce qui signifie que faire un peu d'activité physique donne envie d'en faire plus. En outre, les changements recommandés doivent être permanents. Il n'est pas bon de vous activer sur de courtes périodes, avant de ne rien faire pendant longtemps. L'adaptation se fait naturellement, dès lors qu'il y a constance et régularité. Il vaut mieux monter les escaliers tous les jours plutôt que d'enlever à la pelle la neige qui recouvre l'entrée de votre garage six fois dans l'hiver.

Lire la carte : Comme pour chaque choix de vie, la carte des choix est divisée en trois parties, selon le niveau de difficulté et l'efficacité prouvée.

Partie 1 : Les choix faciles

Partie 2 : Les choix plus difficiles

Partie 3 : Les choix expérimentaux

Veuillez vous reporter aux pages 144-145 dans la partie sur l'alimentation si vous avez besoin de vous rafraîchir la mémoire sur les trois niveaux de choix. Vous devriez faire au total un changement par semaine, et non un par catégorie de choix de vie. Souvenez-vous également que tous les choix que vous faites sont destinés à être permanents.

Exercice : la carte des choix

Cochez deux à cinq changements qui seraient faciles à mettre en place dans votre pratique physique actuelle. Les choix plus difficiles devraient succéder aux choix faciles, à raison d'un par semaine.

PARTIE 1 : LES CHOIX FACILES

- ❑ Levez-vous et faites des mouvements une fois par heure.
- ❑ Quand vous voulez prendre l'ascenseur, montez par l'escalier jusqu'au deuxième étage avant d'appuyer sur le bouton.
- ❑ Faites vous-même le ménage au lieu de faire appel à une femme de ménage.
- ❑ Promenez-vous d'un bon pas après le dîner.

- ❑ Dans un parking, choisissez le coin le plus éloigné (tant qu'il est sécurisé et bien éclairé).
- ❑ Si vous promenez déjà votre chien tous les jours, marchez plus longtemps et d'un pas plus vif.
- ❑ Si votre destination est à moins de 1,5 kilomètre, allez-y à pied au lieu de prendre la voiture.
- ❑ Achetez un step d'aérobic et servez-vous-en tous les jours pendant un quart d'heure tout en regardant la télévision ou en écoutant de la musique.
- ❑ Sortez entre cinq et dix minutes trois fois par jour.
- ❑ Pratiquez une activité physique qui vous plaise, telle que du jardinage, du golf...
- ❑ Consacrez cinq à dix minutes par jour à la gymnastique suédoise.
- ❑ Faites plus de la moitié des tâches dans votre jardin.
- ❑ Faites de la musculation légère pendant que vous regardez la télévision.

PARTIE 2 : LES CHOIX PLUS DIFFICILES

- ❑ Liez-vous d'amitié avec des personnes plus actives et joignez-vous à elles dans leurs activités.
- ❑ Consacrez la moitié de votre pause repas à faire de l'exercice physique.
- ❑ Si vous emmenez vos enfants dans un parc, jouez avec eux au lieu de les regarder.
- ❑ Quand vous voulez prendre l'ascenseur, montez par l'escalier jusqu'au troisième ou quatrième étage avant d'appuyer sur le bouton.

- ❑ Deux fois par semaine, prévoyez une activité physique commune avec votre partenaire.
- ❑ Achetez un step d'aérobic et servez-vous-en tous les jours pendant une demi-heure tout en regardant la télévision ou en écoutant de la musique.
- ❑ Reprenez un sport que vous aimiez pratiquer.
- ❑ Consacrez chaque jour deux séances de cinq à dix minutes à la gymnastique suédoise.
- ❑ Marchez au total trois heures par semaine.
- ❑ Faites vous-même tout le travail qu'il y a à faire dans votre jardin.
- ❑ Portez-vous volontaire pour aider les personnes qui ont besoin de quelqu'un pour faire le ménage, de la peinture ou des réparations.
- ❑ Faites une randonnée chaque week-end quand le temps est favorable.
- ❑ Dans votre salle de sport, faites appel aux services d'un coach.

PARTIE 3 : LES CHOIX EXPÉRIMENTAUX

- ❑ Suivez des cours de remise en forme.
- ❑ Faites du yoga (voir aux pages 200-201).
- ❑ Soyez le meneur de votre groupe de randonneurs.
- ❑ Entraînez-vous pour faire du sport en compétition et tenez-vous-y.
- ❑ Trouvez un(e) partenaire avec qui faire régulièrement de l'exercice.
- ❑ Jouez au tennis.

Les explications

Les choix qui vous sont proposés dans la première partie sont très faciles. Il vous faudra les mettre régulièrement en pratique pour atteindre les recommandations officielles qui correspondent à 2 h 30 d'aérobic modéré par semaine, en plus d'un certain temps de musculation. Mais la barre pourrait vous paraître trop haute si vous êtes quelqu'un d'inactif. Alors voici une bonne nouvelle : le plus bénéfique consiste à se lever de son siège. Cesser de mener une vie totalement sédentaire, telle est l'étape majeure dans la prévention des effets néfastes de l'inactivité. Le risque de maladie augmente grandement avec l'âge si vous ne faites pas de mouvement. Et même, une inactivité drastique finit par entraîner un taux de mortalité de 30 % supérieur chez les hommes ; chez les femmes, il double. La « nouvelle jeunesse » des seniors, qui restent actifs et dynamiques bien au-delà de 65 ans, a permis d'inverser l'une des tendances les plus malsaines de la vie sociale.

Plus vous faites d'activité, mieux votre corps réagira. Si vous faites déjà deux kilomètres de jogging, mais que vous décidez d'accélérer la cadence, les effets obtenus seront encore meilleurs. Ce dont ont le plus besoin votre cœur, votre cerveau, votre système circulatoire, vos lipides sanguins et votre glycémie est de faire *un peu* d'activité, après quoi vous pourrez envisager d'en faire plus.

À l'âge mûr, faire du sport diminue le risque de maladie chronique. Cela a été maintes fois prouvé par des analyses statistiques. Mais, à l'inverse des autres facteurs de risque, faire de l'exercice va plus loin que ce que nous disent les statistiques. Cela améliore la vie de tout individu, quel que soit son niveau d'activité. Chez les personnes très âgées, qui ont 80 ans et plus, faire de la musculation légère quelques minutes chaque jour en faisant un minimum d'effort (par exemple en ne soulevant qu'un poids de 2 kg) peut doubler ou tripler le tonus musculaire.

Notre intérêt n'est pas de vous inciter à soulever des poids plus lourds ou à courir plus vite. Nous voulons équilibrer les choses afin que l'activité physique ne soit pas réservée essentiellement aux jeunes et que les moins jeunes s'y remettent. Il est bien plus important de créer un équilibre que d'être très actif pendant sa jeunesse et inactif pendant sa vieillesse. Votre corps s'adapte à ce que vous faites *à long terme*, et non à court terme. Tel est également le secret pour prendre du plaisir à faire de l'exercice : plus vous alimentez la boucle de rétroaction entre les muscles et le cerveau, plus vous la stimulez. De même qu'un biceps ou un muscle abdominal s'atrophie quand on ne s'en sert plus, les boucles de rétroaction du corps doivent être utilisées ; plus elles transmettent de messages, plus elles sont dynamiques.

Bien sûr, notre espoir est que vous passiez aux choix plus difficiles qui vous sont proposés. Laissez-vous le temps. Si vous passez deux mois à monter deux étages par les escaliers avant d'appuyer sur le bouton de l'ascenseur, le cap suivant, qui consistera à monter jusqu'au troisième ou quatrième étage, se fera naturellement. Mais si vous décidez demain de monter quatre étages à pied, vous vous sentirez probablement épuisé et votre corps vous enverra le message : « Cela demande du travail. » Or, ce message n'est pas le bon, en tout cas pas si votre attention est de prendre du plaisir à monter les escaliers.

Si nous devions choisir une seule activité qui soit la plus efficace pour le corps et le mental, ce serait le yoga. Le terme exact est *hatha yoga*, l'une des huit branches de la tradition ancienne du yoga. Les autres sont liées au mental et au comportement, mais le corps ne peut être exclu quand on cherche à s'élever en conscience. En sanscrit, *yoga* signifie « union » et est lié au mot français « joug ». Si le concept d'illumination peut sembler mystérieux, l'objectif du yoga, l'harmonie du corps, du mental et de l'esprit, est quant à lui raisonnable. Chaque posture (ou asana) enseignée en yoga nécessite de concentrer le mental pour diriger le flux d'énergie physique dans le corps.

Non pas que les deux soient séparés. Quand la conscience est en mouvement, l'énergie l'est aussi. Les enseignements du hatha yoga peuvent être très subtils et même ésotériques. La circulation de l'énergie vitale (*prana*) régulée par la respiration peut être influencée de manière extrêmement précise. La circulation d'énergie vitale reliée directement au mental (*Shakti*) est encore plus précise et exacte. Il est dit qu'une seule syllabe d'un mantra, par exemple, a une influence qui s'étend du corps et du mental à tout l'environnement.

Le sujet est si fascinant que nous consacrons une partie à la conscience pour expliquer en quoi elle est le pivot entre le bien-être quotidien et le bien-être radical. Le hatha yoga nous permet de faire un pas dans cette direction. Simultanément, il améliore la conscience du corps, vous remet dans votre dimension physique, améliore votre concentration et tonifie vos muscles. Ironie du sort, cette pratique attire essentiellement des hommes en Inde et des femmes en Occident. En Inde, la quête de l'élévation de la conscience est en théorie ouverte à tout un chacun, mais en pratique, les femmes en sont exclues. En Occident, il est fréquent de voir les hommes mépriser le yoga, car cela ne ressemble en rien à de la musculation ou de l'aérobic. Ces deux attitudes sont biaisées et elles doivent changer.

Les données scientifiques

Pour le moment, l'analyse épigénétique de l'activité physique est un domaine si nouveau qu'il n'existe que peu d'études, mais cela n'a pas empêché la génétique d'apporter une contribution majeure. Nous savons aujourd'hui qu'une attitude holistique n'est pas qu'une question de préférence personnelle : c'est une nécessité pour tout le monde. Puisque des centaines et parfois des milliers d'activités géniques sont modifiées sous l'influence des choix de vie, on ne peut isoler l'exercice physique de l'alimentation ou l'alimentation du stress. Cette évolution a de très nombreuses implications.

Par exemple, les professionnels de la santé minimisaient autrefois les risques liés à une vie sédentaire. Si vous demandiez il y a trente ans à un médecin quels problèmes engendrerait une inactivité physique, la seule réponse, ou presque, qu'il vous donnait était l'atrophie par inactivité, c'est-à-dire la réduction des tissus musculaires lorsque le muscle n'est pas utilisé. Aujourd'hui, nous prenons conscience qu'un ensemble important de problèmes psychosomatiques provient du mode de vie sédentaire : c'est le cas des maladies cardiaques, de l'angoisse, de la dépression, de l'hypertension et du diabète. L'image affectueuse d'une grand-mère rondouillette assise dans son rocking-chair est aujourd'hui synonyme de problèmes de santé et de diminution du bien-être.

Ces effets néfastes peuvent être observés en se penchant sur les statistiques concernant la population générale, mais l'épigénétique pourra un jour peaufiner les risques encourus par l'individu. Car parfois, ce qui vaut pour un grand nombre ne vaut pas pour l'individu. Par exemple, parmi la population, il est bien établi que l'inactivité entraîne l'obésité, car dépenser moins de calories que ce que le corps absorbe augmente la production de graisse dans le corps. Mais comme nous l'avons vu, la croyance ancienne selon laquelle « le corps absorbe autant de calories qu'en contient l'aliment » n'est plus d'actualité.

Pour parvenir à trouver un éventuel lien génétique entre l'activité physique et les graisses dans le corps, une étude réalisée à l'université suédoise de Lund s'est penchée sur les effets de l'activité physique sur les modifications épigénétiques des gènes dans les cellules graisseuses. Les chercheurs ont constaté que le sport donnait lieu à des changements épigénétiques dans l'activité génique (par l'intermédiaire des groupes méthyle) qui affectaient l'accumulation de graisse dans l'organisme. Ils ont étudié le génome de cellules graisseuses chez vingt-trois hommes en bonne santé, âgés de 35 ans, avant et après avoir suivi des cours d'aérobic pendant six mois, à raison de plus ou moins deux fois par semaine. Ils ont découvert que faire de l'exercice provoquait des changements épigénétiques dans 7 000 gènes, dont un grand nombre entraînait des changements pangénomiques dans la méthylation de l'ADN des cellules graisseuses, ce qui modifie l'activité pour améliorer leur métabolisme.

La méthylation peut supprimer des groupes méthyle s'ils sont convenablement révélés par les histones, qui travaillent de pair avec l'ADN dans la mise en place des modifications épigénétiques, soit en l'exposant aux marques épigénétiques, soit en l'en dissimulant (en essence, le bouton de commande est rendu soit accessible, soit inaccessible). Quand on fait de l'exercice physique, les schémas de méthylation changent : certains gènes sont désactivés par des groupes méthyle et d'autres activés par déméthylation. Il s'agit là de modifications complexes, mais en essence, les boutons qui commandent l'activation des gènes favorisant l'inflammation sont éteints (régulés à la baisse), tandis que ceux qui commandent l'activation des gènes anti-inflammatoires sont allumés (régulés à la hausse). Il ne fait aucun doute que l'accumulation d'éléments concernant les changements de mode de vie ne fera qu'amplifier le débat sur le rôle de l'inflammation dans la dynamique psychosomatique.

Souvent, quand on commence à faire de l'exercice, on a pour objectif de perdre du poids ; en réalité, les résultats sont mitigés. Le nombre de calories consommées lors d'une activité physique n'est pas aussi important qu'on le suppose. Marcher d'un assez bon pas fait brûler 280 calories par heure. La randonnée, le jardinage, la danse et la musculation génèrent quant à eux une dépense d'environ 350 calories par heure. À raison de 290 calories l'heure, le vélo, à moins de 15 km/h, engendre une consommation d'énergie à peine plus élevée que la marche. Si votre activité physique est vigoureuse (course, nage ou aérobic), votre consommation s'établit entre 475 et 550 calories par heure. Mais même un match intense de base-ball ne fait brûler que 400 calories par heure. Si l'on considère qu'un muffin à la myrtille de taille moyenne contient 425 calories, on comprend mieux pourquoi l'exercice seul n'est pas la solution à la perte de poids.

Cependant, si l'on adopte une perspective holistique, il y a tant d'autres choses qui changent, quand on fait de l'exercice physique, que les dépenses caloriques diminuent considérablement. Dans une étude, des personnes en surpoids ont été réparties en trois groupes. Les trois ont parcouru 1,5 km, le premier groupe en courant, le deuxième en trottinant et le troisième en marchant. À la fin de l'étude, le groupe qui avait perdu le plus de poids était celui qui avait marché. Une première raison est liée au métabolisme. Quand vous commencez à mouiller le maillot, votre corps passe du métabolisme aérobie, qui brûle des calories, au métabolisme anaérobie, qui n'en dépense pas. Par conséquent, dans certains cas, moins de souffrance entraîne plus de bienfaits. La clé semble être de faire de l'exercice peu intensément, mais régulièrement. Pourtant, même cette bonne nouvelle semble être contrebalancée par le fait que l'exercice, qui nécessite une dépense physique, peut vous donner faim. De plus, une pratique sportive plus intense développe la masse musculaire, qui est plus lourde que la graisse stockée dans l'organisme. Après avoir pris ces variables en considération, nous insistons sur notre principe fondamental, à savoir qu'il vaut mieux faire des changements simples et persévérer, sans s'arrêter.

On a découvert très peu de choses sur l'impact épigénétique d'une tentative de perte de poids. D'un côté, il semble que l'obésité à l'âge adulte soit liée à des expériences de l'enfance et de l'adolescence qui ont des répercussions plus tard. La méthylation peut avoir gravé de mauvaises habitudes et l'hyperphagie dans l'activité génétique d'une personne. Il y a également la question de l'importance de l'influence épigénétique qui est transmise des parents obèses à leurs enfants. Nous vous avons fait part des données provenant de la famine hollandaise durant la Seconde Guerre mondiale, mais les résultats qui ont été trouvés ont pour origine une privation extrême, qui a ensuite engendré des modifications génétiques qui ont apparemment augmenté le risque d'obésité chez les enfants, selon que leur mère était enceinte pendant les périodes de famine ou d'abondance. Mais c'est une tout autre histoire de trier les marques épigénétiques en fonction de la cause qui est à l'œuvre, car des parents obèses peuvent facilement transmettre de mauvais comportements alimentaires, ainsi que des marques épigénétiques liées à leurs expériences avant et pendant la grossesse.

Une étude espagnole tout aussi significative a été réalisée sur 204 adolescents en surpoids ou obèses, auxquels on a fait suivre un régime de dix semaines. On sait bien que l'obésité à l'adolescence entraîne une augmentation du risque de contracter un ensemble de maladies à l'âge adulte, et pas seulement l'obésité. Dans cette étude, le programme proposé avait de multiples facettes. Les adolescents ont reçu un régime et un programme d'exercices personnalisés. Ils participaient à des réunions hebdomadaires qui leur permettaient d'obtenir davantage d'informations sur le plan nutritif et sportif, et ils recevaient un soutien psychologique.

Au bout des dix semaines, les chercheurs ont sélectionné les sujets considérés comme réagissant fortement ou faiblement au programme, en fonction de leur IMC (indice de masse corporelle, qui permet de mesurer le pourcentage de graisse dans le corps) et de la quantité de poids perdu. En observant les épigénomes de ces sujets, les scientifiques ont trouvé des corrélations fortes. Les sujets qui réagissaient fortement et faiblement avaient des différences au niveau de la méthylation à quatre-vingt-dix-sept endroits de leur ADN. Comme cela était indiqué sur le site internet d'épigénétique EpiBeat, il y avait un lien avec l'inflammation. « Les gènes concernés appartiennent à des réseaux associés au cancer, à la réponse inflammatoire, au cycle cellulaire, aux échanges entre cellules immunitaires, ainsi qu'au développement et à la fonction du système hématologique. »

Dans cinq endroits, les changements étaient si différents que simplement en examinant les groupes méthyle qui s'y trouvaient, on pouvait prédire quels sujets réagiraient fortement ou faiblement à un programme de perte de poids. Plus les différences étaient importantes, mieux l'individu réagissait au programme. Ces résultats traduisent deux possibilités. Premièrement, le typage épigénétique pourrait nous permettre de savoir à l'avance pour qui il sera facile ou difficile de perdre du poids. Deuxièmement, nous pourrions être en mesure d'identifier les activités génétiques favorisées par l'exercice physique.

Le problème n'est qu'en partie résolu quand on a établi avec plus de précision le rapport avec les gènes. Au départ, on pensait que la méthylation avait lieu dans l'utérus et durait toute la vie. Aujourd'hui, on découvre que les changements épigénétiques sont dynamiques, constants et souvent très rapides, se déroulant en vingt-quatre heures. Des substances chimiques connues sous le nom de déméthylases peuvent retirer les groupes méthyle et ont été associées à un gène spécifique (FTO, ou « gène de l'obésité »). Les variantes de ce gène sont davantage associées au risque d'obésité que tout autre gène. Comme cela a été indiqué par des chercheurs en épigénétique à l'université d'Alabama, à Birmingham, on pense que les instructions encodées dans le gène FTO créent une protéine qui agit en tant que déméthylase. Ces protéines pourraient servir à activer ou désactiver le gène à l'origine de l'obésité, bien que le mécanisme exact soit encore inconnu, de même qu'on ne sait toujours pas pourquoi le gène FTO est associé à l'obésité. Mais on a fait une découverte capitale : faire régulièrement de l'exercice « annule en grande partie le risque accru d'obésité associé aux variantes du gène FTO. Aussi, nul n'est condamné par ses gènes », a déclaré la responsable de l'équipe, Molly Bray.

Peu d'études ont été réalisées établissant un rapport direct entre exercice physique et microbiome. Mais une découverte intéressante nous vient d'Irlande, où une équipe de la University College Cork a comparé 40 joueurs de rugby professionnel à un groupe de contrôle composé d'hommes adultes en bonne santé. Les athlètes étaient au vert, dans un environnement contrôlé où ils mangeaient et jouaient ensemble. Les scientifiques ont cherché des traces d'inflammation dans les marqueurs sanguins, qui étaient également liés à l'immunité et au métabolisme.

Il s'avère que les athlètes avaient un microbiome bien plus divers. Ils ont également connu des améliorations par rapport au groupe de contrôle au niveau des marqueurs de l'inflammation, de la réponse immunitaire et du métabolisme. Bien que certains progrès aient pu être liés à l'alimentation, cela semble être une découverte importante, bien que très générale, au sujet de la réaction des microbes intestinaux à l'exercice physique.

Étant donné la situation actuelle de la science, nous pensons que la meilleure chose à faire est de se fier à la déméthylation par le biais de choix de vie positifs — en d'autres termes, faire ce que vous pouvez aujourd'hui pour réguler les gènes bénéfiques, en insistant sur la diminution des marqueurs de l'inflammation. À ce jour, aucun moyen ne permet de ne viser que les changements associés au poids du corps, mais ce n'est pas essentiel pour la plupart des gens dont le surpoids n'est pas significatif. Un programme général, comme celui que nous recommandons, est le meilleur remède qui ait jamais été mis au point, avec l'appui de la science.

La méditation

La pièce maîtresse de votre bien-être ?

Le titre de cette partie pose une question. Faut-il considérer la méditation comme le choix numéro un en vue d'améliorer votre bien-être ? Il est vrai que ses vertus sont cumulatives. Plus vous pratiquez, meilleurs seront les résultats. Mais combien de personnes commencent à méditer, pour s'arrêter au bout d'un certain temps ? D'après notre expérience, c'est le nœud du problème. Ce sont les mêmes tensions qui motivent les gens à chercher refuge dans l'oasis paisible qu'est la méditation et qui les amènent à tout arrêter. En règle générale, on prétexte un manque de temps ou simplement l'oubli. Beaucoup considèrent que la méditation est une solution de fortune quand les choses vont mal. « Je me sens bien aujourd'hui. Pas besoin de méditer » : c'est ainsi que l'on prend la méditation pour une boisson protéinée, un remontant qui vous donne un coup de fouet.

Nous vous montrerons dans cette partie en quoi la méditation devrait être une pratique à vie. Nous savons que c'est un changement de vie majeur. Il représente une forme unique d'engagement, qui peut causer des désagréments. Arrêter ce que vous faites pour méditer vous coupe dans vos activités quotidiennes ; la méditation vous met en retrait par rapport à autrui ; ses bienfaits sont essentiellement invisibles. Mais c'est également pour toutes ces raisons que la pratique de la méditation a aussi des effets uniques.

De nos jours, on se tourne vers la méditation pour ses bienfaits sur le plan physique : ce sont des études sur la tension artérielle, sur le rythme cardiaque et sur les symptômes associés au stress qui ont ouvert la voie à l'acceptation de la méditation par le grand public en Occident. Quand votre médecin vous conseille de méditer, il n'est plus question de vous demander si vous « y croyez ». À ce niveau-là, un fossé nous séparait de l'Orient, où la méditation est traditionnellement recherchée pour obtenir l'éveil, concept considéré par l'Occident comme un mystère suspicieux et insondable, probablement à la portée des seuls swamis, yogis, gourous et mystiques.

De nos jours, il existe la même alternative. En tant que choix de vie, la méditation attire les personnes qui cherchent des améliorations en matière de santé. En tant que choix spirituel, la méditation séduit les personnes qui veulent atteindre un état de conscience supérieur. Nous avons la nette impression que c'est ce second groupe qui médite régulièrement pendant des années et parfois toute une vie. Le but peut être invisible, mais il est clair et crée une motivation à long terme. À l'inverse, si vous commencez la méditation dans le but de vous sentir mieux, vous ne serez pas fortement motivé les jours où vous vous sentirez bien.

Méditation et succès

Pour surmonter ce problème, nous vous faisons une proposition simple : faites de la méditation la pièce maîtresse de tout votre bien-être. Pratiquez-la non pas parce que la méditation vous motive, mais parce que vous vous en servez comme d'un moyen pour obtenir quelque chose dont vous avez fortement envie. En effet, seul un besoin associé à un désir pourra être satisfait. Le désir est la source de motivation la plus forte, mais dans la vie des gens, le besoin de méditer n'est pas aussi évident que le besoin de manger, de se socialiser et d'avoir un toit, de l'argent et des rapports sexuels. Il existe néanmoins un désir fort qui est suffisamment général et durable pour faire l'affaire : le succès. Si la méditation peut être associée à la réussite, nous pensons que de nombreuses personnes pourront persévérer.

Mais établir ce rapport nécessite un changement important. Les deux groupes de méditants, ceux qui cherchent une meilleure santé et ceux qui tendent vers une élévation de la conscience, se concentrent sur un but très différent du succès matériel. Si vous dressiez une liste des traits de caractère dominants des millionnaires, des entrepreneurs et des PDG des grandes sociétés, leur succès ne serait pas attribuable à la méditation. Mais le stéréotype de l'arriviste ambitieux, impitoyable, à l'esprit compétitif cadre mal avec la réalité.

L'important est que le mot *succès* a plus d'impact que les mots *prévention* ou *bien-être* ; il en découle une motivation plus forte. Les attributs des personnes couronnées de succès doivent être associés aux vertus de la méditation.

Éléments nécessaires pour réussir

- l'aptitude à prendre les bonnes décisions ;
- une forte perception de soi ;
- une bonne concentration ;
- ne pas se laisser facilement distraire ;
- ne pas dépendre de l'approbation ou de la désapprobation d'autrui ;
- avoir une bonne énergie pour les longues journées de travail ;
- ne pas se laisser facilement décourager ;
- être tenace, savoir rebondir à la suite des échecs et des revers ;
- avoir de l'intuition, être capable de décrypter une situation avant les autres ;

- avoir beaucoup de nouvelles idées et de solutions à apporter ;
- garder la tête froide en temps de crise ;
- savoir gérer la situation en cas de stress important.

Si ces traits de caractère ne sont pas encore considérés comme essentiels pour réussir, ils devraient l'être. Il faut savoir que tous sont renforcés par la méditation. Combien de personnes ont conscience que si elles méditent, elles pourront prendre de meilleures décisions et mieux garder la tête froide en cas de crise ? Le stéréotype du méditant nombriliste et égocentrique est tout aussi erroné que celui de l'arriviste sans pitié qui se démène pour arriver en haut de l'échelle. La raison principale pour laquelle la méditation a séduit de nombreuses personnes en Occident est que les médecins et les psychologues ont trouvé un moyen de contourner l'image du yogi à la longue barbe isolé dans sa grotte de l'Himalaya et ayant renoncé au monde. Mais ce n'est que récemment que les recherches sur les modifications en matière d'activité génétique ont prouvé que la méditation crée des milliers de changements aux implications holistiques sur le corps et le mental.

C'est une belle avancée, mais les comportements doivent encore évoluer. Quand le succès est défini selon des critères extérieurs (argent, bien matériel, statut et pouvoir), il n'est réservé qu'à quelques élus, qui proviennent généralement d'un milieu privilégié. Et si l'on définissait le succès comme un état d'épanouissement intérieur ? Si vous vous tournez vers l'intérieur, vous pouvez atteindre le succès en cet instant même, car c'est un processus créatif. Vous êtes déjà sur ce chemin : le véritable succès est un vécu. Ce n'est pas une destination à laquelle on cherche à parvenir. Tel est le message que Deepak diffuse depuis trente ans et qu'il illustre par sa propre vie. Tel est le message qu'il transmet chaque année dans les écoles de commerce, aux PDG et dans des livres comme celui-ci. Rudy a pu constater que même avant leur rencontre, lui et Deepak étaient déjà sur le même chemin.

Lire la carte : comme pour chaque choix de vie, la carte des choix est divisée en trois parties, selon le niveau de difficulté et l'efficacité prouvée.

Partie 1 : Les choix faciles

Partie 2 : Les choix plus difficiles

Partie 3 : Les choix expérimentaux

Veuillez vous reporter aux pages 144-145 dans la partie sur l'alimentation si vous avez besoin de vous rafraîchir la mémoire sur les trois niveaux de choix. Vous devriez faire au total un changement par semaine, et non un par catégorie de choix de vie. Souvenez-vous également que tous les choix que vous faites sont destinés à être permanents.

Méditation : la carte des choix

Cochez deux à cinq changements qui seraient faciles à mettre en place dans votre mode de vie actuel en matière de méditation. Les choix plus difficiles devraient succéder aux choix faciles, à raison d'un par semaine.

PARTIE 1 : LES CHOIX FACILES

- ❑ Lors de votre pause repas, asseyez-vous seul et fermez les yeux pendant dix minutes.
- ❑ Apprenez à méditer sur votre respiration, à raison de dix minutes le matin et dix minutes le soir (voir instructions en page 215).
- ❑ Utilisez plusieurs fois par jour une technique de pleine conscience (voir instructions en page 215).
- ❑ Chantez un mantra simple deux fois par jour, pendant dix minutes à chaque fois (voir instructions en page 216).

- ❑ Trouvez un ami avec lequel méditer.
- ❑ Allez à l'intérieur de vous-même à chaque fois que cela vous aide, au moins une fois par jour.

PARTIE 2 : LES CHOIX PLUS DIFFICILES

- ❑ Participez à des cours de méditation organisés.
- ❑ Passez à vingt minutes de méditation deux fois par jour.
- ❑ Pratiquez la méditation avec votre partenaire.
- ❑ Faites quelques postures simples de yoga avant de méditer.
- ❑ Pratiquez pendant cinq minutes le *pranayama* (techniques de respiration) avant de méditer (voir instructions en pages 217-218).
- ❑ Apprenez à vos enfants à méditer.

PARTIE 3 : LES CHOIX EXPÉRIMENTAUX

- ❑ Faites des recherches sur les traditions spirituelles qui sous-tendent la méditation.
- ❑ Faites une retraite de méditation.
- ❑ Enseignez la méditation.
- ❑ Envisagez d'enseigner la méditation à des personnes âgées.
- ❑ Envisagez de proposer la méditation dans une école locale.

Les explications

Les choix simples visent à vous aider à trouver un minimum de temps dans votre journée pour vous intérioriser. Les moyens les plus faciles forment une sorte de « pré-méditation » : restez simplement assis les yeux fermés ou encore, intériorisez-vous comme vous le voulez, tant que vous restez seul et que vous éliminez autant de bruit et de distractions extérieurs que possible. Bien sûr, nous espérons que vous êtes prêt pour passer à la méditation ; toutefois, si cela doit être un changement permanent, ne vous hâtez pas de prendre un engagement que vous ne pourrez pas tenir. Heureusement, beaucoup sont surpris de voir qu'ils se mettent à la méditation avec facilité et que chaque jour, ils apprécient d'avoir du temps pour explorer leur monde intérieur.

Méditer sur sa respiration : il s'agit d'une technique simple qui tire parti du rapport qui existe entre le corps et le mental. Votre respiration est un rythme corporel fondamental lié au rythme cardiaque, à la réponse au stress, à la tension artérielle et de nombreux rythmes physiologiques. Mais elle est également associée à l'humeur : remarquez que vous vous sentez soulagé quand vous vous mettez à respirer profondément après une contrariété et que la respiration devient irrégulière quand vous êtes angoissé ou stressé. C'est là qu'intervient la méditation sur la respiration, qui contribue à régénérer tout l'organisme et à vous détendre en profondeur, sans faire d'efforts.

La technique est simple. Asseyez-vous les yeux fermés dans un endroit calme. Une fois que vous vous sentez posé, placez votre attention sur votre inspiration, puis votre expiration. Respirez naturellement. Si votre attention est distraite par des pensées ou sensations autres, revenez tranquillement à votre respiration. Certaines personnes trouveront utile de placer leur attention sur le bout de leur nez, à l'endroit où il est facile de se concentrer sur la sensation d'inspiration et d'expiration. Continuez de suivre votre respiration pendant le temps de méditation que vous avez défini, puis, à la fin, détendez-vous quelques instants. Ne bondissez pas de votre siège pour vous activer immédiatement.

La méditation des mantras : l'une des branches les plus compliquées et les plus subtiles de la tradition spirituelle indienne est liée au son (*Shubda*). Les mantras propres à cette tradition étaient recherchés et estimés pour leur effet vibratoire, et non pour leur sens. Aujourd'hui, il n'existe aucun consensus sur la manière dont le fait de penser un mot peut agir sur le cerveau ; pourtant, des milliers de personnes ont témoigné que la récitation d'un mantra approfondissait leur expérience.

Parfois, les mantras sont personnalisés, en fonction de critères auxquels un enseignant a été formé (âge, date de naissance et différentes prédispositions psychologiques), mais il existe également des mantras à usage général. Si vous voulez essayer la méditation des mantras, reprenez la technique de la méditation sur la respiration, précédemment évoquée. Sur l'inspir et l'expir, récitez silencieusement le mantra *So Ham*. On recommande généralement de réciter le *So* sur l'inspir et le *Ham* sur l'expir.

Tout en respirant, pensez chaque syllabe lentement, calmement. Ne forcez pas les choses et si vous vous laissez distraire, retournez tranquillement à votre mantra. Selon certains enseignements, la méditation des mantras ne devrait être associée à aucun rythme, pas même au rythme naturel de la respiration. Il existe donc une alternative : assis tranquillement, pensez *So Ham*, puis oubliez le mantra et n'y repensez que lorsqu'il vous revient en tête. Souvenez-vous calmement de le réciter régulièrement et de ne pas simplement l'ignorer. L'idée est de lui donner la préférence par rapport aux autres pensées. Mais n'adoptez pas un rythme régulier et ne martelez pas le mantra dans votre tête.

Une fois que vous avez médité pendant une période déterminée, il est important de rester assis, ou mieux encore, de vous allonger, et de vous détendre un moment avant de reprendre vos activités. Puisque la méditation des mantras emmène de nombreuses personnes dans des états très profonds, il est perturbant de bondir immédiatement de son siège, sans laisser à son mental le temps de revenir à la surface, aux pensées du quotidien.

Le pranayama: dans la mesure où la respiration est étroitement liée à toute activité corporelle, pourquoi ne pas envisager de pratiquer une technique ancienne issue de la tradition du yoga et centrée sur la respiration ? S'il peut être complexe et chronophage de chercher à contrôler ou à diriger sa respiration, il existe également des techniques plus simples appelées *pranayama*. Celle que nous recommandons améliore la respiration et renforce l'effet relaxant et calmant de la méditation.

Le dos droit, l'idée est d'expirer alternativement par la narine gauche et la narine droite. Vous inspirez du côté droit, puis expirez du côté gauche, avant d'inverser (inspir à gauche, expir à droite). La technique vous paraîtra facile au bout de quelques minutes de pratique.

Avant toute chose, placez le pouce de la main droite contre votre narine droite et l'index et le majeur contre la narine gauche, sans appuyer pour l'instant.

Fermez doucement la narine gauche et inspirez par la droite. Maintenant, expirez par la narine gauche en enlevant les doigts et en fermant doucement la narine droite à l'aide de votre pouce.

Ne déplacez pas encore votre main et inspirez par la narine gauche. Puis fermez cette même narine à l'aide de vos doigts et ôtez votre pouce pour ouvrir la narine droite. Expirez.

À l'écrit, ces explications peuvent paraître compliquées, mais en réalité, vous ne faites que changer de côté pour respirer. Il vous sera peut-être plus facile de prendre le coup en commençant les deux premières tentatives par une expiration et une inspiration par la droite, avant de déplacer votre main et d'expirer et inspirer par la gauche.

Quoi qu'il en soit, allez-y doucement et pratiquez ce *pranayama* cinq minutes avant de commencer à méditer. La plupart des gens ont une narine dominante qui change tout au long de la journée. Parfois, vous respirez essentiellement de la narine droite ou gauche, probablement parce qu'elle est plus ouverte que l'autre. Le *pranayama* est censé équilibrer et améliorer la respiration. Au début, cela pourra vous paraître étrange et si vous êtes à court de souffle ou si vous vous mettez à haleter, arrêtez votre pratique, restez au calme et reprenez une respiration normale. Ne forcez jamais votre respiration. Chaque expiration et inspiration devrait être complètement naturelle. N'essayez pas d'imposer un rythme régulier ou d'approfondir ou de raccourcir votre respiration. Se mettre au *pranayama* nécessite une plus grande discipline que se mettre à une technique simple de méditation, mais les personnes qui maîtrisent cette méthode indiquent que leurs méditations sont plus profondes.

Les données scientifiques

Le génome et l'épigénétique commencent à en révéler davantage sur le fonctionnement de la méditation. En 2014, nous avons testé les effets de la méditation intensive en examinant l'activité des gènes à l'échelle de tout le génome humain. L'étude a été réalisée lors d'une retraite au Chopra Center situé à Carlsbad, en Californie, à côté de San Diego.

Soixante-quatre femmes en bonne santé issues de la communauté ont été invitées à séjourner une semaine au La Costa Resort, où se trouve le Chopra Center. On leur a demandé de manière aléatoire de participer à une retraite de méditation ou à seulement une retraite de détente, sans apprentissage de la méditation. Les personnes participant à la retraite de détente constituaient le groupe de contrôle de l'étude. Il leur a simplement été demandé de prendre du bon temps et de se sentir en vacances. Au cours de la semaine, des échantillons de sang ont été prélevés sur les deux groupes et mesurés pour évaluer les marqueurs biologiques liés au vieillissement.

En outre, tout changement en termes de bien-être psychologique et spirituel a également été évalué, non seulement au cours de la semaine, mais dans les dix mois qui ont suivi. Au cinquième jour, les deux groupes connaissaient des améliorations significatives de leur santé mentale et des changements bénéfiques au niveau de l'activité génique, notamment par une moindre activité génique en matière de stress défensif et de réponse immunitaire (rappelez-vous que l'inflammation est une réaction défensive du système immunitaire). Dans le groupe de contrôle, ces changements bénéfiques ont pu être attribués à « l'effet vacances », qui permet une minimisation du niveau de stress et une « mise au repos » des gènes qui font généralement face au stress et aux blessures. Quand tout va bien dans le corps, les gènes chargés de la réponse au stress connaissent un fonctionnement moindre.

Mais le groupe de méditation a connu des changements absents chez le groupe de contrôle. Par exemple, il y a eu une diminution par deux, voire trois, d'une activité génique associée aux affections virales et à la guérison des blessures. Il y avait également des changements bénéfiques au niveau des gènes associés au risque de contracter la maladie d'Alzheimer. Ces changements suggèrent qu'il serait plus difficile pour les méditants de subir une infection virale et que, simultanément, leur organisme se sentirait moins préoccupé par le besoin de guérir d'éventuelles blessures.

Le résultat peut-être le plus étonnant trouvé sur les méditants a été une augmentation spectaculaire de l'activité antivieillissement de la télomérase. L'importance de ce changement est expliquée dans la dernière édition de l'ouvrage de Deepak sur les interactions entre le corps et l'esprit, *Le Corps quantique*. En 2008, le Dr Dean Ornish, pionnier des maladies cardiaques, en collaboration avec la lauréate du prix Nobel Elizabeth Blackburn, a fait une découverte majeure en montrant que les changements dans le mode de vie améliorent l'expression génique. L'une des transformations les plus palpitantes était liée à la production de l'enzyme appelée télomérase (voir notre première discussion sur le sujet en page 77). En résumé, chaque brin d'ADN est recouvert en son extrémité d'une structure appelée télomère, pareille à un point mettant fin à une phrase. Avec l'âge, il apparaît que les télomères s'affaiblissent et engendrent un effilochement de la séquence génétique dans ces extrémités.

On pense, avec de nombreuses recherches à l'appui, qu'une augmentation de la télomérase, l'enzyme qui construit les télomères, pourrait considérablement retarder le vieillissement. L'étude Ornish-Blackburn a permis de découvrir que la télomérase augmentait bien chez les sujets qui suivaient le programme pour un mode de vie positif recommandé par le Dr Ornish.

L'étude réalisée au Chopra Center amplifie ces découvertes en s'intéressant spécifiquement aux composantes mentales et spirituelles d'une évolution du mode de vie. Le programme Ornish inclut plusieurs composantes, parmi lesquelles l'exercice physique, l'alimentation et la gestion du stress. Dans les conditions de calme et d'introspection que connaissaient les sujets qui venaient d'apprendre à méditer, la télomérase a commencé à accroître la longévité des chromosomes et des cellules qui les renferment.

Fondamentalement, la réduction du stress pendant les vacances induit des schémas positifs en matière de santé. Pour les participants qui ont pu méditer de manière significative et profonde, il y a toutefois eu davantage de bienfaits, outre l'effet vacances, notamment un moindre vieillissement, une sensibilité réduite aux infections virales et la neutralisation des gènes mobilisés pour réparer les dégâts liés aux blessures. Il est d'ailleurs tout aussi important de remarquer que les effets ont été rapides : quelques jours ont suffi. Ces résultats vont dans le sens d'autres découvertes indiquant que l'épigénome peut changer rapidement.

Morale de l'histoire : on ne peut être en vacances toute l'année ; par contre, on peut méditer pour obtenir les mêmes résultats, voire plus.

La nouvelle frontière. Pour prolonger cette étude étonnante, nous avons ensuite créé un projet de recherche explorant la possibilité d'induire des changements encore plus profonds. Nous pensons que l'impact de nos choix a un potentiel infini. Nous avons baptisé ce projet « Initiative de transformation biologique autonome » (SBTI, pour *Self-Directed Biological Transformation Initiative*). Nous avons réuni un panel de scientifiques et cliniciens de premier plan provenant de sept institutions majeures dans le domaine de la recherche : les universités Harvard, de San Diego-Californie, de Berkeley-Californie et Duke, l'école de médecine Icahn du Mont-Sinaï, l'hôpital général du Massachusetts et la clinique Scripps. Il y a un centre d'intérêt spécifique : les bienfaits en matière de santé des pratiques ayurvédiques traditionnelles. Depuis au moins deux millénaires, l'ayurvéda insiste sur l'importance d'équilibrer le corps, le mental et l'environnement pour optimiser la faculté de régénération du corps. La SBTI a recours à des méthodes scientifiques ultramodernes pour tester les bienfaits en matière de bien-être d'une approche ayurvédique multiple incluant l'alimentation, le yoga, la méditation et le massage. Au lieu d'étudier un résultat possible, nous adoptons une approche systémique.

Grâce à la technologie, c'est aujourd'hui possible. Notre projet d'essais contrôlés fait appel à des accessoires portables tels que des capteurs mobiles spécialisés dans le domaine de la santé et puise dans le savoir d'un ensemble de domaines d'expertise spécialisés qui connaissent aujourd'hui un très grand essor : la génomique, la biologie cellulaire et moléculaire, la métabolomique, la lipidomique, la microbiomique, l'analyse de la télomérase, ainsi que les marqueurs biologiques de l'inflammation et de la maladie d'Alzheimer. Il n'est pas nécessaire d'entrer dans le détail de ces technologies, chacune s'intéressant à des connaissances approfondies et spécialisées (on trouve aussi des évaluations personnelles de résultats psychologiques obtenus au Chopra Center).

Si on laisse de côté les détails techniques, il suffit de dire qu'à notre connaissance, c'est la première étude clinique examinant le mode de vie d'après une approche systémique portant en particulier sur l'ayurvéda. Tandis que la recherche médicale traditionnelle s'efforce de concevoir et de valider de nouveaux médicaments cherchant à remédier à des maladies spécifiques, nous pensons que dans un effort parallèle, il est prudent de suivre la piste du mode de vie, pour toutes les raisons que nous avons soulignées dans cet ouvrage. Pour être parfaitement véridique, le bien-être radical doit augmenter et il doit déboucher sur des données valables, conformément à ce que fait la SBTI.

Les changements cérébraux : avec un peu de recul, on découvre quelque chose de tout à fait incroyable : le mental est littéralement capable de transformer le corps, et ce rapidement, avec une débauche minimale d'efforts. Le mental peut même provoquer la production de nouveaux neurones. À partir des années 1970, des études ont montré qu'il se passe quelque chose dans le cerveau pendant la méditation, à mettre en parallèle avec la sensation subjective de calme et de détente. Mais au cours de la dernière décennie, la recherche a commencé à montrer que la méditation peut également entraîner des changements structurels à long terme dans le cerveau, notamment dans les régions associées à la mémoire. On observe une augmentation de la perception de soi et de l'empathie, ainsi qu'une diminution du stress. De plus, un accroissement de l'activité cérébrale apparaît chez les sujets qui pratiquent la méditation de la pleine conscience pendant seulement huit semaines. Une équipe conduite à l'hôpital général du Massachusetts par des chercheurs affiliés à Harvard a indiqué avoir obtenu ces résultats lors de la première étude documentant les changements progressifs induits par la méditation sur la matière grise cérébrale.

Si cette découverte est essentielle, c'est parce qu'elle établit un rapport entre le ressenti de la personne qui médite et sa physiologie. C'est le genre de preuve exigée par la neuroscience. Auparavant, on croyait que les méditants rapportaient de multiples bienfaits mentaux et psychologiques, alors qu'en fait, tout ce qu'ils faisaient pendant la méditation était d'entrer dans un état de relaxation profonde. Au cours de l'étude d'Harvard, on a effectué des IRM (imageries à résonance magnétique) du cerveau de seize participants deux semaines avant l'étude et juste après, ainsi qu'à la fin de l'étude. On savait déjà qu'au cours de la méditation, il y a une augmentation des ondes alpha dans le cerveau. Ces ondes sont associées à la détente profonde. Mais ces IRM ont montré quelque chose de plus permanent : une densification de la matière grise (en d'autres termes, davantage de neurones et de connexion) dans des aires spécifiques telles que l'hippocampe, qui est crucial dans les domaines de l'apprentissage et de la mémoire, ainsi que dans d'autres aires associées à la conscience de soi, à la compassion et à la réflexion.

Une autre étude a comparé des méditants de longue date à un groupe de contrôle et a révélé que les premiers avaient une matière grise plus développée que les seconds dans différentes zones du cerveau supérieur (cortex) associées à la régulation émotionnelle et au contrôle de la réactivité. Une célèbre étude portant sur des moines bouddhistes tibétains a démontré qu'il y avait une activité dans l'aire cérébrale associée à la compassion.

La perte de matière grise (cellules cérébrales) et des connexions qui les relient est une conséquence fréquente du vieillissement. Mais aujourd'hui, il s'avère que ce phénomène n'est pas inéluctable. Certaines personnes âgées sont génétiquement protégées de la détérioration de la mémoire et des cellules cérébrales, mais en règle générale, seules 10% des personnes qui croient avoir une mémoire supérieure en ont réellement une, d'après les normes définies dans le cadre d'une étude portant sur ces individus «qui défient le temps». Néanmoins, on a beaucoup à apprendre de ces personnes. La recherche des caractéristiques qui les rendent si spéciales promet des études intéressantes, qui devront essentiellement porter sur leur cerveau comparé à celui d'individus plus jeunes dans le groupe de contrôle et de personnes âgées «normales».

Pour une science efficace

La science est indéniable, mais elle ne suffit pas à motiver les gens. On en revient encore une fois à la question principale : le passage à l'action. Nous pensons que le succès se nourrit du succès. Vous devriez chercher des changements positifs dans votre vie extérieure *et* intérieure. Car la science nous indique que les sensations sont des indicateurs fiables de changements cérébraux en cours. Avoir le vent en poupe procure des sensations positives qui créent un renouveau dans la boucle de rétroaction entre le corps et le mental.

Jusqu'à présent, il reste encore à prouver scientifiquement qu'il existe un rapport avec le succès extérieur, comme le rapportent souvent les méditants. Vous devrez voler de vos propres ailes. L'idée est de voir si votre vie extérieure connaît des améliorations imputables seulement à la méditation. Nul ne saurait en juger, à part vous-même. Il est par ailleurs possible que vous croyiez que la méditation affaiblit l'individu et diminue l'esprit de compétitivité et la motivation. En réalité, c'est exactement l'inverse.

Voici une liste de changements qui nous sont venus à l'esprit. Une ou deux semaines après avoir commencé à méditer, vérifiez si vous commencez à remarquer certains des résultats suivants, à cocher.

Ce en quoi la méditation m'aide à réussir

- ❑ Je prends de meilleures décisions.
- ❑ Je me sens plus calme, moins angoissé à l'idée de prendre une décision.
- ❑ Mon travail est plus facile.
- ❑ Je me sens plus à l'aise.
- ❑ J'ai une forte perception de moi-même.
- ❑ Mon attention et ma concentration sont meilleures.
- ❑ Je suis moins distrait.
- ❑ Je dépends moins de l'approbation d'autrui.
- ❑ Je trouve de meilleures idées.
- ❑ J'ai davantage d'énergie au travail.
- ❑ Je suis enthousiaste dans ce que je fais.
- ❑ Je suis plus optimiste.

- ❑ J'arrive mieux à rebondir.
- ❑ J'arrive mieux à décrypter une situation.
- ❑ Il m'est plus facile de travailler avec d'autres personnes.
- ❑ J'ai plus d'idées.
- ❑ Les problèmes sont moins décourageants et ressemblent davantage à des opportunités.
- ❑ Je gère mieux mon stress.
- ❑ Je gère mieux les personnes difficiles.
- ❑ J'ai davantage l'impression d'être à ma place.
- ❑ Je me sens plus efficace de manière générale.
- ❑ Mon état d'esprit s'est amélioré de manière générale.

Des études telles que celles qui ont été réalisées par les Drs Ornish et Blackburn et par le Chopra Center confirment que ces bienfaits ont des fondements biologiques. Ils sont la résultante d'un des choix plus difficiles : méditer pendant vingt minutes deux fois par jour. Et même si vous optez pour un choix plus facile, par exemple méditer cinq à dix minutes pendant votre pause déjeuner, vous commencerez à obtenir des bienfaits en matière de détente et d'équilibre de votre organisme.

On peut également se fier aux témoignages des milliers de méditants tout au long des années. C'est un changement majeur par rapport à la recette occidentale pour réussir : travailler dur et lutter. Nous comprenons ce modèle, mais à notre avis, c'est à vous qu'il appartient de tirer parti d'une découverte d'une telle importance.

Le sommeil

Toujours un mystère, mais ô combien nécessaire

Rien n'a changé depuis des décennies, les recommandations sont toujours les mêmes : il est important de bien dormir la nuit. La science médicale n'a pas encore déterminé exactement comment agit le sommeil, mais il est secondaire d'attendre que ce mystère soit résolu. Car l'essentiel est que la privation de sommeil déséquilibre tout l'organisme. Il faut savoir qu'un phénomène apparemment sans rapport avec le sommeil, l'obésité, y est en réalité étroitement lié. On sait aujourd'hui que les deux hormones qui régulent l'appétit (la ghréline et la leptine) sont déséquilibrées du fait d'un manque de sommeil. Quand le cerveau ne reçoit pas de signes normaux à propos de la sensation de faim, c'est la suralimentation qui vous guette. Et chose tout aussi cruciale, votre cerveau ne saura pas à quel moment vous en aurez eu assez.

Il était plus facile pour la génération de nos parents de dormir huit heures par nuit, conformément aux recommandations médicales. De nos jours, les Américains dorment en moyenne six heures et cinquante minutes, n'atteignant même pas le minimum conseillé de sept heures. Arrivés à un certain âge, les adultes dorment moins, mais ce n'est pas parce qu'ils ont besoin de moins de sommeil. Les découvertes actuelles indiquent qu'un tout petit groupement de cellules cérébrales dans l'hypothalamus sert de « commande du sommeil » ; ces cellules diminuent avec l'âge.

Auparavant, la cause de l'insomnie chez les personnes âgées était inconnue. Aujourd'hui, il semble que des changements cérébraux en soient à l'origine, ce qui contribue à expliquer pourquoi les septuagénaires dorment en moyenne une heure de moins que les vingtenaires.

Nous allons donc nous pencher davantage sur l'insomnie que sur le sommeil. En effet, chez la plupart des gens, le problème n'est pas un trouble du sommeil diagnosticable. Dans la tradition ayurvédique, l'insomnie prend racine dans un déséquilibre de *vata*, l'un des trois *doshas*, ou forces physiologiques fondamentales. Vata, qui est lié au mouvement biologique, peut provoquer divers comportements irréguliers, agités. Lorsque ce dosha est déséquilibré, il est difficile de garder des habitudes au niveau de l'alimentation, de la digestion, du sommeil et du travail. Les sautes d'humeur et l'anxiété sont également liées à vata. Sans demander à qui que ce soit d'adopter une perspective ayurvédique, nous pensons qu'il est utile de considérer que vata relie le corps et le mental de manière très réaliste. L'appétit, l'humeur et la vitalité connaissent tous un déséquilibre quand le sommeil, qui est un remède naturel aux déséquilibres vata, est insuffisant chez l'individu.

Voici une liste qui vous montre en quoi le sommeil et vata sont simultanément déséquilibrés.

Le rapport entre le sommeil et vata

Tous deux sont déséquilibrés dans les cas suivants :

- anxiété, dépression ;
- surmenage ;
- rester éveillé tard ;
- température froide ;
- alimentation irrégulière, mauvaise nutrition ;
- contrariété, choc émotionnel ;

- douleur physique ;
- excitation, agitation ;
- stress ;
- inquiétude ;
- chagrin ;
- environnement difficile ;
- bruit excessif.

Pour tirer parti de ce lien qui existe entre le sommeil et vata, il vous faut d'abord vous engager à nouveau à bien dormir la nuit. Si votre sommeil passe de huit heures à six heures, voire cinq heures, vous êtes sur la mauvaise pente. Si vous avez un problème d'insomnie, parce que vous avez du mal à vous endormir ou parce que vous vous réveillez la nuit, ne prenez pas de cachets : les somnifères, quels qu'ils soient, ne pourront avoir le même impact que le fait de choisir de rétablir un rythme de sommeil naturel.

La carte de nos choix vise à mettre votre corps et votre mental dans les bonnes conditions pour que s'active la commande cérébrale du sommeil naturel.

Lire la carte : comme pour chaque choix de vie, la carte des choix est divisée en trois parties, selon le niveau de difficulté et l'efficacité prouvée.

Partie 1 : Les choix faciles

Partie 2 : Les choix plus difficiles

Partie 3 : Les choix expérimentaux

Veuillez vous reporter aux pages 144-145 dans la partie sur l'alimentation si vous avez besoin de vous rafraîchir la mémoire sur les trois niveaux de choix. D'ordinaire, nous vous recommandons de faire au total un changement par semaine, et non un par catégorie de choix de vie. Mais dans le cas du sommeil, beaucoup de modifications sont si simples qu'il n'est pas gênant d'en choisir plusieurs simultanément. Mais n'oubliez pas que les choix que vous faites sont destinés à être permanents.

Méditation : la carte des choix

Cochez deux à cinq changements qui seraient faciles à mettre en place dans vos habitudes en matière de sommeil. Les choix plus difficiles devraient succéder aux choix faciles, à raison d'un par semaine.

PARTIE 1 : LES CHOIX FACILES

- ❑ Dormez si possible dans le noir complet. L'idéal est les volets ou stores occultants. Si le noir complet vous est impossible, portez un masque de nuit.

- ❑ Faites autant que possible le calme dans votre chambre. Si vous ne pouvez obtenir un silence total, portez des bouchons d'oreilles. Ils sont également recommandés si vous êtes réveillé le matin par du bruit.

- ❑ Assurez-vous que votre chambre soit à température agréable et qu'il n'y ait pas de courant d'air.

- ❑ Prenez un bain chaud avant de vous coucher.

- ❑ Buvez un verre de lait d'amande chaud avant de vous coucher (cette boisson est riche en calcium et favorise la production de mélatonine, une hormone qui contribue à réguler le cycle sommeil/veille).

- ❑ Méditez dix minutes assis le dos droit dans votre lit, avant de glisser dans votre position de sommeil.
- ❑ Évitez de lire ou de regarder la télévision une demi-heure avant de vous coucher.
- ❑ Faites une promenade pour vous détendre avant d'aller dormir.
- ❑ Prenez une aspirine une heure avant le coucher pour remédier aux douleurs mineures.
- ❑ Ni thé ni café caféiné trois heures avant le coucher.
- ❑ Après votre travail, détendez-vous le soir.
- ❑ Méditez le soir après être rentré du travail.
- ❑ Trouvez des moyens de gérer votre stress et de vous détendre (voir la partie sur le stress en pages 175-191).

PARTIE 2 : LES CHOIX PLUS DIFFICILES

- ❑ Couchez-vous et levez-vous tous les jours à heures régulières.
- ❑ Supprimez la télévision de votre chambre : cette dernière doit rester un lieu dédié au sommeil.
- ❑ Gérez tous signes d'anxiété, d'inquiétude et de dépression.
- ❑ N'emportez pas de travail à votre domicile.
- ❑ Faites-vous masser par votre partenaire avant le coucher.
- ❑ Pas d'alcool le soir.
- ❑ Achetez un matelas plus confortable.

PARTIE 3 : LES CHOIX EXPÉRIMENTAUX

- ❑ Tentez les plantes et tisanes traditionnellement associées au sommeil : la camomille, la valériane, le houblon, la passiflore et le kava (veuillez noter qu'il ne s'agit pas de remèdes scientifiquement prouvés).
- ❑ Essayez la thérapie cognitive (voir page 233).
- ❑ Faites des examens dans un centre du sommeil.
- ❑ Essayez le massage à l'huile de sésame (voir page 233).
- ❑ Tentez les remèdes ayurvédiques à base de plantes destinés aux déséquilibres vata (plusieurs formules sans ordonnance sont disponibles en magasin bio ou sur commande).

Les explications

La plupart des choix proposés sont des recommandations classiques données par la médecine occidentale en cas d'insomnie. Seuls quelques éléments nécessitent de plus amples explications. Pour commencer, on ignore trop souvent que beaucoup de gens restent éveillés à cause d'un excès de lumière dans leur chambre, d'un excès de bruit à l'intérieur et à l'extérieur, et de douleurs mineures dont ils ne prennent conscience que quand ils se couchent. Si vous avez du mal à dormir parce que vous vous réveillez au beau milieu de la nuit ou trop tôt le matin, agissez à ces trois niveaux en première intention.

La tendance à perdre le sommeil quand on vieillit est liée à vata, car selon l'ayurvéda, ce dosha augmente avec l'âge. Il est prudent de ne pas considérer le sommeil comme un acquis, même si vous avez bien dormi toute votre vie. Adoptez tôt nos recommandations et vous éviterez de futurs problèmes. Le manque de sommeil est associé au déclenchement de la maladie d'Alzheimer (voir en pages 346-348 une discussion fascinante sur le rapport entre le sommeil et cette maladie, domaine dans lequel Rudy a joué un rôle majeur). Le manque de sommeil est également associé à une tension élevée, phénomène qui a tendance à s'accroître avec l'âge.

Les *massages* sont bien entendu très relaxants et si votre partenaire aime jouer le jeu, il ou elle aura peut-être envie de vous masser la nuque et les épaules au moment du coucher. L'ayurvéda recommande l'*abhyanga*, un massage quotidien spécifique effectué avec de l'huile de sésame pour équilibrer vata. La procédure est simple, bien que quelque peu salissante. Chauffez quelques cuillerées à soupe d'huile de sésame pure (trouvée en magasins bio, mais pas l'huile plus sombre utilisée dans la cuisine asiatique). Asseyez-vous et étendez une grande serviette au sol pour rattraper les gouttes qui tombent. Massez légèrement les bras, les jambes, la nuque et le torse à l'aide de l'huile.

Il n'est pas nécessaire d'appliquer une épaisse couche d'huile. Par ailleurs, le meilleur moment est le matin, après votre douche ou votre bain. L'*abhyanga* est considéré comme le remède par excellence aux déséquilibres vata ; en outre, c'est un bon traitement préventif contre les maladies liées à vata, par exemple le rhume et la grippe, mais qui nécessite un sens fort de l'engagement si vous voulez en faire un choix permanent.

La *thérapie cognitive* a parfois été efficace pour les personnes atteintes d'une insomnie de longue date. Dans ce genre de cas, il y a presque toujours un prix à payer sur le plan psychologique. Rester allongé dans son lit est désagréable et décourageant. Les insomniaques sont de plus en plus frustrés. Ils détestent le manque d'énergie et les difficultés de concentration qui accompagnent le manque de sommeil. La thérapie cognitive semble inverser l'accumulation de pensées négatives dues aux nombreux problèmes liés à l'insomnie. Vérifiez si vous correspondez aux schémas mentaux et comportements suivants :

- Vous avez peur à l'approche de la nuit, car vous êtes certain qu'une nouvelle fois, vous n'arriverez pas à vous endormir.

- Vous n'aimez ni votre chambre, ni votre lit.
- Vous avez peur de ne pas du tout dormir.
- Vous vous tournez maintes fois dans votre lit, frustré.
- Ne pas arriver à dormir est chez vous une obsession.
- Vous vous sentez victime de la situation.
- Vous attribuez tous vos malheurs à votre insomnie.
- Vous restez réveillé jusque trop tard, anticipant que vous n'arriverez pas à dormir.
- Vous vous levez au beau milieu de la nuit pour lire ou regarder la télévision.

Ces habitudes mentales et comportementales tenaces font empirer l'insomnie ; par conséquent, il est bon de procéder à quelques corrections empiriques par soi-même, à défaut de chercher de l'aide auprès d'un thérapeute ou d'un centre du sommeil. Pour commencer, voici quelques réflexions positives que l'on doit aux dernières découvertes de la science :

- La plupart des insomnies sont temporaires et liées au stress. Elles s'en vont dès que le quotidien est moins stressant.
- Les insomniaques parviennent quand même à dormir un certain temps pendant la nuit, même s'ils pensent ne pas avoir sommeillé du tout.
- Le sommeil paradoxal (profond) est un état que l'on peut atteindre assez rapidement, même au cours d'une petite sieste.
- Contrairement à certaines croyances désuètes, on peut rattraper son déficit de sommeil en faisant la grasse matinée le week-end.
- Le cerveau peut rester alerte pendant quelques heures, même si vous avez peu dormi. Avec six heures de sommeil, il peut avoir

une vigilance et un fonctionnement normaux pendant un certain temps, avant que ne se mettent en place des troubles.

Concentrez-vous sur ces pensées positives afin de vous éviter certaines inquiétudes au sujet de votre insomnie. Devenez réaliste quant aux véritables problèmes dont elle est la cause ; ne vous rajoutez pas de difficultés supplémentaires. Ayez pour but d'une part de cesser de faire une fixation sur le manque de sommeil et d'autre part de tourner votre énergie vers la résolution du problème. Deuxièmement, pour ne plus avoir le sentiment d'être une victime, dressez une liste de ce que vous allez faire pour régler la situation, puis menez à bien vos résolutions. Troisièmement, ne laissez pas votre partenaire renforcer votre problème en laissant la lumière allumée après que vous vous êtes couché, en ronflant ou en faisant trop de mouvements dans un lit où il n'y a pas assez de place. Si vous ne pouvez dormir séparément pour quelque raison que ce soit, demandez-lui de vous aider à résoudre votre problème.

Si vous considérez que l'insomnie est un défi et non une affliction, votre état d'esprit changera. Les solutions que nous vous suggérons sont nombreuses et d'innombrables personnes qui se trouvaient dans votre position ont appris à bien dormir la nuit. Il n'y a pas de raison que vous n'y arriviez pas.

Les données scientifiques

L'incapacité de la science à expliquer les mécanismes et l'objectif du sommeil a été réduite à une plaisanterie en école de médecine : « La seule fonction établie du sommeil est de remédier à l'insomnie. » Jusqu'à ce jour, les recherches portant sur le sommeil se sont intéressées davantage au cerveau qu'au génome. Nous savons que l'activité cérébrale se modifie pendant le sommeil et certaines découvertes fondamentales, telles que la nécessité du sommeil paradoxal, ont été faites il y a plusieurs dizaines d'années. Il devient également clair qu'un sommeil normal qui se détériore est un signe subtil que d'autres choses se passent. Par exemple, certaines personnes souffrant de dépression grave indiquent que le premier signe précédant une crise est un manque de sommeil. En remédiant immédiatement à leur sommeil irrégulier, ces personnes arrivent parfois à empêcher la survenue de cette crise.

En outre, il est devenu clair que les rythmes de sommeil diffèrent d'une personne à l'autre. Dans le jargon de la recherche sur le sommeil, on parle d'« alouettes » (lève-tôt) et de « hiboux » (lève-tard), dont les habitudes en matière de sommeil sont définies à vie. On ne sait pas comment ces personnes font pour être réglées ainsi. Ce pourrait être un domaine d'exploration fructueux pour l'épigénétique, dans la mesure où c'est par l'intermédiaire des marques épigénétiques que les prédispositions génétiques se croisent avec l'expérience. On sait que le fait de perturber le rythme de sommeil naturel d'une personne a un impact profond sur le corps. Par exemple, les personnes qui travaillent de nuit ne s'adaptent jamais vraiment à leurs horaires de sommeil décalés. Environ 8,6 millions d'Américains travaillent de nuit ou font les trois-huit : ils ont un plus grand risque de contracter des maladies cardio-vasculaires, le diabète et l'obésité. Dans la mesure où ces mêmes pathologies sont associées à l'inflammation, il pourrait y avoir un lien étroit.

De même, il se peut que la société paie le prix d'horaires scolaires inadaptés. Les professeurs se plaignent que pendant les deux premières heures de la journée, les collégiens sont dans un état de somnolence proche du sommeil. Les adolescents ont besoin de davantage de sommeil que les adultes, entre huit et dix heures, mais une étude a montré que seuls 15 % des adolescents dorment huit heures trente ou plus par nuit. Quarante pour cent d'entre eux dorment même six heures ou moins. Le schéma typique de l'adolescent aux horaires irréguliers et qui reste debout jusque tard provoque des problèmes qui pourraient être facilement prévenus. L'heure idéale pour le coucher d'un adolescent est 23 heures. Cela implique que l'école devrait commencer plus tard. Un débat national a d'ailleurs commencé sur le sujet parmi les éducateurs américains. Au moins une académie a expérimenté une arrivée à l'école une heure plus tard ; on a constaté que les notes des collégiens étaient bien meilleures.

La science aurait tout intérêt à savoir pourquoi nous avons réellement besoin de dormir. Le cerveau doit-il se reposer pendant un certain temps ? Se réinitialise-t-il ? Se met-il dans un mode qui lui permet de réparer les dégâts potentiels et de produire de nouvelles cellules ? Les éléments dont nous disposons vont dans différentes directions. La théorie de Freud selon laquelle les rêves seraient des messages déguisés donnant des indications sur l'état de l'inconscient ne semble pas valable, tout du moins aux yeux de la psychiatrie moderne (il y a bien sûr des détracteurs). Actuellement, on pense que les rêves et les images produites sont essentiellement aléatoires. Mais cette hypothèse aussi est sujette à débats. La neuroscience ne peut aller guère plus loin que Shakespeare, dont le personnage Macbeth, déclaré coupable, ne peut s'endormir :

> « L'innocent sommeil, le sommeil qui débrouille l'écheveau confus de nos soucis ; le sommeil, mort de la vie de chaque jour, bain accordé à l'âpre travail, baume des âmes blessées, loi tutélaire de la nature, l'aliment principal du tutélaire festin de la vie. »

Cependant, pour bien comprendre le sommeil, il ne faut pas perdre de vue l'évolution. Elle nous apporte des certitudes ; par conséquent, les gènes sont cruciaux, même si on ne sait pas encore à quel niveau. Deepak est le coauteur d'un article sur le sommeil rédigé avec un expert issu du monde universitaire, le Dr Murali Doraiswamy, professeur de psychiatrie à l'université Duke. Dans la mesure où les liens génétiques entre le sommeil humain et animal sont fascinants, nous avons pensé vous faire part de quelques idées fondamentales, même si elles ne s'appliquent pas à votre sommeil.

Leur article fait le constat que les bébés passent la plupart de leurs journées à dormir, mais pourquoi ? Pourquoi des solutions créatives viennent-elles parfois dans notre sommeil ou peu après notre réveil ? (John Steinbeck a écrit : « Qu'un problème paraissant épineux le soir soit résolu le matin, après que le comité du sommeil a travaillé dessus pendant la nuit, est une expérience banale. ») Les plantes traversent-elles des cycles de repos équivalents au sommeil ?

Ces interrogations sont venues sur le devant de la scène quand une étude récente sur les souris a montré que l'une des fonctions du sommeil peut être d'évacuer les résidus accumulés dans le cerveau. Mais si c'est la seule explication, alors pourquoi avons-nous besoin de passer un tiers de notre journée dans l'inconscience : l'évolution n'aurait-elle pas pu mettre en place un système nous permettant de « sortir les poubelles » éveillés (à l'instar de l'urination et de la défécation) ?

Penchons-nous maintenant sur quelques faits qui pourraient nous aider à mieux cerner les mystères du sommeil et ce qui les entoure. Le sommeil est un état dans lequel la conscience de l'organisme est réduite ou absente et dans lequel ce dernier perd toute capacité à se servir des muscles secondaires (en sommeil profond, on est comme paralysé et on ne peut déplacer ses membres). De la naissance à la vieillesse, les êtres humains connaissent des changements spectaculaires dans la quantité de sommeil nécessaire selon les différents stades du sommeil ou pour le sommeil en général. Les bébés dorment au moins quinze heures, durée qui diminue progressivement pour passer à dix ou onze heures chez les enfants et les adolescents, puis à huit heures chez l'adulte et à six heures chez la personne âgée (bien qu'elle ait quand même besoin de huit heures de sommeil, comme auparavant).

Le temps passé en sommeil paradoxal diminue lui aussi tout au long de la vie. Les bébés prématurés passent la quasi-totalité de leur sommeil (environ 75 %) en sommeil paradoxal, tandis que les bébés nés à terme passent le plus souvent huit heures par nuit en sommeil paradoxal, contre une à deux heures par nuit chez l'adulte. Lors du sommeil paradoxal, le cerveau a une activité intense (ondes gamma) et un débit sanguin important, parfois encore plus que de jour. Les scientifiques pensent que c'est à ce moment-là que le cerveau répète et consolide les actions et les souvenirs. On est d'ailleurs en droit de se demander à quoi rêve un nouveau-né, qui reste huit heures en sommeil paradoxal, lui qui a si peu d'expérience de la vie diurne.

La plupart des espèces animales étudiées semblent dormir. De nombreux primates, par exemple les singes, dorment autant de temps que nous, soit environ dix heures. Les dauphins et d'autres créatures marines peuvent dormir en gardant une moitié du cerveau éveillée (sommeil unihémisphérique) pour se protéger des prédateurs (si les deux hémisphères cérébraux étaient au repos total, ces animaux pourraient couler). La question du sommeil des oiseaux migrateurs pendant le vol fait toujours débat (en gardant un œil ouvert, comme les êtres humains qui peuvent faire une petite sieste debout). Quelle qu'en soit la raison, les carnivores (les lions notamment), au moins en captivité, ont besoin de plus dormir que les herbivores (par exemple, les éléphants et les vaches). Nous ne savons pas s'il existe la même différence entre les êtres humains carnivores et les végétaliens !

Tous ces phénomènes intéressants illustrent le fait que le sommeil est programmé dans nos gènes et comportements. Mais du point de vue de l'évolution, le sommeil semble une caractéristique peu pratique en matière de survie : quand ils s'endormaient, nos ancêtres (et d'autres créatures vivantes) étaient à la merci de prédateurs ; il y avait donc plus d'inconvénients que d'avantages à dormir. C'est d'ailleurs le seul point sur lequel les scientifiques s'accordent. À l'inverse des êtres humains, certains animaux (par exemple les dauphins nouveau-nés) peuvent survivre à une privation de sommeil pendant quelques semaines sans que cela n'occasionne de dégâts apparents. Néanmoins, chez la plupart des espèces, après une période de privation de sommeil, la température et le métabolisme du corps deviennent instables et engendrent la mort. On pense que la plus longue période de privation de sommeil à laquelle un être humain ait survécu est d'environ deux semaines. Mais de nombreuses défaillances physiques et mentales se produisent bien avant : par exemple, il suffit d'une mauvaise nuit pour avoir du mal à conduire.

Enfin, le sommeil est lié à l'humeur. Étrangement, la privation de sommeil peut rendre heureux et parfois surexcité. Il y a de cela plusieurs dizaines d'années, des médecins ont tenté de tirer parti de ce phénomène pour guérir la dépression (stratégie mal avisée, maintenant que l'on reconnaît le lien qui existe entre dépression et mauvais sommeil). De nombreuses découvertes créatives ont été attribuées aux rêves, par exemple la mélodie de la chanson des Beatles *Yesterday* (Paul McCartney), la structure du carbone et du benzène (August Kekulé) et la machine à coudre (Elias Howe). En outre, la découverte de l'acétylcholine, une substance chimique régulant de nombreux aspects du sommeil onirique, est venue à Otto Loewi lors de plusieurs rêves étalés sur deux nuits consécutives en 1921. La première nuit, il s'est réveillé et a gribouillé des notes dans son carnet, qu'il n'a hélas pas pu lire le matin. La seconde nuit, il a eu la chance d'écrire de manière plus lisible. Les expériences que le scientifique a faites à la suite de ces rêves lui ont valu un prix Nobel. Même Rudy a fait des rêves qui l'ont aidé à trouver l'un des gènes responsables de la maladie d'Alzheimer grâce à des photographies historiques ornant les murs de l'hôpital général du Massachusetts, près de son laboratoire.

L'expérience nous montre que l'on ne peut qu'être d'accord avec la conclusion simple de Shakespeare : le sommeil « débrouille l'écheveau confus de nos soucis ». Mais tant que l'on ne parviendra pas à mieux appréhender la conscience, les débats resteront aussi peu éclairés que nos nuits.

Pour une science efficace

Si l'on vous suggère de mettre en pratique la science du sommeil, vous direz peut-être : « Mais quelle science ? » Sachez que nous avons certainement suffisamment de données sur la privation de sommeil pour insister sur le besoin de bien dormir à tous les âges, afin d'éviter des conséquences fâcheuses. Et ne vous fourvoyez pas : si vous croyez être entraîné à vous en tirer avec moins de sept heures de sommeil par nuit, vous devez savoir que seule une petite fraction de la population adulte appartient à cette catégorie.

Qu'en est-il du rapport avec la génétique ? Nous savons que le rythme circadien (journalier) du sommeil est le fait de gènes spécifiques qui agissent comme une horloge et qui s'appuient sur des boucles de rétroaction sophistiquées. Il existe tout un réseau de gènes qui ont une activité rythmée, bien qu'une nouvelle fois, on ignore le pourquoi et le comment de cette activité. Certains variants de ces gènes ont été associés au fait que vous soyez du matin ou du soir. Les tentatives d'établir un lien entre perturbations du sommeil et troubles neuropsychiatriques ont permis jusqu'à présent d'identifier des mutations génétiques dans des « gènes horloge » associés à des troubles rares du sommeil.

Il a également été montré que l'épigénétique régule le rythme circadien et pourrait même être étroitement liée aux troubles du sommeil. Puisque les perturbations des rythmes du sommeil ont été associées à de nombreux troubles, tels que la maladie d'Alzheimer, le diabète, l'obésité, des maladies cardiaques, des cancers et des maladies auto-immunes, il faut continuer d'explorer le lien qui existe entre l'épigénétique et la régulation du sommeil.

Des progrès sont faits. Un gène horloge spécifique appelé CLK sert de régulateur principal de notre cycle de sommeil en activant et désactivant sur le plan épigénétique d'autres gènes responsables du rythme circadien (du sommeil). Le fait est que des centaines de gènes suivent un cycle de vingt-quatre heures dans leurs diverses activités. Nombre d'entre eux affectent votre cycle de sommeil, donc votre santé. Puisqu'il a déjà été démontré que l'épigénétique modifie l'activité de ces gènes agissant sur le cycle du sommeil, il s'ensuit qu'un ensemble de changements de vie vous affectant sur le plan épigénétique a de très grandes chances d'influencer votre cycle de sommeil.

Il sera essentiel de comprendre quelles activités, expériences ou situations liées à notre mode de vie nous permettent de dormir régulièrement ou provoquent une privation de sommeil. Au minimum, le stress doit être impliqué dans la privation de sommeil. Nous avons déjà vu que le stress est un facteur important qui contribue aux changements épigénétiques amenant à la maladie. Là se pose une question qui rappelle le paradoxe de l'œuf et de la poule : est-ce la privation de sommeil qui engendre le stress ou l'inverse ? D'autres découvertes épigénétiques seront nécessaires.

Nos recommandations pour guérir de votre insomnie vous aideront également si vous avez déjà un sommeil normal, car elles peuvent en améliorer la qualité. Le bouton de commande du sommeil dans le cerveau est destiné à réguler des activités opposées : la stimulation et la détente. La stimulation permet de rester éveillé et peut même nous réveiller si nous sommes endormis. Par exemple, vous pourriez être tiré de votre sommeil par un grand bruit, la lumière du jour ou un robinet qui coule.

Ces stimuli externes peuvent être facilement gérés, mais il reste le problème subtil de la stimulation interne, qui est plus difficile à traiter. Par exemple, des inquiétudes pourraient vous empêcher de dormir la nuit : votre cerveau se refuse à se détendre, à lâcher prise et à cesser de penser. Certains stimuli internes sont physiques : être réveillé par une douleur ou par le besoin de vider sa vessie. Nous pensons que le lien entre le sommeil et vata a ici une utilité, car l'ayurvéda considère comme une certitude que le corps et le mental travaillent ensemble, ce qui est tout à fait vrai dans le domaine du sommeil.

En termes occidentaux, on dirait que les stimuli envoient trop de signaux à la boucle de rétroaction du cerveau. L'inquiétude, l'anxiété et la dépression s'autoperpétuent. À moins qu'on ne trouve un moyen de mettre fin à ce cercle vicieux, les mêmes pensées obsessives reviennent et interrompent le signal que le cerveau devrait écouter, à savoir qu'il est temps d'aller dormir. L'ayurvéda recommande d'éviter toute stimulation mentale trop importante avant de se coucher, et c'est une bonne chose pour notre physiologie. Des stimuli entraînent une excitation. Dans des circonstances normales, il est assez simple de passer des soirées plus calmes, mais en cas d'anxiété ou de dépression, il en va autrement. C'est en particulier vrai quand une personne est tellement habituée à s'inquiéter ou à avoir des pensées négatives de manière générale que le signal qu'envoie son cerveau pour lui indiquer qu'il est temps de dormir est relégué au second plan.

L'inverse de la stimulation est la détente, activité devenue secondaire chez nombre de nos contemporains. On se détend s'il nous reste du temps après avoir fini de travailler, au lieu d'en faire notre activité principale. Nous devons accoucher d'un nouveau modèle de fonctionnement optimal du cerveau. Que peut-on faire pour contrer la tendance qui consiste à chercher de plus en plus de stimulation avec de moins en moins de temps de détente ?

La version la plus crédible d'un modèle permettant un cerveau pleinement intégré est celle proposée par un psychiatre et neuroscientifique formé à Harvard, le Dr Daniel J. Siegel, qui officie aujourd'hui à l'école de médecine de l'UCLA et qui a examiné tout au long de sa carrière les aspects neurobiologiques des humeurs et états mentaux de l'être humain. Dans notre ouvrage *Le Fabuleux Pouvoir de votre cerveau*, nous apportons tout notre enthousiasme en soutien à l'idée fondamentale développée par le Dr Siegel, qui explique que le cerveau a besoin d'un « menu » d'activités tout au long de la journée. Veuillez vous reporter à cette discussion pour aller au fond des choses. Ici, nous voudrions insister sur trois choix dont trop de gens se privent : l'introspection, le repos et l'amusement.

Nous avons fait allusion dans la partie sur la méditation au fait qu'il était nécessaire de passer chaque jour du temps en soi, à aller à l'intérieur pour découvrir les aspects les plus calmes, paisibles et également profonds du mental. Le repos consiste à ne pas penser à son travail et à ses tâches quotidiennes, mais simplement à se relaxer pendant un temps. L'idéal étant de s'allonger dans l'herbe pour observer les nuages. Quant à l'amusement, il n'y a pas besoin d'explication, mais combien sommes-nous à prendre chaque jour quelques instants à nous amuser, rire et passer du bon temps ? Les recherches du Dr Siegel indiquent que l'accumulation de ces trois activités cérébrales trop souvent ignorées a un formidable effet curatif sur les patients suivant une psychothérapie. À l'origine, leur cerveau ne fonctionne pas pleinement à cause de l'absence de certaines activités absolument nécessaires pour mener une vie épanouissante, parmi lesquelles des humeurs et émotions normales.

Ce n'est qu'une question de temps avant que l'on établisse un lien entre l'excès de stimulation et les changements épigénétiques, ainsi que l'inflammation. Plutôt que d'attendre que la science rattrape son retard, examinez votre vie quotidienne. Si vous êtes épuisé à la fin de la journée, si vous n'avez plus d'énergie et que vous n'avez même pas le temps de vous détendre, si vous ne riez pas ou n'éprouvez pas le plaisir de vivre, ce sont des signaux auxquels il vous faut être attentif. Le sommeil garde ses mystères, mais on sait très clairement que la détente est bienfaisante et qu'un excès de stimulation présente des risques. Si vous évitez la surexcitation, votre cerveau reviendra à un état naturel d'équilibre, ce qui ne pourra qu'améliorer votre sommeil.

Les émotions

Vers toujours plus de réalisation de soi

Les émotions sont un vaste sujet, mais il y a en tout cas une chose que l'on peut dire et qui vaut pour tout le monde : l'état émotionnel le plus désirable est le bonheur. Même si ce dernier est en réalité un état mental, le corps est profondément affecté par nos humeurs. Des messages chimiques expliquent à chacune de vos cellules ce que vous ressentez. À sa manière, une cellule peut être heureuse ou triste, contente ou agitée, joyeuse ou désespérée. Le supergénome confirme largement ce fait. Si vous avez déjà eu l'estomac noué sous le coup de la peur, sachez que votre « cerveau intestinal » est discrètement à l'écoute de votre émotion ; par ailleurs, quand la dépression touche plusieurs générations d'une même famille, il est très possible que des marques épigénétiques jouent un rôle clé. Si l'on s'en tient à la plupart des sondages, environ 80 % des gens s'estiment heureux ; pourtant, d'autres recherches indiquent qu'au mieux, environ 30 % des gens vont vraiment bien, tandis que les chiffres des personnes déprimées, angoissées et stressées n'ont de cesse d'augmenter.

Il est hautement improbable que l'on découvre un jour un « gène du bonheur ». La nouvelle génétique nous explique que dans le cas des maladies complexes telles que le cancer, il y a probablement des centaines de mutations génétiques différentes. Mais les émotions sont bien plus complexes que n'importe quelle maladie. Cependant, il n'est pas nécessaire de découvrir le gène du bonheur. Au lieu de cela, nous devrions apporter autant de positivité que possible à notre supergénome, en sachant que nous en retirerons des bienfaits. Il pourrait falloir des décennies à la science pour découvrir l'activité génétique complexe qui produit le bonheur ; entre-temps, le supergénome est influencé par toutes les situations de la vie.

Mettons maintenant en contraste les éléments bénéfiques à l'activité génétique et ceux qui lui nuisent. Vous trouverez dans les deux listes qui suivent des éléments qui vous sont maintenant très familiers, mais il est bon d'avoir une vue d'ensemble.

ÉLÉMENTS FAVORABLES AU SUPERGÉNOME

Douze moyens d'être plus heureux

- la méditation ;
- l'amour et l'affection ;
- un travail satisfaisant ;
- un exutoire créatif ;
- des passe-temps ;
- le succès ;
- être apprécié ;
- être au service ;
- une alimentation, de l'eau et de l'air sains ;
- définir des objectifs à long terme ;
- être en forme ;
- avoir des activités régulières dénuées de stress.

Il est difficile d'imaginer qu'une personne dans le quotidien de laquelle tous ces éléments sont présents puisse être malheureuse. Maintenant, examinons tout ce que le supergénome considère comme négatif et qu'il faut éviter.

ÉLÉMENTS DÉFAVORABLES AU SUPERGÉNOME

Quatorze facteurs antibonheur

- le stress ;
- les relations toxiques ;
- un travail ennuyeux et peu satisfaisant ;
- être ignoré et « faire partie des meubles » ;
- être constamment distrait tout au long de la journée ;
- avoir des habitudes sédentaires ;
- les croyances négatives, le pessimisme ;
- l'alcool, le tabac et les drogues ;
- manger quand on est déjà repu ;
- la nourriture industrielle et le fast-food ;
- les maladies physiques, notamment douloureuses ;
- l'anxiété et l'inquiétude ;
- la dépression ;
- les amis malheureux.

Les deux polarités de l'expérience humaine se disputent continuellement notre attention. Il faut admettre que pour la plupart des gens, les blessures ont du mal à se cicatriser. Il est certes utile d'avoir un mode de vie positif : si vous avez été mal aimé pendant votre enfance, bénéficier de l'amour d'autrui à l'âge adulte vous sera d'un grand secours. Mais la bio-ingénierie ne pourra jamais reproduire le bonheur. Ce n'est qu'à la troisième partie de cet ouvrage, consacrée à la conscience et au génome, que les mystères des émotions seront levés. Les choix de vie que nous vous proposons en valent tous la peine. Ne vous détrompez pas. Mais les éléments à notre disposition nous permettront d'aller encore plus loin.

La carte des choix : comme pour chaque choix de vie, la carte des choix est divisée en trois parties, selon le niveau de difficulté et l'efficacité prouvée.

Partie 1 : Les choix faciles

Partie 2 : Les choix plus difficiles

Partie 3 : Les choix expérimentaux

Veuillez vous reporter aux pages 144-145 dans la partie sur l'alimentation si vous avez besoin de vous rafraîchir la mémoire sur les trois niveaux de choix. Vous devriez faire au total un changement par semaine, et non un par catégorie de choix de vie. Souvenez-vous également que tous les choix que vous faites sont destinés à être permanents.

Émotions : la carte des choix

Cochez deux à cinq changements qui seraient faciles à mettre en place dans votre approche des émotions. Les choix plus difficiles devraient succéder aux choix faciles, à raison d'un par semaine.

PARTIE 1 : LES CHOIX FACILES

- ❑ Écrivez cinq éléments spécifiques qui vous rendent heureux. Chaque jour, faites une de ces cinq choses en conscience.

- ❑ Exprimez votre gratitude une fois par jour.
- ❑ Exprimez votre appréciation à l'égard d'une personne chaque jour.
- ❑ Passez davantage de temps avec les personnes heureuses et moins de temps avec les personnes malheureuses.
- ❑ Lors des repas, fixez-vous une ligne de conduite : « Seules les bonnes nouvelles sont autorisées. »
- ❑ Le soir, au coucher, prenez quelques instants pour repenser à ce qui vous est arrivé de positif dans la journée.
- ❑ Sortez en amoureux une fois par semaine.
- ❑ Faites chaque semaine une chose qui donne à autrui un moment de bonheur.
- ❑ Soyez créatif dans votre temps libre ; ne soyez pas rivé à votre télévision ou à Internet.

PARTIE 2 : LES CHOIX PLUS DIFFICILES

- ❑ Fixez-vous un objectif intéressant à long terme et tenez-vous-y. L'idéal est de vous fixer un but à vie (voir pages 253-256).
- ❑ Trouvez-vous une passion.
- ❑ Exposez-vous moins aux informations négatives que donnent les médias. Contentez-vous de regarder un journal télévisé ou de lire une histoire sur Internet.
- ❑ Servez-vous tous les jours des listes d'éléments favorables et défavorables au supergénome (voir pages 246-247).
- ❑ Chaque fois qu'une situation ne vous satisfait pas, éloignez-vous dès que cela vous est possible sur le plan pratique.

- ❑ Ne déchargez pas votre négativité sur autrui ; privilégiez l'empathie et la compassion.
- ❑ Faites chaque jour une chose qui donne à autrui un moment de bonheur.
- ❑ Apprenez à gérer les situations négatives après avoir retrouvé votre calme, et non pas à chaud.

PARTIE 3 : LES CHOIX EXPÉRIMENTAUX

- ❑ Couchez sur papier votre vision personnelle d'une vie plus épanouissante.
- ❑ Trouvez en vous une habitude autodestructrice et mettez par écrit un projet pour en triompher.
- ❑ Remémorez-vous la période la plus heureuse de votre vie et tirez-en les leçons qui s'imposent.
- ❑ Cherchez à améliorer votre intelligence émotionnelle (voir pages 260-273).

Les explications

Le bien-être dépend du bonheur ; pourtant, la plupart des gens ne font pas vraiment le lien. Ils se laissent dériver émotionnellement. Deepak a récemment reçu une femme approchant la soixantaine qui affirmait avec insistance avoir un mode de vie minutieux qui ne laissait pas de place aux mauvais aliments. Elle faisait régulièrement de l'exercice et connaissait professionnellement une grande réussite : elle avait lancé une affaire prospère et aimait son travail. Alors pourquoi était-elle atteinte de différents maux et douleurs, ainsi que d'insomnie chronique et d'épuisement, constamment teintée d'une pointe d'humeur dépressive ?

Il a fallu une demi-heure pour passer en revue tous les détails de son mode de vie. Puis Deepak a posé une question simple, qui concernait l'insomnie de cette femme. Il était évident que le fait qu'elle ne dormait que six heures par nuit était à l'origine de presque tous ses problèmes.

« Qu'avez-vous fait pour améliorer votre sommeil ? a demandé Deepak.

– Eh bien, rien. »

Cette femme avait déjà expliqué que son mari ronflait, que son chien célébrait l'aube en sautant sur leur lit et que le moindre bruit extérieur la réveillait. Deepak lui a expliqué quelques remèdes simples, mais c'est à peine si elle écoutait.

« Attendez une seconde, a-t-il ajouté. Pensez-vous qu'il soit important de prendre soin de vous ?

– Je sais que je ne suis pas douée pour ça, expliqua-t-elle en baissant la tête.

– Mais vous êtes méticuleuse dans de nombreux domaines, comme votre alimentation !

– Je le fais pour ma famille, lâcha-t-elle en semblant encore plus culpabiliser. Sans moi, ils mangeraient n'importe quoi. »

Désormais, les choses étaient claires. Elle était du genre à se charger du bonheur des autres, sans prendre soin d'elle-même. Sa conception du bonheur passait par le sacrifice de soi. Le problème était qu'elle était allée trop loin. Elle s'était oubliée et portait sur ses épaules le stress des autres, ayant ainsi le sentiment d'être une bonne épouse et une bonne mère.

À court terme, la solution a consisté à agir sur son insomnie. Mais à long terme, les choses ont été plus compliquées. Il lui a fallu se réhabituer à croire en l'importance de son bonheur. Elle avait laissé son état émotionnel partir à la dérive, ce qui l'empêchait d'éprouver un bien-être véritable. Cela nuisait à son couple, à son succès professionnel et à ses choix de vie méticuleux.

Nous supportons tous une souffrance importante dans notre vie sans essayer de faire de changement. C'est pourquoi les choix simples que nous vous proposons visent à tourner votre attention vers ce qui vous rend heureux, en réfléchissant au quotidien à certains éléments spécifiques. Vous devez par exemple savoir ce que cela fait d'apprécier quelqu'un d'autre. Car l'appréciation, à l'instar de l'amour, n'est pas théorique. C'est une émotion qui doit s'enregistrer dans le cerveau ; alors seulement la boucle de rétroaction psychosomatique peut s'appuyer sur du concret.

Quand vous prenez quelques instants le soir pour repenser aux belles choses qui vous sont arrivées durant la journée, vous renforcez vos expériences positives. En vous remémorant consciemment ces temps forts, vous réhabituez votre cerveau. Une sorte de filtrage se met en place. Vous ne sélectionnez que les choses que vous souhaitez renforcer, en laissant de côté les aspects triviaux, superficiels et négatifs. Une fois que cela devient une habitude, vous commencez à sentir un véritable changement dans votre état d'esprit. Vous êtes alors surpris de voir tout ce qui était ignoré ou considéré comme un acquis. La vie n'est pas belle en soi ; c'est à vous qu'il appartient d'en voir la beauté.

Dans les choix plus difficiles, nous vous demandons d'examiner plus en profondeur ce qui vous rend intérieurement heureux. Nous subissons tous un déluge médiatique qui tente de nous convaincre que le consumérisme est la clé du bonheur, mais rares sont les messages qui vont dans la bonne direction et qui font comprendre que le bonheur est un état intérieur. Raison de plus pour faire des choix conscients. Car personne d'autre ne les fera à votre place. Il n'y a que vous qui pouvez vous sevrer du flot constant de mauvaises nouvelles qui s'abat sur nous 24 heures sur 24. Il n'y a que vous qui pouvez trouver quelque chose qui vous passionne.

Inconsciemment, vous avez encombré votre mental, au fil des années, de souvenirs de tragédies, de désastres, de déceptions et de frustrations.

Selon la tradition védique (l'ancienne tradition de sagesse de l'Inde), ces souvenirs sont stockés dans *chit akasha* (littéralement « l'espace mental ») et c'est dans votre *chit* (conscience) que vous construisez votre identité. Il n'y a pas de compartiment séparé pour les pensées, souvenirs et expériences objectifs, impersonnels et donc altruistes. Telle une dune composée d'un milliard de grains de sable, le vent de la vie a déposé dans votre *chit akasha* des particules d'expérience, qui font maintenant partie intégrante de vous-même. Une dune de sable n'a d'autre choix que d'accueillir passivement n'importe quel débris qui vient dans sa direction ; quant à vous, vous pouvez choisir de ne pas vous exposer à des expériences pesantes (reportez-vous aux listes en pages 246-247).

Des objectifs louables : au quotidien, le choix de vie le plus précieux qui vous est proposé est probablement celui qui vous recommande de consulter les listes d'éléments favorables et défavorables. Rappelez-vous que pour aller loin, il faut maximiser la positivité et minimiser la négativité. Nous accordons une grande importance au bonheur dans la vie, chose qui dépend plus que tout de la définition d'un objectif louable auquel on peut parvenir à long terme. Un plaisir momentané est incomparable à l'impact d'un objectif que l'on cherche à mettre en place sur des années, chaque étape renforçant le sens et le but de votre existence.

Quelle va être le but louable que vous allez choisir ? C'est une décision importante, unique. Pour certains, il est profondément satisfaisant d'élever un enfant en vue d'en faire un adulte épanoui ou de s'engager avec passion aux côtés d'une organisation caritative. Pour d'autres, ce pourra être un but élevé, par exemple atteindre des états de conscience supérieurs, ou un objectif pratique, comme lancer une entreprise familiale. Vous n'êtes pas obligé de prendre une décision définitive. Car votre but peut et doit évoluer. Pour trouver un objectif qui vous motivera à long terme, la clé est de chercher en vous. Pour connaître un bonheur durable, vous devez savoir qui vous êtes et ce que vous êtes venu faire ici.

Nul n'est capable de tout faire. En Inde, il existe une voie qui vous permet de vous épanouir dans la vie : le *Dharma*. L'origine de ce mot est un terme qui signifie « soutenir ». Si vous êtes dans votre Dharma, l'univers vous soutient, dit-on. Mais il appartient à chacun d'entre nous de mettre cette théorie à l'épreuve. L'homme moderne a la chance d'avoir la liberté de pouvoir trouver lui-même son Dharma, alors que dans la tradition indienne, le choix était généralement limité à ce que faisaient vos parents. Mais le principe demeure le même : cherchez la réalisation intérieure et les portes s'ouvriront d'elles-mêmes. L'inverse consiste à accorder tellement peu de valeur à son bonheur que l'on se satisfait d'une situation peu épanouissante. Mais aucune personne se contentant de peu ne peut attendre de soutien de la vie ; l'insatisfaction n'attire que davantage d'insatisfaction.

Le Dharma peut être divisé en sous-catégories. Procédons ainsi. Pensez à votre but louable. Pour Deepak, il s'agit du *service*. L'idée est de trouver un mot ou une phrase générique qui englobe de nombreux aspects plus spécifiques, par exemple, en l'occurrence, donner librement de son temps, penser aux besoins des autres, compatir aux problèmes de quelqu'un, agir avec abnégation, etc. L'expression générique choisie par Rudy est *transformation positive* : son but est qu'au moment de quitter ce monde, ce dernier soit meilleur qu'à son arrivée. Choisissez votre mot ou expression générique. Voici quelques possibilités qui pourraient vous inspirer :

- amour et compassion pour tous ;
- créer la paix et réduire les violences ;
- améliorer l'éducation afin de faire reculer l'ignorance ;
- créativité ;
- protéger les faibles et les laissés-pour-compte ;
- promouvoir la culture et les traditions ;
- exploration et découvertes (dans un domaine propice) ;
- servir sans juger.

La plupart des gens pourront trouver un but qui les intéresse dans ces catégories. Au moment de faire votre choix, ne soyez pas inquiet à l'idée qu'il doive être permanent. Asseyez-vous calmement et centrez-vous. Inspirez profondément, puis expirez. Une deuxième fois. Puis une troisième.

Dans cet état de calme et de centrage, réfléchissez au but auquel vous voulez parvenir. Disons que vous souhaitez être dans le service. Posez-vous les questions suivantes :

- Est-ce que je vis déjà mon objectif, même s'il n'occupe qu'une partie de mon temps ?
- Est-ce que cette activité me plaît vraiment ?
- Les choses me viennent-elles aisément et naturellement ?
- Est-ce que cela me donne de l'énergie, à défaut de m'en prendre ?
- Ai-je le sentiment d'être davantage moi-même ?
- Suis-je dans la bonne situation pour continuer d'évoluer vers mon objectif ?
- Ai-je le sentiment que cette activité me permet de grandir ?

Ces sept questions sont capitales pour trouver le chemin qui vous conduira à votre Dharma, au bonheur le plus élevé. Si vous avez chaque fois répondu par l'affirmative, alors vous êtes clairement sur la voie qui vous mènera au succès. Il y aura d'autres choses à apprendre, des compétences à perfectionner, mais vous avez fait quelque chose d'inestimable : le succès est devenu dans votre existence une réalité vivante, une activité qui vous permet de grandir aujourd'hui et demain, et non pas un beau jour, dans un futur lointain.

Les données scientifiques

La nouvelle génétique arrive à point nommé, car en matière de bonheur, la psychologie est à la croisée des chemins. En tant que sciences, la psychologie et la psychiatrie ont jusqu'ici passé la plupart de leur temps à tenter de guérir les perturbations mentales ou, en d'autres termes, à traiter le malheur. Mais aujourd'hui, la plupart des gens ont entendu parler d'une discipline appelée « psychologie positive », dénomination qui semble dégager beaucoup d'optimisme. En réalité, certaines des découvertes les plus médiatisées de la psychologie positive sont pessimistes :

- Les gens se trompent souvent quand ils pensent savoir ce qui va les rendre vraiment heureux. Après avoir obtenu plus d'argent, une maison plus grande, un meilleur travail ou s'être trouvé un nouveau partenaire amoureux, ils sont pourtant loin d'être aussi heureux qu'ils ne le voulaient.

- Le bonheur a tendance à être accidentel et à court terme. Une expérience, surgie de nulle part, nous rend heureux pendant un temps, avant de disparaître, de perdre de son piquant ou de laisser place à l'ennui.

- Le bonheur permanent est imaginaire. Si vous avez beaucoup de chance et que presque tout vous sourit dans la vie, vous atteindrez peut-être une sorte de satisfaction régulière, qui ne vous permettra toutefois pas d'être constamment heureux.

- Il y a en chacun d'entre nous un certain niveau prédéfini de bonheur qui ne peut changer que temporairement. Après toute expérience forte, qu'elle soit positive ou négative, nous revenons dans les six mois à ce même niveau. Toute tentative de le modifier a toutes les chances de s'avérer vaine.

Ces conclusions sont décourageantes, mais heureusement, elles ne sont pas définitives. La nature humaine est trop complexe pour être réduite à quelques principes stricts. Mais l'avantage de la psychologie positive est qu'elle définit le bonheur comme un objectif normal que l'on peut s'exercer à atteindre. Malgré votre niveau émotionnel prédéfini, qui vous fait revenir à votre état normal de bonheur ou de malheur, on estime que 40% du bonheur d'une personne dépend des choix qu'elle fait.

À notre avis, ce chiffre est trop bas, car il ne prend pas en compte les découvertes de l'épigénétique et les empreintes que laissent nos expériences sur nos gènes, sans parler de l'impact de l'épigénome de nos parents et grands-parents. On sait encore moins comment le microbiome agit sur le bonheur, mais au moins, on sait que le « cerveau intestinal » envoie constamment une quantité gigantesque de données vers le cerveau.

Nous avons expliqué en quoi le stress peut provoquer des modifications épigénétiques nocives. La peur peut avoir des conséquences similaires. Quand une personne est atteinte d'une phobie, elle peut réagir par une peur intense, parfois paralysante. Mais ce qui compte n'est pas ce qui induit l'état de panique, que ce soit les araignées, l'altitude, les espaces ouverts ou le nombre 13. Car c'est la réaction du cerveau qui crée la phobie. Des études récentes suggèrent que la réaction phobique peut être traitée au niveau de l'activité génétique. Des chercheurs australiens ont identifié chez les mammifères les gènes qui sont modifiés quand on est terrorisé. Comme pour les maladies complexes telles que le cancer, les choses sont compliquées. Chez les rats, plus de trente gènes subissent des modifications épigénétiques en réaction à une situation anxiogène. Grâce à ces études et à d'autres similaires, on a aujourd'hui une bonne idée des gènes qui contrôlent la réaction de peur chez les humains. Pourrait-on cibler ces mêmes gènes sur le plan thérapeutique pour soulager les phobies ? Seul l'avenir nous le dira.

À l'inverse, les émotions positives, en particulier l'amour, peuvent également influencer l'activité génétique. Chez les animaux, de nombreuses espèces s'accouplent à vie, parmi lesquelles les loups, les poissons-anges français, les pygargues à tête blanche et même des vers parasites intestinaux. Les petits campagnols des prairies sont dans le même cas. Mais quand des chercheurs les ont étudiés de près, ils ont eu la surprise de découvrir que quand les campagnols des prairies s'accouplent, l'activité génétique change et déclenche l'apparition d'un comportement monogame.

Chez les espèces favorisant la monogamie, dont la nôtre fait partie, il y a de fortes probabilités que les couples s'installent ensemble et partagent les responsabilités parentales. Une substance neurochimique spécifique, l'ocytocine (qu'on appelle populairement « l'hormone de l'amour »), a été associée au déclenchement de la monogamie. Quand les campagnols des prairies s'accouplent, cela augmente l'activité du gène qui fabrique une protéine dans le cerveau qui se positionne à la surface de la cellule nerveuse et sert de récepteur à l'ocytocine. Ces récepteurs peuvent alors produire leur effet sur la cellule. En d'autres termes, même quand l'ocytocine est en nombre stable, voire réduit, elle a plus de chances d'avoir un effet sur les circuits neuronaux grâce à la présence accrue de récepteurs.

L'accouplement des campagnols des prairies crée ces changements par modification de l'activité génétique. D'autres études ont montré que l'épigénétique joue un rôle dans le comportement du campagnol des prairies mâle. Lors de ces études, les gènes à l'origine du récepteur d'ocytocine, ainsi que les gènes à l'origine d'une autre substance neurochimique appelée vasopressine, ont été activés pour produire davantage de récepteurs. La vasopressine est connue pour son action sur le mâle, qui passe davantage de temps avec sa femelle et la protège plus agressivement des autres mâles. Cependant, quand on a artificiellement stimulé les mêmes gènes à l'aide de médicaments, les campagnols n'ont pas eu les mêmes changements génétiques ou ne sont pas devenus monogames. Les résultats désirés pouvaient être obtenus artificiellement seulement si les mâles et les femelles étaient autorisés à passer six heures ensemble dans la même cage avant que le médicament ne soit administré. Les implications de cette étude sont profondes : au lieu de considérer la chimie cérébrale comme un phénomène à sens unique, une hormone telle que l'ocytocine dictant un comportement, il s'avère que cette chimie cérébrale a également besoin du comportement approprié.

Les animaux s'accouplent, tandis que les êtres humains s'aiment. Aussi différents sur le plan émotionnel que soient ces comportements, l'épigénome joue-t-il un rôle crucial dans les deux cas ? Chez les campagnols des prairies, le gène à l'origine des récepteurs d'ocytocine a été stimulé en enlevant des groupes méthyle du gène. Cela déclenche le désir de monogamie, que les endocrinologues associent aux sentiments d'amour unissant une mère humaine et son nouveau-né. À l'inverse, le gène lié aux récepteurs d'ocytocine, lorsqu'il comprend trop de groupes méthyle, ce qui le désactive, est associé chez les êtres humains à l'apparition de l'autisme (des mutations spécifiques de ce gène y sont également associées). Somme toute, l'épigénétique a un impact profond sur le récepteur d'ocytocine et si le campagnol des prairies est comparable à l'être humain, l'ocytocine nous aide à devenir monogames.

Il est clair que l'accouplement à vie ne peut être produit génétiquement par les rapports sexuels chez les humains. Mais existe-t-il un lien au niveau génétique ? Peut-être faut-il d'abord apprendre à se connaître, comme pour les campagnols. De nombreux neuroscientifiques acceptent déjà que l'ocytocine et la vasopressine soient nécessaires pour que les gens se mettent en couple et éprouvent le sentiment d'amour. Certaines substances neurochimiques stimulent des aires cérébrales qui servent à s'octroyer un plaisir en guise de récompense, ce qui crée un désir de gratification supplémentaire. Ce mécanisme joue un rôle dans l'action de la cocaïne, qui stimule les récepteurs de la dopamine, ce qui peut entraîner une dépendance à cette drogue.

Il existe des personnes qui se disent dépendantes de l'amour. Outre l'effet chimique direct de l'ocytocine, qui permet de se remémorer et de désirer des sentiments agréables par l'intermédiaire de ces aires cérébrales, l'amour peut effectivement devenir addictif.

Mais dans tous les cas, plaisir ne veut pas dire bonheur. Si vous placez de la nourriture devant un animal affamé, il mangera et des examens cérébraux montreront que le centre du plaisir dans le cerveau de l'animal s'est activé. Chez un être humain, les réactions émotionnelles compliquent les choses. Quand un petit grognon de 2 ans refuse de manger, il peut le faire avec beaucoup d'obstination. Dans les restaurants, certaines personnes sont extrêmement sélectives dans les plats qu'elles choisissent. En fonction de notre humeur, nous pouvons refuser de manger, parce que nous sommes chagrinés, distraits, en colère, inquiets ou frustrés. Les réactions humaines dépendent de messages chimiques, mais il y en a tant que nul n'a trouvé de formule chimique simple caractérisant le bonheur. Nous sommes les seules créatures qui, face à un stimulus X, peuvent avoir autant de réactions que notre imagination peut en trouver. Ce sont les substances chimiques cérébrales qui sont au service du mental, et non l'inverse.

Pour une science efficace

Le bonheur est une toute nouvelle branche de la recherche génétique et pour des raisons éthiques, les sujets humains ne peuvent bien sûr être soumis à des états émotionnels extrêmes. La carte de nos choix s'appuie sur la meilleure science qui soit. Il est capital de transmettre au corps de la positivité et heureusement, il y a de fortes chances pour que votre état d'esprit s'améliore grâce à vos nouveaux choix. Car si un changement de vie ne vous rend pas plus heureux, vous passerez rapidement à autre chose.

Tout cela nous ramène aux mystères des émotions et au fait que, à l'inverse des animaux, nous ne pouvons nous contenter de seules sensations de plaisir pour être heureux. Qu'est-ce qui pourrait nous satisfaire? Il y a vingt ans, il y a eu un engouement pour une forme d'intelligence que l'on venait de découvrir et qui n'était pas mesurée en fonction du QI (quotient intellectuel), mais du QE (quotient émotionnel). Une découverte fondamentale a été faite: le QI d'une personne est distinct de sa capacité à gérer intelligemment ses émotions. Bien que certains best-sellers aient vanté l'importance de l'intelligence émotionnelle, il n'existe pas de norme acceptée. Le test d'intelligence émotionnelle le plus communément accepté et auquel ont été soumis cent onze dirigeants d'entreprise a produit des résultats qui n'avaient rien à voir avec la manière dont leurs employés les percevaient. On n'est donc pas encore certain qu'il y ait un lien entre QE et supériorité du leadership (ou supériorité dans tous domaines).

Nous pensons que l'on peut établir un lien plus fort entre l'intelligence émotionnelle et le bonheur. Prenez connaissance des caractéristiques émotionnelles désirables suivantes.

Sept habitudes des personnes à fort QE

1. Elles savent bien contrôler leur impulsivité.

2. Savoir que leur satisfaction sera différée ne leur pose pas de problème.

3. Elles perçoivent les sentiments des autres.

4. Elles sont ouvertes à leurs propres émotions.

5. Elles savent comment fonctionnent les émotions et à quoi chacune aboutit.

6. Dans la vie, elles avancent à l'émotionnel, et non au mental, et cela leur réussit.

7. Elles satisfont leurs besoins en entrant en contact avec des personnes qui contribueront à les satisfaire.

Tous ces traits de personnalité vous permettraient de gérer vos expériences d'une manière plus satisfaisante. Et c'est bien leur gestion qui compte. Tout événement, qu'il s'agisse de la naissance d'un bébé, de gagner au loto ou de déménager, peut être traité comme une source de bonheur ou de malheur. Les émotions humaines ne suivent pas de règles, raison pour laquelle nous sommes à la fois créatifs et imprévisibles. Mais en chacun, il doit y avoir un moyen d'établir des relations saines avec ses émotions. Pour nous, c'est cela, le grand bienfait de l'intelligence émotionnelle.

Voyons maintenant comment chaque caractéristique désirable pourrait s'appliquer dans votre vie.

1. Contrôle de l'impulsivité

Le consumérisme s'effondrerait du jour au lendemain si les gens n'agissaient plus de manière impulsive. Des choix inconsidérés nous amènent à faire un arrêt chez McDonald's au lieu de manger chez soi un repas dont nous savons à l'avance qu'il sera plus satisfaisant et plus sain. Ce sont des pulsions qui nous amènent à manger, boire et dépenser en excès. Comme toute chose à laquelle vous exercez régulièrement votre cerveau, l'impulsivité devient une habitude qui, une fois gravée en vous, devient très difficile à maîtriser.

À la racine de tout comportement impulsif, il y a un manque de contrôle. Agir sur un coup de tête est le plus souvent inoffensif, car nous aimons tous perdre le contrôle des choses une fois de temps en temps. Mais à part cela, si le contrôle de la situation vous échappe, cela signifie que ce sont vos pulsions qui vous dominent. Vous ne pourrez jamais véritablement tirer les leçons du passé si vous laissez chaque fois vos envies irrésistibles prendre le dessus. Les personnes à fort QE ont exactement le comportement inverse. Le passé leur sert de leçon et leur permet surtout d'apprendre qu'un comportement impulsif est essentiellement autodestructeur.

C'est quelque chose qu'elles ressentent. Elles se souviennent très bien des conséquences de leur dernière gueule de bois, de leur dernier excès alimentaire ou des problèmes qu'elles ont eus après avoir acheté un appartement en multipropriété. Et même, elles sont fières d'avoir une mémoire émotionnelle, aspect que la plupart des gens rejettent. La mémoire des personnes impulsives est remplie de décisions terribles qu'elles préfèrent oublier ; la mémoire des personnes à fort QE est remplie de choix positifs renforçant le choix positif suivant.

Que faire : Retardez toute action impulsive de cinq minutes. Si la pulsion est toujours là, prenez un morceau de papier et écrivez les pour et les contre de votre envie. N'oubliez surtout pas d'inscrire ce que vous avez ressenti le lendemain matin de votre dernier comportement impulsif.

2. Satisfaction différée

Les personnes âgées dénoncent souvent les jeunes dans leur envie de satisfaction instantanée, mais la clé est de savoir quel plaisir devrait être retardé et lesquels peuvent être appréciés sur-le-champ. Il est gratifiant de déménager de chez ses parents, d'avoir son appartement et de subvenir à ses propres besoins. Entrer en faculté de droit ou de médecine retarde cette satisfaction pendant des années et qui plus est vous couvre de dettes. La société favorise ce genre de choix, car il est porteur d'une promesse : celle du prestige, ainsi que de revenus élevés une fois diplômé.

Comme nous y avons précédemment fait allusion, c'est essentiellement dans les choix anodins que les personnes ont du mal à dominer leur envie de satisfaction instantanée. C'est pourquoi on a tendance à :

- manger entre les repas ;
- abuser des boissons alcoolisées ;
- grignoter en regardant la télévision ;
- rester assis chez soi au lieu de faire de l'exercice ;
- s'arrêter dans un fast-food ;
- se bourrer de sucre ;
- passer des heures sur Internet au lieu de fréquenter les personnes pour de vrai ;
- laisser échapper des paroles que l'on regrette plus tard ;

- choisir le premier partenaire amoureux potentiel qui passe au lieu d'attendre quelqu'un de plus compatible.

Comme c'est le cas dans le contrôle de l'impulsivité, qui est étroitement lié à cette thématique, les personnes à fort QE ne se laissent pas séduire par la satisfaction instantanée. Elles n'ont pas (ou peu) de motivation intellectuelle qui les amène à penser que telle chose est bonne pour elles. Elles se sentent mieux quand, dans les bonnes circonstances, elles diffèrent leur plaisir. Elles sont suffisamment souples pour ne pas suivre de règles strictes. La souplesse dénote un quotient émotionnel élevé. Face à une tentation momentanée, elles ne se disent pas: « Bon d'accord, juste une fois. Cela ne peut pas me faire de mal », ce qui est de la pure rationalisation. Au lieu de cela, elles pensent: « Est-ce vraiment ce que je peux faire de mieux? Je vais attendre. »

Que faire: Examinez votre vie et demandez-vous si vous vous êtes créé des problèmes en cédant à la satisfaction instantanée. Gaspillez-vous de l'argent dans des achats inutiles? Votre placard est-il surchargé de vêtements? Êtes-vous dans le rouge à cause de dépenses impulsives? Votre réfrigérateur est-il rempli d'aliments que vous ne consommez jamais?

Si vous voyez un problème, abordez-le une activité après l'autre. Quand vous êtes tenté par une nouvelle paire de chaussures, par exemple, ou par un achat extravagant tel qu'une véritable salle de sport à domicile qui, bientôt, tombera aux oubliettes, écrivez sur papier quelque chose qui vous donnera encore plus de plaisir plus tard. Au lieu d'acheter ces chaussures, vous pouvez économiser cet argent pour des vacances. Au lieu de vous acheter toute une salle de sport, vous pouvez apprendre à jouer au tennis et jouer sur des courts publics. Tant que vous n'avez pas de satisfaction différée à l'esprit, la satisfaction instantanée est indétrônable.

3. Empathie

Percevoir ce que ressentent les autres vient naturellement. Nous avons tous cette attitude depuis notre tendre enfance, à l'époque où nos sentiments dépendaient pour beaucoup, et parfois uniquement, des émotions de notre mère. C'est dans notre famille que se fait notre éducation émotionnelle et bien sûr, certains enfants sont beaucoup mieux lotis que d'autres : ils n'acquièrent pas de mauvaises habitudes qu'il leur faut plus tard perdre. Si vous avez du mal à savoir ce que quelqu'un ressent et pourquoi, cela signifie qu'à un moment donné, vous vous êtes coupé d'une faculté innée. Soit une figure d'autorité, par exemple un père fermé, vous a motivé dans le mauvais sens, soit vous avez décidé par vous-même que les émotions n'étaient pas un aspect positif dans la vie. Quoi qu'il en soit, vous n'êtes plus dans l'empathie.

C'est exactement l'inverse des personnes à fort QE. C'est ainsi que les bons médecins savent naturellement réconforter leurs patients. C'est ainsi que les gens se laissent convaincre par un bon argumentaire de vente, car ils sentent que leurs besoins sont compris. À un certain niveau, personne ne peut se laisser fourvoyer par l'insincérité et l'hypocrisie ; nous avons tous des témoins émotionnels extrêmement sensibles. Avec un QE élevé, il nous est facile de lire en quelqu'un et, au-delà de ses paroles, de savoir comment se sent vraiment la personne.

Que faire : Pour être en empathie, il vous faut le vouloir. Avec les personnes que nous aimons, la chose est facile : quand nos enfants ont mal, nous-mêmes avons mal. Il est aussi assez simple d'étendre cette réaction aux personnes que nous aimons bien. Sachant que vous avez en vous la graine de l'empathie, vous pouvez choisir de la laisser fleurir. Écoutez un inconnu ou un collègue comme s'il était votre ami. Remarquez sa réaction, prenez conscience de la vôtre. Si l'empathie ne vous apporte pas de plaisir, c'est qu'il y a une résistance quelque part en vous. Peut-être avez-vous le sentiment que les problèmes d'autrui représentent un fardeau pour vous. Peut-être vous sentez-vous obligé d'aider la personne ou de vous inquiéter de son sort.

L'intelligence émotionnelle permet d'accepter ces obstacles et de les transformer en vertus. C'est une bonne chose d'aider autrui ; toutefois, vous n'avez pas l'obligation d'aider tout le monde. Vous faites preuve d'empathie en écoutant quelqu'un raconter son histoire, mais il n'y a pas de nécessité à l'écouter rabâcher. Une fois que vous commencerez à faire ces distinctions, vous vous apercevrez que l'empathie est un don merveilleux, et non un trait de personnalité angoissant ou à fuir. Il y a un juste milieu qui réunit les deux extrêmes — avoir le cœur trop tendre et ne pas avoir de cœur. Décidez de trouver l'équilibre qui vous convient.

4. Accepter ses émotions

Il est rare d'être complètement ouvert à ses émotions. Car il y a en chacun le désir d'être vu sous son meilleur jour. C'est pourquoi nous évitons d'exposer nos émotions négatives, y compris à nous-mêmes. Mais il existe une autre force intérieure qui va à l'encontre de ce désir, une voix qui nous rappelle nos sentiments de culpabilité, de honte et nos mauvaises actions. Se dire constamment que l'on est quelqu'un de bon est aussi éloigné de la réalité que se répéter sans cesse que l'on est quelqu'un de mauvais. Les personnes au QE élevé se sont confrontées à ce qu'il y a de mieux et de pire en elles. Par conséquent, elles parviennent à s'accepter à un niveau bien plus profond que la plupart des gens.

Dans la mesure où nous nous mettons sur la défensive dès qu'il s'agit d'évoquer ces parties de nous qui engendrent culpabilité et honte, il n'est ni simple ni instantané d'arriver à s'accepter. « S'aimer soi-même » est le but, et non le premier pas. Il peut même être très difficile pour certaines personnes de dire : « Je suis digne de vivre dans l'amour. » À la base de leur individualité, il n'y a pas assez d'amour, cet amour qu'elles auraient dû recevoir durant leur enfance et grâce auquel on développe une perception inébranlable de soi. Il est bon de prendre conscience de deux vérités : premièrement, avoir une émotion que l'on n'aime pas n'est pas la même chose qu'agir en fonction de cette émotion. Néanmoins, la culpabilité et la honte ne font pas de différence. Elles veulent vous punir pour une simple pensée. En réalité, les pensées vont et viennent ; ce sont des visiteuses fugitives, et non des aspects de votre identité profonde.

Deuxièmement, vous n'êtes pas la même personne que par le passé. La culpabilité et la honte n'y croient pas, elles n'ont de cesse d'asséner le même message : vous n'avez pas changé, jamais vous ne changerez. Mais en réalité, vous vous transformez constamment. Tel est le cœur du problème : voulez-vous renforcer ce que vous êtes aujourd'hui ou ce que vous étiez hier ? Les personnes à fort QE s'épanouissent en étant elles-mêmes dans l'instant présent. Elles ne s'identifient pas aux fantômes du passé.

Que faire : Chaque fois que vous avez une pensée de culpabilité ou de honte liée au passé, arrêtez-vous et dites-vous : « Je ne suis plus cette personne. » Si ce sentiment revient, répétez la même phrase. Parfois, ces pensées récurrentes sont très tenaces. Dans ce cas, dès que vous avez un moment pour vous, asseyez-vous les yeux fermés, prenez quelques respirations profondes et centrez-vous. Nous ne minimisons pas le fait que les blessures du passé puissent avoir une influence importante sur le présent. La clé ? Prendre conscience qu'il est erroné d'interpréter des situations nouvelles au regard de blessures anciennes. En ayant cette conviction à l'esprit, vous pourrez commencer à vous accepter tel que vous êtes, jour après jour. L'idéal pour parvenir à l'acceptation de soi est d'entrer pleinement dans l'instant présent, et *vice versa*. Plus vous vous acceptez, plus le moment présent est riche. Sachez tirer parti de cette vérité.

5. Connaître les conséquences de ses émotions

Toutes les actions ont des conséquences, y compris les émotions. Au niveau cérébral, le fait de produire les substances neurochimiques qui éveillent en vous les sentiments de colère, de joie, de peur, de confiance, etc. est une action. Tout votre corps réagit à ces messages chimiques ; par conséquent, les émotions ne peuvent être considérées comme passives. Même une personne stoïque, qui enfouit chaque émotion indésirable, fait quelque chose d'actif. Dans cet ouvrage, nous nous sommes intéressés à des choix globaux qui sont bénéfiques pour le corps et le mental, en se servant du supergénome comme véhicule.

Une fois que vous savez que les émotions négatives sont nuisibles, votre point de vue change. Car dès lors, s'attaquer à quelqu'un, éprouver de l'envie, agir de manière malveillante et nourrir des désirs de vengeance ne sont plus des actes gratuits. Chacune de ces émotions a des répercussions sur vous, au niveau de vos gènes. Le bien-être véritable n'est pas accessible s'il est miné par la négativité. Les personnes à fort QE acceptent cette vérité, même si elles n'ont pas connaissance des modifications d'ordre épigénétique. Elles ne sont probablement pas les seules à avoir vu la colère ou l'inquiétude d'un parent provoquer une souffrance chez son enfant. Cela suffit pour comprendre que les émotions ont toujours des conséquences.

Que faire : Vous ne pouvez empêcher les émotions négatives d'avoir un impact sur vous et sur votre environnement. Une fois la chose intégrée, le plus important consiste à assumer la responsabilité de ses émotions. Car il n'y a plus de raison valable de passer sa colère sur quelqu'un d'autre, de se faire craindre d'autrui, d'intimider, de brutaliser ou de dominer quelqu'un pour des motifs égoïstes.

Personne ne vous demande de devenir un saint. Le fait de savoir que vos émotions ont des conséquences doit vous être bénéfique. Ouvrez les yeux et observez de quelle manière la colère ou l'angoisse d'une personne assombrit l'atmosphère. Ressentez cela en vous-même. Puis demandez-vous si tel est l'impact que vous voulez avoir. Les émotions sont vivantes. Vous devez négocier avec elles : quand une émotion voit qu'un changement lui est bénéfique, elle change, et vous avec.

6. Avancer à l'émotionnel

Dans la mesure où tant de personnes se méfient de leurs émotions et essayent de les cacher, en particulier les hommes, cela fait un choc quand on entend qu'il est plus efficace d'avancer dans la vie à l'émotionnel qu'au mental. En fait, cette notion est tellement méconnue que nous éprouvons le besoin de l'étayer à l'aide de découvertes psychologiques marquantes.

Les chercheurs ont découvert que les émotions jouent un rôle dans chaque décision que nous prenons. Il n'existe pas de décision purement rationnelle. À partir du moment où vous tentez de mettre de côté les émotions, vous refoulez un aspect naturel de vous-même. Dépensez-vous plus quand vous êtes de bonne humeur ? Peut-être pensez-vous que non. Pourtant, des études prouvent que les émotions positives rendent plus dépensier. Ferez-vous des folies pour paraître plus important, pour faire bonne figure aux yeux d'un vendeur ? C'est le cas de nombreuses personnes.

L'une des découvertes les plus étonnantes à ce sujet tournait autour d'une vente aux enchères dans laquelle on a demandé aux sujets d'enchérir pour l'obtention d'un billet de 20 euros. Ce jeu a suscité confusion et rires. Il semble évident que personne n'offrirait plus de 20 euros pour un billet de 20 euros. Pourtant, c'est ce qu'ils ont fait. Notamment chez les hommes, décrocher la vente et prendre le dessus sur les autres l'a emporté sur le côté rationnel ; les enchères étaient de plus en plus élevées, jusqu'à ce que quelqu'un abandonne. Bien sûr, le « gagnant » avait fait un achat ridicule, mais l'émotion l'a emporté sur la raison.

Les personnes à fort QE ne fuient pas la composante émotionnelle du processus de prise de décision. Elles sont au contact de leurs sentiments, ce qui leur permet de prendre en considération une dimension plus profonde, celle de l'intuition. Une fois que vous laissez vos émotions venir sur le devant, elles ne guident plus le passage à l'acte (c'est la grande peur des personnes qui refoulent leurs émotions, ne supportant pas l'idée que ces dernières puissent échapper à leur contrôle). L'étape suivante consiste à prendre conscience que les émotions sont intelligentes et, au-delà de cela, qu'elles peuvent être le miroir de l'intuition. Elles permettent d'accéder à des pans entiers de conscience, inconnus de la plupart des gens. Chaque fois que l'on écoute son instinct et que cela s'avère payant, il faut savoir qu'il y a encore plus de signaux qui nous sont envoyés au quotidien et que nous devons ressentir, et non analyser.

Que faire: Si vous avez déjà l'habitude de gérer une situation au ressenti, tout ce que nous venons d'expliquer vous paraît évident, mais tel n'est pas le cas d'une personne qui se méfie de ses émotions. Pour apprendre à se laisser guider au niveau émotionnel, il faut avancer pas à pas. Pour commencer, pensez à toutes ces fois où vous n'avez pas écouté ce que vous disait «vos tripes» et que vous avez écouté votre mental, pour finalement avoir des regrets plus tard: «Je savais que cela arriverait. Pourquoi n'ai-je pas écouté mon pressentiment?» Ce n'est pas une question rhétorique. La raison pour laquelle vous n'avez pas suivi votre instinct est que vous ne vous y êtes pas entraîné.

La prochaine fois que vous serez tiraillé entre toutes les raisons que vous voyez de faire quelque chose et le refus que vous opposent vos émotions, mettez par écrit les arguments de chaque aspect de vous-même. Puis agissez, en écoutant ce que vous dit votre tête ou votre instinct. Quand la situation est réglée et que vous avez connaissance de ce qu'elle a donné, reprenez ce que vous avez écrit. Cet exercice est plus efficace dans les situations impliquant des personnes, car nous avons tous des interactions (avoir rendez-vous avec un inconnu, travailler pour un nouveau patron, parler à un vendeur de voitures) dans lesquelles les sentiments ne peuvent être ignorés et pourraient faire toute la différence entre le succès et la déception. Si vous mettez vos sentiments par écrit, cela vous permettra de mieux vous fier à votre intuition la prochaine fois. Les clés sont la répétition et la sincérité (être honnêtement conscient du nombre de fois où vos sentiments s'avèrent payants).

7. Satisfaire ses besoins

Quand vous avez un besoin, qui allez-vous voir? Soyons spécifiques. Vous avez rassemblé votre courage à deux mains, avez dit quelque chose de difficile, mais votre interlocuteur vous a démoli. Vous êtes blessé, découragé. Ses paroles amères sonnent encore à vos oreilles meurtries. Dans un moment pareil, vous avez besoin de réconfort et d'empathie. Si vous allez voir un ami qui vous écoute poliment, vous murmure une ou deux platitudes et change rapidement de sujet, vous avez sollicité la mauvaise personne. De même que vous n'iriez pas voir un âne pour obtenir du lait, pourquoi avez-vous fait l'équivalent sur le plan émotionnel ?

La réponse est compliquée, mais fait appel à l'intelligence émotionnelle. Blessés, la plupart des gens désespèrent de se décharger, au point qu'ils se tournent vers la première personne qui passe par là. Si les gens sont mariés, il est presque certain qu'ils s'adresseront à leur partenaire amoureux. Mais une personne au QE élevé saura distinguer une personne à l'écoute, empathique, d'une personne qui ne l'est pas. Elle se tournera vers la première et évitera la seconde.

Considérons maintenant un besoin profond, le besoin d'amour. Quand celui-ci est assouvi dans l'enfance, époque critique pour la formation de l'intelligence émotionnelle, l'amour provient de la bonne source, c'est-à-dire des parents. Mais les parents peuvent retenir leur amour et rarement le dispenser, ce qui génère une confusion émotionnelle. On grandit alors sans savoir vers qui se tourner pour obtenir l'amour dont on a besoin. Que se passe-t-il ? On fait des expériences plutôt aléatoires, allant d'une personne à l'autre, sans trouver de personne capable d'aimer véritablement. Et quand finalement on trouve quelqu'un qui a un peu d'amour à donner, mais assez peu, on a des chances de quand même choisir cette personne. Un mélange d'insécurité, de manque affectif et de blessures émotionnelles vous fait nouer une relation qui s'avère frustrante, décevante et, dans le pire des cas, toxique.

Pour une personne à fort QE, il est tellement basique de trouver la bonne personne qui satisfera ses besoins qu'elle reste perplexe quand une personne n'est pas en mesure de le faire. Hélas, il faut bien dire que l'essentiel du temps, les personnes meurtries cherchent d'autres personnes meurtries ou même des individus qui auront des chances de leur faire du mal. Le comportement d'une personne émotionnellement saine les angoisse même souvent, car il menace l'existence d'isolement et de fermeture émotionnelle à laquelle ils sont tant habitués. Pourtant, il faut fournir les efforts nécessaires ; car sinon, la vie nous fait trébucher, ce qui nous laisse un sentiment d'insatisfaction profonde.

Que faire : La plupart des gens sont dans l'une des situations suivantes : phase de séduction, mariage, divorce. Ils comprennent qu'il y a une différence entre avoir un besoin et l'assouvir. Dans toutes les relations sentimentales, on ne peut demander à l'autre de vous donner quelque chose qu'il n'a pas. Pourtant, c'est ce que nous faisons : nous demandons à l'indifférent de faire preuve d'empathie, à l'égocentrique d'être compréhensif, au mal-aimé de nous aimer, et pire encore.

Pourtant, la résolution de ce dilemme n'est pas aussi difficile que vous pourriez le supposer. Quand vous ressentez un besoin, tournez-vous vers la personne qui pourra le satisfaire avec certitude. De qui s'agit-il ? Vous ne pourrez le savoir que si vous avez vu la personne en question réagir dans un contexte similaire. Ne jouez pas aux devinettes. N'avancez pas aveuglément. Les personnes bienveillantes, aimantes, émotionnellement généreuses et compréhensives ne cachent pas ces aspects d'elles-mêmes. Elles les incarnent.

Vous constaterez bientôt que la plupart des gens veulent être là pour vous. Qui n'a pas rencontré un gentil inconnu à bord d'un avion, qui finit par écouter votre situation familiale, vos histoires d'amour, vos récits professionnels et même vos secrets ? Naturellement, vous avez d'abord envie de vous retenir, par peur du rejet. Mais il arrive souvent que l'on détecte un signe d'ouverture, puis que les choses se fassent progressivement. Alors, on s'ouvre un peu soi-même, puis davantage ; et si l'on voit que l'autre personne cesse de donner — de son temps, de ses conseils, de son empathie ou de son intérêt —, on comprend le message.

Seule mise en garde : même une personne qui a de l'amour, de l'empathie, de la compassion et de la compréhension à donner a le droit de dire non. Nous comprenons que la chose est très difficile à accepter. Le rejet est la raison principale pour laquelle beaucoup de gens reculent devant les rencontres à caractère émotionnel. Il est plus facile de partager sa peine avec un proche au regard creux. Mieux vaut l'indifférence que le rejet. Mais les besoins sont là pour être assouvis et vous devez trouver le courage de faire appel aux bonnes personnes, même si vous prenez le risque qu'elles vous claquent la porte au nez.

Mais vous avez de bonnes chances que cela n'arrive pas. Tous les besoins ne concernent pas l'amour éternel. En effet, le besoin le plus courant est celui d'être écouté, suivi de près par le besoin d'empathie et le besoin d'être compris. Le dénominateur commun est le besoin d'être conforté dans ses choix. Une fois que l'on a découvert que l'on peut être conforté dans ses choix, et même qu'on le mérite, on se sent intérieurement plus fort. Alors il devient beaucoup plus simple de demander de l'amour.

Les émotions font naître des réactions fortes et tous les besoins que nous avons évoqués engendrent des changements corporels. Dans ce domaine, la science est en retard par rapport à la sagesse. Notre espèce a eu des milliers d'années pour devenir plus sage, progrès qui ne doit pas être décrié, dans la mesure où il arrive à tout un chacun de faire l'idiot. Nous attendons avec impatience le jour où la génétique trouvera la combinaison magique des modifications génétiques conduisant à la sagesse. Pour l'instant, nos émotions sont nos meilleurs guides, qui auront toujours une longueur d'avance sur la science, malgré tous les efforts que la génétique fait pour rattraper son retard.

Troisième partie

Prenez votre évolution en main

La sagesse du corps

Le supergénome a élargi notre conception du corps ; peut-il en faire de même pour le mental ? Absolument. Le cerveau n'est plus une tour d'ivoire dans laquelle le mental vit isolé. Tout ce que vous pensez et ressentez est partagé par le reste de votre corps. Le cerveau ne dit pas par exemple « Je m'ennuie » ou « Je suis déprimé ». Tout est chimique et génétique. Toutes les cellules comprennent le même langage. Tout ce qui se passe dans le cerveau se reflète dans les activités merveilleusement intégrées de chaque cellule.

Nous avons pour habitude de croire que seul le cerveau a la conscience du corps et de son environnement. Cette croyance doit changer, car on ne peut nier que tout est très étroitement lié dans l'organisme. Depuis des centaines de millions d'années, il n'y a pas que les neurones qui ont évolué, mais également toutes les cellules. Bien sûr, dès que vous affirmez qu'une cellule rénale est consciente, les biologistes traditionnels, qui croient dur comme fer que les interactions biologiques ne peuvent être qu'aléatoires, crient au scandale. Et si en plus, vous ajoutez qu'un gène ou un microbe est aussi conscient que vous, de nombreux autres scientifiques seront outrés.

Mais ces comportements sont un déni de la science. L'un des plus brillants pionniers de la physique quantique, Erwin Schrödinger, a dit : « La conscience est un singulier qui n'a pas de pluriel [...] Diviser ou multiplier la conscience n'a aucun sens. » Nous sommes tellement habitués à séparer le corps de l'esprit qu'il n'est pas acceptable de les unir en un champ de conscience. Pourtant, les physiciens savent depuis plus d'un siècle que tout ce qui existe dans l'univers physique provient de champs, qu'il s'agisse du champ électromagnétique à l'origine de la lumière, du champ gravitationnel qui maintient vos pieds au sol ou du champ quantique, source ultime de la matière et de l'énergie.

Imaginez en cet instant que chaque cellule est aussi consciente qu'une personne. Immédiatement, le cerveau perdrait sa position privilégiée. Il nous faudrait cesser de croire que la pensée est un phénomène strictement mental composé d'un flot de pensées, d'images et de sensations dans le cerveau. Mais il est clair qu'il existe une autre forme de pensée — non verbale et dénuée d'images visuelles et de voix — qui soutient silencieusement chaque cellule. Cette intelligence cellulaire a été baptisée «sagesse du corps». Pour progresser vers le bien-être, trois choses seulement sont nécessaires:

- Coopérez avec la sagesse de votre corps.
- Ne vous opposez pas à la sagesse de votre corps.
- Développez la sagesse de votre corps.

Il y a encore quelques années, cette façon de parler semblait tenir de la licence poétique. Le mot sagesse est un terme ampoulé que l'on réserve traditionnellement aux sages et aux enseignants. Dans la vie moderne, il est plutôt rarement utilisé. Mais ici, il ne s'agit nullement d'une métaphore. La sagesse est un savoir qui est le fruit de l'expérience, et vos cellules en sont remplies. Dans chaque choix de vie que nous vous avons recommandé, on revient toujours à la même chose: obéir à la sagesse du corps et lui redonner toute sa place. Jusqu'à présent, nous nous sommes servis du vocabulaire de la génétique. Voyons maintenant si ce vocabulaire peut être élargi afin que la sagesse du corps ne soit plus qu'un seul et unique phénomène — un champ de conscience — à défaut d'être composée d'une multitude d'éléments séparés. Ainsi, on se prépare en vue de la possibilité la plus palpitante de toute: prendre son évolution en main, ainsi que celle de ses enfants, et peut-être même de ses petits-enfants.

La sagesse des cellules et des gènes

Les cellules sont confrontées à de nombreux défis. Si l'on met de côté toutes les connaissances sophistiquées de la science, une cellule est une sorte de bombe à eau vivante. Celle-ci subit les mêmes menaces que ce ballon : en cas de trou, l'eau qui est à l'intérieur s'en échappe ; en cas de chaleur importante, un éclatement s'ensuit ; en cas de froid important, des cristaux de glace se forment dans les cellules sous la peau. Une bombe à eau et une cellule doivent toutes deux chercher à rester intactes face à un environnement cruel et en changement perpétuel. Au fil de l'évolution, les cellules ont entrepris de résoudre ce défi extrêmement compliqué.

La solution qu'elles ont trouvée est connue sous le nom d'« homéostasie », l'aptitude à préserver une stabilité intérieure quoi qu'il se passe à l'extérieur. Au départ, l'homéostasie était primitive. Les organismes unicellulaires ont produit avec le temps des pompes à ions (pour des substances chimiques telles que le sodium, le calcium et le potassium) sur leur membrane extérieure afin de garder le bon équilibre chimique et liquide à l'intérieur. L'étape suivante a été le développement de la mobilité, afin qu'il puisse chercher de la nourriture, échapper aux prédateurs et se diriger vers une température et une lumière optimales pour leur survie. Le fait que les cellules ne soient pas de simples bombes à eau, mais des formes de vie incroyablement complexes, est lié au fait qu'elles ont résolu tout le problème de la constance de leur équilibre intérieur.

Revenons maintenant au moment présent. Vos cellules « se souviennent » toujours de cette solution, grâce à l'ADN. La mémoire génétique, qui agit sur de très longues périodes, fait en sorte qu'aucune cellule, primitive ou non, ne redevienne une bombe à eau. Après avoir appris la division cellulaire, au cours de laquelle chaque brin d'ADN fabrique une réplique parfaite de lui-même, les formes de vie sont allées de l'avant. La mémoire a été la plus grande invention de l'évolution, elle est un phénomène parfaitement invisible ; une fois apparue, elle n'avait plus de raison de s'arrêter. Les cellules se sont mises à se rappeler de plus en plus de choses, à développer de plus en plus de compétences, comme nous le faisons par l'intermédiaire de notre cerveau.

En ce moment même, grâce à vos gènes, vos cellules se souviennent des moyens de vous garder en vie, prouesse que la science comprend à peine, car il faut tellement d'événements dynamiques, imbriqués et parfaitement synchronisés simplement pour maintenir l'équilibre chimique intérieur d'une cellule cardiaque, hépatique ou cérébrale. Bien que programmées par le même ADN, ces différentes cellules accomplissent des dizaines de tâches uniques. Selon la nouvelle génétique, il faut imaginer le corps comme une communauté constituée de 100 000 milliards d'habitants (en ajoutant toutes les cellules de notre corps aux gènes grouillant du microbiome), chacun ayant un intérêt personnel. Une cellule cardiaque a trop à faire de son côté pour remplacer une cellule hépatique ; pourtant, même si chacune joue à « moi d'abord », la partie se fait également dans un esprit de partage et de coopération, car si la cellule cardiaque se lasse d'entendre les messages en provenance du foie ou du cerveau et si elle met un terme à la conversation, elle meurt.

L'homéostasie, qui a fait d'une bombe à eau une cellule, a dû devenir un milliard de fois plus compliquée à mesure que davantage de cellules ont été invitées à rejoindre la communauté. Pourtant, en essence, l'ADN n'a eu de cesse de s'inspirer de la même leçon : rester en équilibre, préserver une constance intérieure. Pour vous montrer à quel point cela est essentiel, imaginez des prisonniers qui entament une grève de la faim, comme cela s'est produit au cours des « Troubles » en Irlande du Nord, quand des membres de l'IRA ont fait appel à cette stratégie en guise de protestation politique. Le corps ne peut rester en équilibre que trois jours en puisant dans ses réserves de glucose dans le sang et dans le foie. Puis il commence à prélever du sucre dans les cellules graisseuses et au bout d'environ trois semaines, il se tourne vers les muscles, qui commencent à fondre. Il y a inanition lorsque les muscles sont émaciés et la mort devient inévitable au bout d'une trentaine de jours, à supposer que l'individu n'ait rien absorbé d'autre que de l'eau au cours de cette période. Le Mahatma Gandhi, qui jeûnait pour faire connaître la campagne en faveur de l'indépendance indienne, a jeûné vingt et un jours au maximum. Les dix prisonniers de l'IRA qui se sont attiré une publicité mondiale en faisant la grève de la faim en 1981 ont survécu entre 46 et 73 jours (nous ne prenons pas en considération les personnes obèses décidant d'arrêter de manger ; des archives hospitalières indiquent les cas de personnes ayant quelque 150 à 200 kg de réserves de graisse et de protéines et qui ont pu survivre plus d'un an sans manger).

Un jeûne total entraîne une rupture progressive de l'homéostasie, qui cesse rapidement de fonctionner normalement partout dans le corps, ce dernier finissant par mourir. Pourtant, la période de survie peut être grandement allongée par le simple ajout d'une petite quantité de sucre et de sel dans l'eau qui est bue au cours du jeûne. Des personnes ayant ajouté un peu de miel à leur eau ont réussi à jeûner cinq mois avant de s'arrêter. La vie se prolonge grâce aux calories, mais également au maintien de l'équilibre ionique (électrolyte) des cellules, facteur le plus fondamental qui fait que même la cellule la plus primitive est vivante, au lieu d'être une simple bombe à eau[4].

Remarquez la réaction systémique du corps face à un jeune total, qui va de stratégie en stratégie pour conserver un équilibre aussi longtemps que possible. L'important est que le mécanisme permettant la survie la plus basique a été préservé dans votre patrimoine génétique depuis plus d'un milliard d'années, tandis que, simultanément, votre supergénome continue à suivre de près tout ce que vous voulez faire aujourd'hui. L'homéostasie est aussi complexe que vous. Cela implique une perception beaucoup plus large du rapport entre le corps et le mental. Pendant que vous pensez, ressentez, rêvez, imaginez, vous souvenez et tirez les leçons du passé, tout en anticipant et en vous projetant dans l'avenir, votre corps doit s'adapter à tout cela dans l'instant présent, sans jamais sacrifier son intérêt personnel, la survie, à défaut de bien-être et de santé.

Une cellule traditionnelle n'a en réserve que suffisamment d'oxygène et de nourriture pour survivre quelques secondes ; par conséquent, les protections à sécurité intégrée doivent provenir d'ailleurs — en un mot,

4. Nous ne nous prononçons pas en faveur d'un jeûne à base d'eau mélangée à du jus, du miel ou du sucre, quelle qu'en soit la durée. Les pour et les contre de ces régimes sont une question à part.

de la coopération. Une cellule « sait », du point de vue chimique, qu'elle sera approvisionnée en oxygène et en nourriture grâce au sang. Elle n'a donc pas besoin de « réfléchir » à ces choses ; elle consacre son « intelligence » à d'autres processus (nous utilisons ici des guillemets pour distinguer l'intelligence naturelle de la cellule de l'intelligence classique, qui nécessite l'exploitation volontaire de connaissances par le cerveau).

Tant que l'homéostasie n'est pas perturbée et que vous ne commencez pas à ressentir des signes inhabituels (douleur, morosité, fatigue, dépression), les mécanismes corporels à sécurité intégrée restent en arrière-plan. Mais nous pouvons établir un lien avec nos expériences personnelles et ainsi, le fonctionnement psychosomatique transcende les processus chimiques et biologiques. Vos cellules vivent les mêmes expériences que vous, elles partagent le même but. Comme cela est indiqué dans le descriptif ci-dessous, les propriétés inhérentes de la cellule sont étonnantes.

La sagesse cellulaire : les neuf fondamentaux pour maintenir la vie

La conscience : Les cellules sont parfaitement conscientes de leur environnement, ce qui signifie qu'en permanence, elles reçoivent des signaux biochimiques et y répondent. Une seule molécule suffit pour les faire changer de cap. Elles s'adaptent d'instant en instant, en fonction de l'évolution des circonstances. Elles n'ont pas la possibilité de « penser à autre chose ».

La communication : Une cellule garde le contact avec les cellules à proximité ou plus éloignées. Des messages biochimiques et électriques sont échangés entre cellules pour tenir au courant les avant-postes les plus éloignés de tout besoin ou toute intention, même minime. Les cellules n'ont pas la possibilité de refuser ou d'interrompre la communication.

L'efficacité : Le fonctionnement des cellules utilise le moins d'énergie possible. Elles doivent vivre dans l'instant présent, ce qui leur convient parfaitement. Elles n'ont pas la possibilité de consommer en excès la nourriture, l'air ou l'eau. Puisqu'elles s'efforcent de faire le plus en utilisant le moins d'énergie, elles évoluent constamment et deviennent de plus en plus efficaces.

La proximité : Les cellules qui composent un tissu ou un organe sont des compagnons inséparables. Elles partagent une identité commune à travers leur ADN et bien que les cellules cardiaques, hépatiques, rénales et cérébrales mènent leur propre vie, elles restent liées à leur source, quelle que soit leur expérience. Elles n'ont pas la possibilité de se marginaliser. Il arrive toutefois que des cellules renégates créent une tumeur cancéreuse.

Le don de soi : Les échanges chimiques au sein du corps se font constamment dans un esprit de coopération. Le cœur a un don : il pompe le sang vers les autres cellules ; les reins ont un don : ils purifient le sang au profit de la collectivité ; le cerveau a un don : il veille constamment à la communauté dans son ensemble, etc. Une cellule se donne totalement et ainsi, elle reçoit automatiquement, naturellement : la boucle est bouclée. Elle n'a pas la possibilité de prendre sans donner.

La créativité : À mesure que les cellules deviennent plus complexes et efficaces, elles se mélangent les unes aux autres de manière créative. Une personne pourra digérer un aliment auparavant jamais consommé, avoir de toutes nouvelles pensées, improviser des pas de danse. Ces innovations dépendent de la capacité cellulaire à s'adapter à une nouvelle situation. Les cellules n'ont pas la possibilité de s'accrocher à un comportement ancien sans raison valable.

L'acceptation : Les cellules reconnaissent qu'elles sont toutes aussi importantes les unes que les autres. Chaque fonction corporelle est interdépendante de toutes les autres. Nul ne peut prendre le contrôle de la situation. Les cellules n'ont pas la possibilité d'outrepasser leurs besoins ; sinon, il peut en résulter une anomalie de type cancer.

Être : Les cellules savent être. Elles ont trouvé leur place dans le cosmos et obéissent au cycle universel de repos et d'activité. Ce cycle s'exprime de nombreuses manières, par exemple dans les fluctuations des niveaux hormonaux, de la tension artérielle, des rythmes digestifs et par l'alternance entre la veille et le sommeil. Il est tout aussi important de savoir allumer que de savoir éteindre. Dans le silence de l'inactivité, l'avenir du corps est en incubation. Les cellules n'ont la possibilité ni d'être obsessives dans leur activité, ni d'être autoritaires.

L'immortalité : Si les cellules finissent par mourir, elles sont immortelles au sens où elles se servent des gènes ainsi que de l'épigénétique pour transmettre leur savoir, leur expérience et leurs talents aux cellules souches bien après leur mort. Elles ne dissimulent rien à leur progéniture. Il existe une continuité de l'existence qui constitue également une forme d'immortalité pratique dans le sens où les cellules se soumettent à la mort sur le plan physique, mais triomphent d'elle grâce à la propagation de l'ADN. Un fossé générationnel est impossible.

Quand l'un de ces neuf éléments essentiels est perturbé, c'est la vie elle-même qui est menacée. Il n'y a pas d'exemple plus frappant que celui du cancer. Une cellule cancéreuse s'est coupée des neuf fondamentaux. Ses agissements la rendent virtuellement immortelle, car elle se divise à l'infini. Il n'y a alors plus de place pour les cellules voisines, qui meurent. Elle ne tient plus compte des signaux chimiques régulateurs en provenance des cellules environnantes. Rien d'autre que son intérêt personnel ne compte désormais ; l'équilibre naturel de la communauté cellulaire est gravement menacé.

L'oncologie déchiffre activement les signaux génétiques propres au cancer. Ceux-ci sont incroyablement complexes et imbriqués. Un phénomène diabolique se produit : une cellule maligne peut faire appel à la même « intelligence » que toutes les autres cellules, mais sa mutation génétique la rend folle dans ses agissements. Tel un parfait criminel, elle change frénétiquement de déguisement pour échapper à la police, c'est-à-dire, en l'occurrence, au système immunitaire. Si le cancer n'était pas une menace aussi terrible, on pourrait dire que son ingéniosité est la preuve que tout ce que le mental humain peut imaginer a déjà été anticipé par nos cellules.

Face à l'incroyable complexité du supergénome, un principe simple et utile émerge : les neuf fondamentaux que les cellules préservent à tout prix sont les mêmes qui font de nous tous des êtres humains. La dynamique psychosomatique est tellement souple qu'elle peut s'adapter, non seulement à l'adversité, mais également à la perversité, quand on tourne le dos à ce pour quoi la Nature nous a fait, c'est-à-dire au maintien de l'équilibre. Quand nous intoxiquons notre corps, le poussons jusqu'à l'épuisement et ignorons ses signaux de détresse, nous bafouons la sagesse propre à chaque cellule.

A contrario, il est possible de s'aligner sur cette même sagesse, ce qui permet au fonctionnement psychosomatique d'exploiter son véritable potentiel.

Comment incarner les neuf fondamentaux

1. Ayez un but supérieur qui vous aide à vous transcender.

2. Valorisez l'intimité et la communion, avec la Nature, autrui et la vie dans son ensemble.

3. Restez ouvert au changement. D'instant en instant, soyez à l'écoute de tout votre environnement.

4. Faites preuve de tolérance à l'égard de tous les êtres, qui sont vos égaux, sans jugement ni préjugé.

5. Prenez plaisir à être créatif. Chaque jour, laissez-vous porter par le renouveau, au lieu de vous accrocher à un passé désuet.

6. Ressentez que votre être est bercé par les rythmes et schémas naturels de l'univers. Accueillez cette réalité : vous êtes en sécurité et la Nature s'occupe de vous.

7. Laissez la vie vous amener ce dont vous avez besoin. L'idéal en matière d'efficacité est de laisser la Nature occuper de vous. Il

n'est pas nécessaire de faire appel à la force, au contrôle et au conflit.

8. Ressentez une proximité avec votre source, avec l'immortalité de la vie.

9. Soyez généreux. Donnez pour que la vie soit abondance.

Ces neuf principes soulignent l'importance de coopérer avec la sagesse de votre corps, sans vous y opposer, et de faire de votre mieux pour améliorer la situation. Nous sommes passés des choix de vie aux moyens de donner plus de sens à votre vie, ce qui rejoint totalement la notion de bien-être. L'idée n'est pas simplement de se sentir mieux, mais de poser les bases d'une vie épanouie.

Le champ mental

Puisque nous nous évertuons à étayer nos arguments par des données scientifiques solides, nous ne ferons pas d'exception en ce qui concerne la perception du corps comme un champ d'*intelligence*. À la question : « Où se trouve le mental ? » la plupart des gens montreront automatiquement leur tête. Pourquoi ? Probablement parce que beaucoup d'organes sensoriels s'y trouvent : les yeux, les oreilles, le nez et la langue. Avec autant d'informations affluant dans une partie du corps, ce pourrait simplement être par habitude que l'on place le mental dans sa tête. Le mental et le cerveau cohabiteraient dans une boîte appelée le crâne. Mais le cerveau est-il réellement si enfermé dans la boîte crânienne qu'on puisse parler de lui comme s'il était une machine produisant le mental, à l'instar d'une imprimante laser qui produirait des documents ? La nouvelle génétique nous amène à poser certaines questions culturellement radicales, dont la plus radicale de toute est : le cerveau est-il nécessaire à toute forme de « conscience » ?

L'évolution n'a pas amené le système nerveux de toutes les espèces à être centralisé. Certaines créatures, par exemple les méduses, sont pourvues de réseaux neuronaux disposés dans tout le corps. Si nous autres êtres humains possédons bien un système nerveux central, nous avons également d'autres systèmes nerveux décentralisés. Nous avons un système nerveux périphérique, composé de nerfs réunissant des informations pour le cerveau (par exemple, les nerfs de nos organes sensoriels) et de nerfs envoyant des signaux depuis le cerveau (par exemple pour dire à nos muscles quoi faire). En outre, après que l'on a observé que l'appareil digestif arrive à fonctionner très normalement quand on le coupe du système nerveux périphérique, on en a conclu qu'il constitue un système nerveux entérique (intestinal) en réseau.

Le facteur décisif qui a amené le système nerveux entérique à être qualifié de système nerveux à part a été les cellules ganglionnaires spécialisées qui se situent entre des couches musculaires dans la paroi intestinale ; elles agissent comme un cerveau local. Si vous tranchez les nerfs qui les relient au cerveau, ces cellules ganglionnaires continuent de donner pour instruction à l'intestin de se mettre en mouvement, d'absorber et de sécréter ; elles constituent une unité fonctionnelle autonome en parfait état de marche.

Il s'avère que non seulement le tube digestif reçoit des conseils de la part du reste du corps, mais qu'en plus, il a ses propres réactions. Quand de mauvaises nouvelles vous donnent la sensation que votre estomac est noué, vous éprouvez là une émotion aussi certainement que vous la ressentez dans votre tête, et en règle générale, elle précède toute pensée. Est-ce le système nerveux entérique qui a créé de lui-même pareille sensation ? Ce n'est pas certain, mais il est tentant de le penser. De nombreuses personnes se fient certainement à leur instinct, faisant fi des réactions confuses et compromises du cerveau quand le mental est en ébullition.

De nos jours, on fait fréquemment des découvertes sur l'existence en dehors du crâne de processus similaires à ceux du cerveau. Les muscles de votre visage sont directement liés à votre cerveau. Nous supposons que le cerveau donne pour instruction à la bouche et aux lèvres de sourire quand nous nous sentons heureux, mais l'inverse est également vrai. Voir un sourire sur le visage de quelqu'un réchauffe le cœur ; par ailleurs, on apprend à certains enfants à sourire pour sortir de la tristesse. Quels que soient les résultats de cette technique, qui varieront selon l'individu, on peut arguer qu'en l'occurrence, c'est le visage qui contrôle le cerveau.

Il arrive que certaines parties du corps passent outre le cerveau ou se rebellent contre lui. Rudy, qui joue au basket-ball deux fois par semaine, a assisté à un phénomène étonnant : en cas de stress, de distraction ou d'angoisse, la mémoire musculaire du bras et du poignet se fige et le ballon, lancé avec les meilleures intentions (cérébrales), peut rater le panier d'1,50 m.

Le système de conduction du cœur, qui organise le rythme cardiaque, peut être considéré comme le cerveau du cœur, de même que les cellules ganglionnaires intestinales constituent le cerveau digestif. L'indépendance du système de conduction du cœur est mise en évidence quand un cœur greffé continue de battre, alors même que les nerfs qui le reliaient aux systèmes nerveux central et périphérique du donneur ont été sectionnés. L'interaction entre le fonctionnement autonome du cœur et le cerveau est complexe et seulement partiellement comprise.

En parallèle, le système immunitaire a été qualifié de « cerveau flottant ». De manière très tangible, grâce à ce que l'on appelle la surveillance immunitaire, vos cellules immunitaires peuvent « décider » de traiter une substance invasive en amie ou en ennemie. Si cette décision est injustifiée, vous contractez une allergie à des choses inoffensives (poussière, pollen, squames de chat), qui ne constituent nullement un danger et n'ont nullement besoin d'être repoussées. Demandez à toute personne allergique si son problème influe sur ses pensées. La morosité et le manque d'énergie et d'enthousiasme dont souffrent de nombreux allergiques ne laissent que peu de doute quant au rôle que joue le système immunitaire au sein d'une intelligence corporelle plus vaste.

Ces découvertes suffisent pour établir que les hypothèses culturelles concernant le mental et le cerveau sont des plus bancales. La localisation du mental fait toujours débat et toute tentative de l'isoler physiquement dans le crâne se heurte à des objections valables. On a de plus en plus l'impression que chaque organe abrite sa propre version du mental (on pourrait comparer cela aux États-Unis, avec un gouvernement fédéral centralisé, de nombreux gouvernements d'États et une myriade de gouvernements locaux travaillant ensemble et s'influençant).

Des pensées, sous différents aspects, jaillissent de partout dans votre corps à tout moment. Cette vision émergente a le potentiel d'ébranler la compréhension admise du cerveau. Ce dernier ressemble de plus en plus à un affleurement dans un paysage rempli de formes d'intelligences diverses et variées. Explorons maintenant les implications de ce nouveau modèle.

D'après l'ancien modèle, les nerfs constituent une sorte de câblage conduisant l'électricité partout dans la maison. Mais ce n'est pas que le «câblage» nerveux qui relie le cerveau au corps. Les hormones et les substances neurochimiques produites par différents organes ont un impact sur le fonctionnement cérébral et sur votre état d'esprit. Pensez aux sautes d'humeur de nombreuses femmes quand elles ont leurs règles ou quand elles sont en période de ménopause, ou des hommes qui traversent la crise de la quarantaine. D'autres événements mentaux sont également biologiquement déclenchés. Avez-vous déjà eu envie de dormir après avoir trop mangé? Avez-vous déjà ressenti une montée d'adrénaline après avoir pris la parole en public? Vous êtes-vous déjà senti confus après être tombé de vélo? Les hormones arrivent au cerveau par la circulation sanguine et ont un impact profond sur votre état d'esprit. Une pensée de panique créée par l'adrénaline, qui est sécrétée loin du cerveau, dans la corticosurrénale, vous donne le sentiment d'être «votre pensée»: la biologie se confond mystérieusement avec le mental.

Un cerveau en dehors du cerveau

En observant le cerveau, on s'aperçoit que le rapport entre celui-ci et le mental est encore plus complexe. Si l'on considère généralement que les neurones sont les cellules cérébrales qui sont à l'origine du mental (et qui agissent ensemble grâce à des réseaux complexes presque infinis), il existe néanmoins d'autres cellules dans le cerveau, sans lesquelles les neurones ne pourraient pas faire leur travail. Il y a par exemple les cellules gliales, qui sont plus nombreuses que les neurones et qui accomplissent de nombreuses tâches essentielles : véhiculer les nutriments et l'oxygène jusqu'aux neurones, créer la gaine de myéline autour des longues fibres que sont les axones pour permettre une transmission rapide des signaux électriques, stabiliser les connexions entre neurones et participer au travail du système immunitaire dans la protection des cellules contre les microbes nuisibles. Lorsqu'une personne est atteinte de la maladie d'Alzheimer, ses cellules gliales nettoient les débris causés par le vieillissement ou les cellules nerveuses blessées, mais peuvent également s'attaquer aux cellules nerveuses et les tuer. Il s'agit en réalité de « dommages collatéraux » liés à des tentatives de protéger le cerveau contre des intrus tels que des bactéries, des virus et des champignons.

Les cellules qui traitent les événements mentaux ne se situent pas nécessairement que « dans le cerveau ». Les neurones peuvent également être en lien avec d'autres cellules résidentes du corps ; de plus, certains neurones et de nombreuses cellules gliales arrivent au cerveau par le système circulatoire : ils sont pareils à des nomades qui finissent par trouver un endroit où vivre en permanence. Une multitude de questions se pose sur la fréquence de ce phénomène et sur les différentes aires cérébrales dans lesquelles il a lieu (la production de certaines cellules cérébrales pourrait être le fait soit d'une mise en circulation des cellules souches qui deviennent directement des neurones et des cellules gliales, soit d'une fusion avec des cellules préexistantes). Toutes ces interrogations sont en cours d'étude par des biologistes du développement. Mais il est clair que les cellules se déplacent constamment entre le corps et le cerveau.

Aussi, les frontières entre le cerveau et le reste du corps ne sont pas clairement définies. Car le cerveau est perméable au reste du corps. Affirmer que le cerveau *crée* le mental est dans le meilleur des cas incomplet. Peut-être est-il plus précis de dire que le cerveau donne accès au mental. Pour faire une analogie simple, toute automobile a besoin d'un moteur pour rouler. Mais seul, le moteur n'ira nulle part. Pour qu'une voiture puisse fonctionner, tous les éléments doivent agir de concert. De même, les fonctions exécutées par notre mental dynamique sont le fait du complexe corps-cerveau, et pas simplement du cerveau. Ce dernier n'est pas aussi limité qu'on le pense ; la science doit encore évoluer pour mieux le comprendre. Mais il est vrai que la science traditionnelle se montre réticente, voire dédaigneuse, dès qu'il s'agit d'envisager que le mental puisse être à l'extérieur du cerveau. En réalité, il est relativement simple de déplacer son mental. Si vous vous brûlez la main sur une plaque de cuisson, votre attention se porte immédiatement vers la blessure. Le chagrin que l'on éprouve face à un amour non réciproque dirige l'attention de la personne vers le centre de sa poitrine. Dans différentes traditions spirituelles, le déplacement du mental devient une compétence consciente. Voici un exemple classique de déplacement de l'attention dans la pratique bouddhiste zen. Les élèves qui pratiquent quotidiennement et de manière disciplinée la méditation zen, généralement en comptant le nombre de respirations ou simplement en suivant le souffle, reçoivent ensuite pour consigne de déplacer leur mental dans le *hara*. Le hara est le deuxième chakra, ou centre d'énergie subtile, situé en dessous du nombril, juste devant le sacrum. Une manière d'expliquer cet exercice de déplacement de l'attention consiste à imaginer que le mental est localisé dans une goutte de miel au centre du crâne (là où nous percevons notre mental en règle générale), puis à laisser la goutte de miel descendre lentement le long de la colonne vertébrale, par devant, jusqu'à ce qu'elle parvienne enfin au hara.

Pour réussir cet exercice, il faut du temps et beaucoup de pratique. Au départ, on peut avoir l'impression que le mouvement est très limité, parce que l'attention revient à toute vitesse dans la tête, tel un élastique. Alors vous recommencez, vous laissez à nouveau la goutte de miel emmener lentement votre mental vers le bas. À quoi cela sert-il ? L'une des raisons pour lesquelles on fait cet exercice est que quand le mental quitte le crâne pour se positionner devant le sacrum, cela peut déclencher une montée d'énergie, quelque peu similaire à la manière dont le café vitalise soudain votre mental quelques minutes après l'avoir avalé. Le pratiquant du zen, auparavant « endormi », se réveille tout d'un coup.

Plus important encore, les pratiquants rapportent une merveilleuse sensation de stabilité mentale quand leur attention se porte à cet endroit : les pensées continuent leurs va-et-vient, mais elles sont davantage perçues comme des vagues qui se soulèvent avant de s'abaisser ou comme des nuages passant au-dessus de la tête, et moins comme le fruit d'une agitation sans fin. Les pensées incontrôlées, fiévreuses, fatiguent, tout en voilant le potentiel du mental, qui peut être fort, calme, silencieux.

Quand on « perd la tête »

La neuroscience se méfie des expériences subjectives, mais le fait est que les pratiquants du zen et d'autres traditions orientales ont l'habitude de sortir leur mental de leur tête. Cette expérience se reproduit depuis des siècles : elle n'est ni accidentelle ni fortuite ni hallucinatoire. Avec suffisamment de pratique, une personne peut déplacer son attention dans son petit orteil, dans son épaule, dans son coude et même peut-être dans la pièce où elle est. La réponse que vous donneront immédiatement la plupart des neuroscientifiques est qu'une sensation subjective de déplacement du mental n'est pas réelle ou peut être expliquée comme étant une forme d'illusion neurologique, similaire au phénomène du « membre fantôme » vécu par les patients amputés d'un bras ou d'une jambe. Ce membre fantôme semble occuper la même place que le membre réel quand il était encore en place et peut même engendrer des douleurs.

La meilleure répartie consiste à dire que de nombreuses expériences subjectives en médecine sont rapportées par le patient et ne sauraient être mesurées sans demander à ce dernier ce qui se passe. Des affirmations telles que «J'ai mal ici», «Je suis déprimé», «Je suis désorienté» ou «Je me sens déséquilibré» peuvent parfois être associées à des perturbations de l'activité cérébrale sur un IRMf (imagerie par résonance magnétique fonctionnelle), mais seul le patient est capable de dire ce qui lui arrive vraiment. L'IRMf ne pourra indiquer la présence d'une douleur chez une personne qui dit ne pas en avoir (quand une bactérie évite une toxine dans une boîte de Petri ou est attirée par de la nourriture, pouvons-nous prétendre qu'elle ne ressent pas une forme primitive de répulsion ou d'attraction ?).

Dans toutes les traditions contemplatives, il arrive un moment où la perception du mental et du soi ordinaire se transforme fondamentalement, de manière éphémère ou à vie. Dans les traditions védique et bouddhiste, ces expériences sont appelées *Samâdhi* : au niveau le plus profond, l'individu a établi un contact avec la conscience pure. Dans la pratique mystique hébraïque, on appelle cela *Devekut*, et dans la pratique chrétienne, l'union à Dieu. Le mental ordinaire est laissé de côté et l'on parvient à la conscience sans contenu.

Par l'expérience de Samâdhi, l'individu pénètre en territoire inconnu et cesse de s'identifier au mental. Sa réalité bascule. Au lieu de se trouver à l'intérieur de l'espace d'une pièce, il se trouve à l'intérieur d'un espace mental (*Chit Akasha* en sanskrit). Mais les événements qui s'y déroulent ne sont pas à strictement parler mentaux. Dans cet état, le temps, l'espace, la matière et l'énergie émergent du silence, ce qui est à mettre en parallèle avec la physique qui explique que la création jaillit de la « mousse quantique ». À notre sens, les expériences intérieures produites par la méditation, le yoga, le bouddhisme zen, etc. ne sont pas inférieures aux données collectées sur les états subjectifs tels que la douleur, le bonheur ou le coup de foudre. Les IRMf permettent d'obtenir un corrélat de ces expériences, mais il faut une personne pour les vivre.

Quand on apprend qu'il n'existe pas de frontière entre soi-même et le monde entier, cela peut donner le vertige, voire susciter de l'appréhension. Qu'en est-il de la peau ? Au collège, en cours de biologie, elle est décrite comme une barrière imperméable vous protégeant d'intrus extérieurs qui se sont introduits dans votre corps. Mais comparer la peau à une armure vivante n'est pas viable. Votre peau est une communauté composée de cellules humaines et de bactéries résidentes. Faites une pause, déplacez votre main et observez les mouvements du poignet et des articulations des doigts sous la peau. Pourquoi cette dernière ne se rompt-elle pas quand elle est soumise à tous ces mouvements, à la poussée et la traction liées aux doigts qui s'ouvrent et se ferment, aux bras qui se plient et s'étirent ? Parce que les bactéries qui se trouvent dans les plis de votre peau digèrent les membranes des cellules cutanées mourantes et produisent de la lanoline, qui lubrifie la peau (à l'image du collagène qui relie les cellules cutanées). Combien de temps « vous » et votre génome pourrez vivre si votre peau craquelle et s'infecte simplement parce que vous tapez un texte sur votre ordinateur portable ou que vous saluez une personne ? Heureusement, nous sommes des communautés vivantes qui prospèrent grâce à des interactions harmonieuses régies par le supergénome.

La seule raison pour laquelle nous séparons l'intérieur de l'extérieur est probablement biologique à défaut d'être réelle. La recherche commence à expliquer le va-et-vient entre le monde intérieur et extérieur, phénomène que nous vivons au jour le jour. En effet, nous dirigeons notre attention parfois sur des objets extérieurs, parfois sur des événements mentaux intérieurs. Une hypothèse a été formulée qui suggère l'existence d'une activité neuronale spécifique dans deux réseaux de signaux complémentaires du cerveau — l'un étant actif quand vous êtes en contact avec le monde extérieur au corps (appelé « réseau en présence de tâches », *task-positive network*), tandis que l'autre, le « réseau par défaut » (réseau en l'absence de tâche, *task-negative network*) monte en régime quand votre attention se porte à l'intérieur, phénomène courant en l'absence de stimulus sensoriel significatif ou lorsque vous êtes au repos (mais éveillé) ou en introspection. On pense que notre cerveau alterne rapidement entre ces deux réseaux ; mais en méditation profonde, tous deux s'activent. Ainsi, pendant la méditation, « l'intérieur » et « l'extérieur » ne sont plus des opposés, mais peuvent être vécus comme un tout indissociable. Qui plus est, l'activité génique se modifie tout au long de ce processus magnifique.

L'ultime frontière

Il reste une dernière frontière qui sépare le corps du mental, une croyance rigide en la réalité physique. Toute l'organisation du cerveau est physique. Chaque action que fait un neurone est physique et il en va de même pour les séquences codées d'ADN qui créent les cellules nerveuses. Grâce à la nouvelle génétique, ce codage est devenu beaucoup plus transparent ; d'étonnantes avancées technologiques nous permettent désormais d'observer les plus infimes altérations de l'activité génique. Cependant, on n'entend jamais dire que l'ADN obéit au mental. Les pensées sont invisibles et la science se méfie de tout ce qui ne peut être visiblement détecté ou mesuré. Le bien-fondé de la science tient aux mesures qu'elle peut faire, même s'il faut un instrument aussi puissant qu'un microscope électronique pour affiner la vision humaine.

Pourtant, nous savons que notre mental est à l'œuvre. La nouvelle génétique a pour ainsi dire servi la cause de l'invisibilité en montrant que les expériences subjectives de la vie peuvent entraîner des modifications épigénétiques altérant l'activité génique. En un sens, le fait que notre corps change en fonction de ce que nous pensons et ressentons est tellement évident qu'il n'est pas nécessaire que la science le prouve. Tout le corps réagit lorsque l'on perd son mari, sa meilleure amie ou son travail et un chagrin peut provoquer une dépression, une plus grande vulnérabilité à la maladie et même un risque de mort prématurée. Votre supergénome réagit directement à ces changements de vie.

Tous ces changements sont régulés par les gènes et pourtant, l'attrait de la dimension physique reste fort dans la science traditionnelle. Un généticien regardera d'abord la chaîne des altérations moléculaires dans l'ADN et trouvera de plus en plus de liens complexes, avant de prendre en considération quelque chose d'aussi intangible que le chagrin. Cette limitation est l'ultime frontière, qu'il faut désormais franchir. Comment y parvenir ?

Une approche consiste à prendre en considération le concept de champ, fondamental dans la physique moderne. Tout ce qui se produit sur le plan physique au niveau des atomes et des molécules (qui sont observables) se traduit par des fluctuations dans le champ (qui est invisible). Vous verrez que l'aiguille d'une boussole indique le nord, mais ne verrez pas le champ électromagnétique terrestre, qui en est la cause. Vous verrez une feuille tomber de l'arbre, mais ne verrez pas la gravité l'attirer vers la terre. Un phénomène de ce genre se produit-il quand les gènes s'activent ?

Une expérience fascinante réalisée par des biologistes moléculaires britanniques en 2009 pourrait nous éclairer sur ce point. Depuis des décennies, on sait que l'ADN a la faculté de se régénérer, ce qu'il fait en reconnaissant les parties de la double hélice qui sont incorrectement codées, rompues ou qui ont muté. Quand une cellule se divise et qu'un brin d'ADN se reproduit, il y a également une reconnaissance dans la reconstitution du nouveau brin, quand chaque paire de base prend la place qui lui revient. Dans cette expérience, l'équipe britannique a placé des brins d'ADN séparés dans de l'eau et les a observés commencer à former des amas sphériques de matériel génétique. Une longue séquence de 249 bases chimiques (appelés nucléotides) a été marquée grâce à un colorant fluorescent pour voir de quelle manière elle se fixait à d'autres morceaux d'ADN dans l'amas.

Les résultats obtenus étaient stupéfiants, inexplicables. Les segments d'ADN équivalents avaient environ deux fois plus de chances de se rejoindre et se reconnaissaient même quand ils étaient séparés dans l'eau par des distances ne permettant aucun contact physique. Pour un biologiste cellulaire, cela n'a pas de sens, puisqu'il faut nécessairement un contact physique ou des connexions chimiques pour qu'il puisse se produire quelque chose à l'intérieur d'une cellule. Mais en se référant aux champs, ce mystère peut s'expliquer. Telle une boussole suivant les lignes de force magnétique présentes partout sur Terre, ces brins d'ADN pourraient obéir à un « biochamp » préservant la vie.

L'équipe de recherches a qualifié le comportement des brins d'ADN de « télépathique », en l'absence de tout contact physique les ayant réunis. La présence d'un biochamp, opérant par le biais de charges électriques infinitésimalement petites, pourrait constituer une explication moins surnaturelle. Mais la reconnaissance est un aspect que l'on attribue au mental. Quand vous attendez à l'aéroport que l'avion d'une amie atterrisse, vous la reconnaissez au beau milieu d'une foule d'inconnus, non pas en passant en revue chaque personne, mais simplement parce que vous savez qui vous recherchez. De même, mais bien plus mystérieusement, un pingouin de l'Antarctique revenu de la mer avec de la nourriture dans son jabot reconnaîtra son petit et se dirigera directement vers lui parmi des milliers d'autres bébés pingouins.

Il y a dans la reconnaissance quelque chose de fondamental, qui va à l'encontre du choix aléatoire. Il existe une propriété du champ mental dont nous dépendons tous : en ce moment même, vous reconnaissez des mots sur une page, et non des ensembles de lettres que vous triez pour obtenir leur sens. Apparemment, l'ADN peut en faire de même, parce que les 249 nucléotides ne se sont pas appariés individuellement, mais collectivement : c'est toute la séquence qui a trouvé son double, ce qui ne peut être le fruit du hasard.

Entrer en contact avec le champ

Cette expérience révélatrice nous aide à franchir l'ultime frontière, mais pas à dépasser totalement la réalité physique. Pour cela, nous devons accepter que d'autres facteurs, pour l'instant indescriptibles et non mesurés, soient discrètement à l'œuvre et organisent les particules de matière en créatures vivantes. Dans les traditions mystiques du monde entier, des adeptes sont entrés en contact avec ce champ invisible.

Tout ce qui est nécessaire est d'entrer en contact avec votre champ naturel d'intelligence, présent dans votre cerveau comme dans toute cellule de votre corps. Les champs sont infinis, mais vous n'avez pas à l'être. Un petit aimant en forme de U est une toute petite partie de l'immense champ magnétique terrestre, qui lui-même constitue une infime partie du champ électromagnétique universel. Pourtant, chaque aspect de ce champ infini est présent dans un aimant. De même, votre mental n'est qu'un tout petit aspect d'un champ mental plus vaste. Cela vous permet de vous y relier automatiquement. Quand vous entrez clairement en contact avec le champ mental, par exemple en méditation profonde, votre perception change. Certaines personnes étant entrées dans cet état de conscience ont indiqué avoir vécu les expériences suivantes :

- Elles percevaient l'infini dans toutes les directions.
- Le temps et l'espace cessaient d'être des absolus et n'étaient perçus que comme des créations purement mentales.
- Toute séparation cessait. Seul le tout était réel.
- Chaque événement était relié à tous les autres, telles des vagues se soulevant et s'abaissant sur un immense océan.
- La vie et la mort ne représentaient plus un commencement et une fin. Elles étaient unies dans le continuum de l'existence.

Tout un chacun peut avoir ces prises de conscience ; il n'est pas nécessaire de s'inscrire à une école des mystères. À vrai dire, il n'y a nulle part où aller quand on cherche à entrer en contact avec le champ mental, car en permanence, celui-ci nous entoure et nous habite jusque dans nos gènes. Il faut un angle de vision spécial pour que ce champ se révèle. Dans la tradition védique, un texte appelé *Shiva Sutras* donne 108 manières d'ôter le masque de la matière pour découvrir ce qu'il y a derrière. L'une de ces techniques propose de regarder ce qu'il y a au-delà du ciel. Cela n'est pas physiquement réalisable, mais l'idée n'est pas là. Quand on cherche à voir au-delà du ciel, quelque chose d'autre se passe : le mental s'arrête. Décontenancé face à cet exercice impossible, le flot normal des pensées s'interrompt. En cet instant, le mental ne perçoit que lui-même. Nul objet ne se met plus en travers de la conscience pure. Eurêka ! Voilà ce qui se cache derrière le ciel.

Un poisson qui passe sa vie dans l'eau ne peut savoir de quoi il s'agit vraiment. Mais s'il saute en dehors de la mer, il prendra conscience d'un contraste et dès lors, il connaîtra l'humidité par opposition à la sécheresse. Vous ne pouvez sortir du champ mental, mais vous pouvez ralentir votre mental, ce qui vous donne un contraste similaire : vous pouvez expérimenter l'interruption de toute activité, la quiétude et le silence.

Même si vous ne pratiquez pas la méditation, par l'intermédiaire de laquelle les grands sages, saints et mystiques ont pu entrer en contact profond avec le champ, vous pouvez en avoir un aperçu. Asseyez-vous tranquillement les yeux fermés, sans rien faire. Remarquez l'enchaînement des pensées dans votre mental. Chaque événement mental est temporaire. Il vient, reste quelques instants, puis part. Entre chaque événement mental, remarquez qu'il y a un bref écart. En plongeant dans ce dernier, vous pouvez atteindre le champ mental infini. Mais vous n'êtes pas obligé d'essayer tout de suite.

Quand vous avez entraperçu cet écart entre deux pensées, ouvrez les yeux. Contemplez votre expérience. Les événements mentaux surviennent, mais d'où ? Du champ mental. Quand ils disparaissent, où vont-ils ? Dans le champ mental. Nous sommes tellement attentifs à nos pensées que nous passons à côté de ce fait simple. Chaque pensée est un événement fugace, tandis que le mental est permanent et immuable. Avez-vous ressenti à quel point il est facile de le remarquer ? L'espace d'un instant, vous êtes devenu un *gyan yogi*, une personne qui s'est unie au champ mental. Ou pour être plus précis, une personne qui *sait* qu'elle est unie au champ mental, car il est impossible de perdre le contact avec ce dernier. Nous oublions simplement son existence, obsédés que nous sommes par la succession constante des pensées, des émotions, des perceptions et de l'imagination.

Nous ne sommes pas en train de critiquer l'activité mentale. Goûter au champ mental ne fait qu'approfondir votre appréciation de la vie. Cela fait naître l'émerveillement qui a fait dire au poète perse Rûmî : « Nous jaillissons du néant en tournoyant, éparpillant les étoiles comme de la poussière. » Et, à une autre occasion : « Regardez ces mondes qui tournoient au sortir du néant. Ce pouvoir est à votre portée. »

La vie évolue en fonction de schémas que tout le monde trouve beaux à observer. L'évolution a donné naissance au génome humain et au cerveau, la structure la plus complexe de l'univers connu. Ce mystère peut-il être résolu en retirant le masque de la matière ? Le corps est muni d'une « intelligence » presque infinie dans chacune de ces cellules. Par « intelligence » cellulaire, nous entendons l'aptitude naturelle de la cellule à s'adapter, à réagir et à faire les bons choix à chaque moment, non seulement pour elle-même, mais au service des autres cellules, tissus et organes du corps. *Quelque chose* en est à l'origine. Pour découvrir de quoi il s'agit, nous devons nous intéresser à l'évolution, cette force qui permet à chacun d'entre nous d'exister.

Conscientiser l'évolution

Le supergénome a considérablement élargi notre conception de la réactivité et de l'adaptabilité cellulaires. Cela ouvre la porte à de nombreuses autres perspectives palpitantes. La cellule, sensible et souple, sait modifier son ADN à mesure que son environnement lui propose de nouveaux défis et de nouvelles opportunités. Elle sait recevoir et interpréter les messages du cerveau, puis réagir en fonction. Par conséquent, la cellule s'adapte à nos expériences, elle se réorganise et se rééquilibre en permanence pour se préserver et mieux servir les autres cellules du corps. C'est le résultat d'un partenariat entre le corps et le mental. Le mental humain est conscient. Il se sert étonnamment de l'adaptation, des boucles de rétroaction, de la créativité et de la complexité : elles sont l'apanage de notre espèce, le fruit de notre évolution au sein de la nature. Les cellules reflètent le mental, elles lui donnent une expression physique.

Il n'y a qu'un seul problème dans cette vision des choses, mais de taille. La théorie de l'évolution ne considère pas que les gènes sont le reflet de la conscience. Parler de « gène intelligent » serait une véritable hérésie, alors même que la plupart des généticiens ne se sont pas opposés à l'expression « gène égoïste ». L'égoïsme implique de faire des choix à son seul profit, ce qui nécessite une conscience. Nos cellules font constamment des choix. Imaginez une bille en acier se déplaçant de manière circulaire sur une feuille de papier. La petite boule semble se déplacer d'elle-même, comme par magie, jusqu'à ce que l'on regarde en dessous de la feuille pour s'apercevoir qu'elle est contrôlée par un aimant. Un phénomène similaire semble se produire au niveau de l'activité cellulaire de notre corps.

Supposons que vous puissiez observer des cellules cardiaques individuellement et que sans raison apparente, elles se mettent soudain à faire des mouvements très rapides, avant de ralentir une minute plus tard. Il semble que ce comportement soit de leur fait, mais si vous prenez du recul, il s'avère que la personne à laquelle appartient ce cœur vient de monter un escalier en courant. Les cellules cardiaques ont réagi à des instructions reçues du cerveau, qui lui-même obéissait au mental. C'est ainsi que fonctionne ce partenariat. Nous estimons que c'est la personne qui est intelligente, et non ses cellules. Même les cellules cérébrales figurent en deuxième position dans ce partenariat, car c'est toujours le mental qui prévaut.

La théorie de l'évolution procède inversement : elle place la matière en premier. Le mental, du point de vue du darwinisme moderne conventionnel, a succédé à une activité cellulaire basique qui était à l'origine machinale. Les interactions chimiques sont devenues plus complexes, ainsi que la capacité de la cellule à s'adapter à son environnement. Des cellules isolées ont commencé à se regrouper pour former des organismes complexes. Au bout de centaines de millions d'années, ces amas se sont spécialisés, l'acteur principal de cette restructuration étant un regroupement ayant donné des cellules nerveuses, puis un système nerveux primitif et enfin un cerveau primitif. Nous savons tout cela, car nous avons la chance que nos cellules nerveuses regroupées aient atteint le point culminant de l'évolution cérébrale. En effet, le cerveau humain nous a rendus conscients, créatifs et hautement intelligents.

Mais cet ouvrage prend le contre-pied de cette théorie en proposant que les cellules et les gènes fassent partie du même champ mental que le cerveau. Cette théorie est acceptable pour toute personne qui croit, à l'instar des darwiniens, que c'est la matière qui prévaut. Mais notre vision des choses présente un avantage considérable : elle ouvre de nouveaux horizons dans le domaine du partenariat entre le corps et l'esprit. Les pandas ne cesseront jamais de manger des pousses de bambou ; les tigres traqueront toujours les biches ; les pingouins traverseront toujours la banquise en marchant pour pondre leurs œufs (au moins lors du prochain million d'années, selon toute vraisemblance). Il faudrait au moins autant de temps pour qu'un gène ayant muté modifie un comportement instinctif aussi marqué.

Mais les êtres humains peuvent changer leur alimentation, renoncer à la violence, devenir végétariens et faire des bébés dans un hôpital chauffé, et non sur la banquise antarctique. Notre adaptabilité est sans fin. Par conséquent, nous avons repoussé l'évolution bien au-delà des limites physiques. Notre peau émet de la chaleur, mais il serait fatal à un être humain nu de passer une nuit d'hiver à l'extérieur. Pourtant, nous avons su remédier à ce désavantage de taille en portant des vêtements, en construisant nos abris et en découvrant le feu. Dans l'évolution, nous sommes devenus des êtres à part, cela ne fait pas l'ombre d'un doute. Mais notre prochaine avancée pourrait dépasser tout ce qui est admis par le darwinisme traditionnel.

Il se pourrait que les êtres humains soient les premières créatures de l'histoire de la vie sur Terre à prendre en main leur évolution. Si tel est le cas, le supergénome est la clé de notre avenir, en commençant par ce que chacun d'entre nous pense et fait en cet instant.

Et pour en arriver là, trois changements majeurs seraient nécessaires dans notre compréhension de l'évolution, chacun faisant s'écrouler un pilier de la théorie darwinienne.

Premièrement, l'évolution ne doit pas simplement être le fruit du hasard.

Deuxièmement, l'évolution doit accélérer de manière drastique et pouvoir entraîner des changements non pas sur des centaines de milliers d'années, voire sur des millions d'années, mais en une seule génération.

Troisièmement, l'évolution doit se faire de manière autonome et donc consciente, elle doit permettre que nos prises de décision, notre apprentissage et l'expérience nous influencent.

Ces trois principes mettent sérieusement au défi le *statu quo*. D'ordinaire, les débats se déroulent au sein du petit cercle des spécialistes de l'évolution. Mais le but à atteindre est tellement important pour la vie de chacun que nous voulons vous faire entrer dans ce cercle de privilégiés. Vous méritez tout autant que n'importe quel généticien célèbre d'évoquer la direction que prend l'évolution humaine. Examinons les trois principes qui doivent modifier le darwinisme, non pas parce que les deux auteurs que nous sommes l'affirment, mais parce que ce sont véritablement les changements qui nous attendent, grâce à la nouvelle génétique.

L'évolution est-elle un simple coup de chance ?

Nous avons indiqué au début que la notion selon laquelle toute nouvelle mutation serait *seulement* aléatoire fait partie des mythes de la génétique. En entendant cela, un biologiste de l'évolution pourrait se mettre en colère et jeter violemment de lourds objets dans la pièce où il se trouve, car le phénomène des mutations purement fortuites est un principe majeur du darwinisme. Souvent, ce sont les antiévolutionnistes à visée religieuse qui s'en sont pris à ce principe et il est facile d'être réduit à cette étiquette.

D'après la théorie darwinienne, les mutations à l'origine de l'évolution ne sont pas le fruit des expériences de la vie. Pour Darwin, une girafe n'a pas développé un long cou parce qu'elle le voulait ou qu'elle en avait besoin. Cet étirement s'est fait accidentellement un beau jour et la girafe qui a eu la chance de connaître cette mutation a ainsi obtenu un avantage en matière de survie, qui a été sélectionné naturellement et ainsi transmis aux générations ultérieures. Il est évident qu'un allongement du cou permet aux girafes d'atteindre des feuilles en haut des arbres, mais le darwinisme ne s'embarrasse pas de « pourquoi ». La théorie classique de l'évolution ne vous permet pas de dire qu'un long cou est apparu « parce que » l'animal avait besoin d'aller plus haut pour pouvoir manger dans les arbres ; d'après elle, cette mutation était aléatoire et a persisté « parce que » l'animal pouvait ainsi mieux survivre.

En dehors du champ de l'évolution, on n'a de cesse de parler de causalité. Si un joueur de basket-ball fait 8 cm de plus que tous les autres joueurs sur le terrain et a la maîtrise du rebond, c'est parce qu'il a un avantage « de taille ». Pourquoi ne peut-on en dire de même pour la girafe ? La réponse est liée à la transmission héréditaire des mutations. La première girafe chanceuse a dû survivre, sinon, sa mutation se serait arrêtée là. De plus, le gène ayant muté devait apparaître dans la génération suivante. Le gène était alors présent dans plus d'un animal, qui avaient plus d'atouts en cas de combat.

Mais cette mutation avait toujours une très faible probabilité de s'établir de manière permanente, car le gène ayant muté devait encore se frayer un chemin au sein du génome de chaque girafe ; celles qui avaient encore un petit cou devaient être tellement désavantagées que cette caractéristique a dû disparaître du capital génétique. Tout cela est une question de chiffres, de statistiques pures répétées de génération en génération. Tout ce qui compte est le gène et le fait qu'il ait pu être transmis. Les évolutionnistes pourraient supposer, en s'appuyant sur leur bon sens, qu'un cou plus long permettait aux girafes privilégiées de manger des feuilles hors d'atteinte des girafes plus petites, mais sur le plan scientifique, l'histoire ne s'arrête pas là. Les données dures portent sur la persistance d'une mutation dans le temps.

Grâce à la théorie génétique moderne, les statistiques liées à la survie ont été absolument peaufinées. Il est intimidant de se retrouver au pied du mur, à faire face à l'aléa des mutations ; car tout l'establishment de la génétique rejettera vos idées. C'était en tout cas vrai par le passé, jusqu'à la dernière décennie. Maintenant, ce n'est plus une question de mur, mais de fossé.

Un fossé est plus facile à franchir qu'un mur, car il ne nécessite qu'un pont, et non un boulet de démolition. D'un côté de ce fossé, on a un fait évident : les êtres humains sont intelligents. De l'autre, on a la théorie darwinienne, qui considère que l'intelligence est quelque chose de suspect. Car ce terme a été corrompu par l'intrusion du Dessein intelligent, un mouvement qui a tenté de se servir de la science pour justifier le livre de la Genèse. Cette tentative s'est heurtée à de vives protestations de la part de la communauté scientifique, avec laquelle nous sommes d'accord. Il n'est donc pas nécessaire de se lancer dans la même bataille. Le fossé qui s'est creusé dans la rancœur entre la raison et la foi doit être comblé, car toutes deux doivent prendre leur place légitime.

Et justement, le fossé commence à se refermer, à mesure que de nouvelles découvertes mettent la théorie de l'évolution conventionnelle sous pression. Tout ne s'arrête pas aux mutations aléatoires, comme la nouvelle génétique le prouve rapidement (comme l'a dit le grand philosophe juif hollandais Spinoza: «Rien dans la nature n'est le fruit du hasard. Une chose n'apparaît fortuite que du fait de notre savoir incomplet»). D'ailleurs, tout ne s'arrête pas non plus à la sélection naturelle. À l'inverse des girafes, des microbes et des mouches du vinaigre, les êtres humains n'existent pas seulement au sein de la nature. Nous existons au sein d'une culture qui a une influence profonde sur le fonctionnement du supergénome. Si une mauvaise mère souris peut transmettre son comportement à sa progéniture, le comportement humain peut en faire de même, mais à une échelle beaucoup plus grande.

Si le fossé séparant l'évolution classique de la nouvelle génétique peut être comblé, c'est une nouvelle formidable pour vous et pour tout le monde: cela signifie qu'en réalité, nous évoluons en temps réel et si la chose est avérée, cela a des implications très importantes.

L'évolution peut-elle rester intacte tout en renonçant à élever le hasard pur au rang de vérité absolue? L'évolution consciente peut-elle passer du dogme darwinien à un fait établi? C'est une nécessité, si l'on veut que le supergénome tienne toutes ses promesses.

Le déclin du hasard

On dispose de plus en plus de preuves que les mutations génétiques ne sont pas simplement fortuites. Dans une étude de 2013 publiée dans l'influente revue scientifique *Molecular Cell*, des chercheurs de l'université Johns-Hopkins ont démontré que quand on fait délibérément subir des mutations à la levure pour altérer son évolution, de nouvelles mutations se mettent immédiatement en place pour y remédier. On parle de mutations secondaires compensatoires. Elles sont tout sauf aléatoires. Des mutations compensatoires peuvent également apparaître si la solution dans laquelle la levure est élevée est pauvre en nutriments importants, ce qui crée un environnement plus stressant. Bien que la levure soit un organisme très basique, cela nous montre que lorsque les défis environnementaux sont évidents, le génome sait rapidement s'adapter et compenser en mettant en place des mutations nécessaires (et non aléatoires) pour permettre la survie. On peut avoir recours à des modifications épigénétiques de l'activité génique dans le même but.

Une autre étude, portant sur la bactérie *E. coli* et publiée dans la revue *Nature*, est parvenue à une conclusion similaire. Les taux de mutation étaient extrêmement variables à différents endroits du génome de la bactérie. Les chercheurs ont détecté un taux de mutation inférieur dans les gènes à forte activité. Contrairement à l'idée que toutes les mutations sont accidentelles, le taux de mutation au sein des gènes semble avoir été optimisé au fil de l'évolution pour réduire l'apparition de mutations nocives dans certains gènes cruciaux pour assurer la survie. De même, on peut trouver un accroissement de ces taux quand une mutation est particulièrement utile, par exemple chez les gènes immunitaires qui doivent constamment s'adapter pour fabriquer de nouveaux anticorps en guise de protection contre des agents pathogènes. Si l'on ne sait pas encore exactement pourquoi et de quelle manière les mutations se produisent dans certains gènes et non pas dans d'autres en cas de menaces liées à l'environnement, il existe néanmoins une hypothèse majeure qui attribue à l'épigénétique un rôle clé.

Manifestement, Darwin, qui vivait au XIXe siècle, ne pouvait pas savoir que les taux de mutation varient énormément selon les endroits du génome. Il ignorait même l'existence de ce dernier. En ce XXIe siècle, les darwiniens stricts ont de plus en plus de mal à soutenir le dogme des mutations uniquement aléatoires qui sont ensuite soumises à une sélection naturelle. Le taux de mutation véritable à tout endroit du génome est affecté soit par de multiples facteurs qui varient selon que l'objectif est de protéger ou de réparer l'ADN, soit par des facteurs épigénétiques. Il n'y a pas de processus fortuit.

La nouvelle génétique permet-elle aujourd'hui de dire que chacun évolue à chaque instant? Pas encore. Il y a encore des écueils à franchir, à commencer par la vitesse de l'évolution, qui est si lente qu'il faut souvent des millions d'années pour que les espèces évoluent.

On a également pu trouver des preuves fascinantes montrant que les mutations des cancers ne sont pas entièrement aléatoires, comme on le pensait précédemment. Puisque la science fournit de nombreux détails sur le sujet, reportez-vous aux annexes, en pages 337-379, pour une discussion technique sur le sujet.

Une évolution en accéléré

D'après le darwinisme traditionnel, une espèce doit attendre une mutation génétique aléatoire pour pouvoir évoluer. Si celle-ci favorise la survie, cela engendre une nouvelle caractéristique comportementale ou structurelle chez le porteur. Il peut ensuite falloir des millions d'années pour qu'elle se répande dans toute la population de l'espèce. Mais l'épigénétique indique que ces changements peuvent se produire dans de grands segments de population d'une génération à l'autre.

On pourrait débattre pour trouver la période exacte nécessaire pour qu'une évolution se mette en place ; de multiples approches sont d'ailleurs possibles pour commencer la discussion. Commençons par la « difficulté spéciale » de Darwin, comme lui-même le disait, difficulté qui allait avoir des effets d'une grande portée. Le problème était lié aux fourmis et aux abeilles mellifères. Darwin n'arrivait pas à comprendre comment de génération en génération, il pouvait y avoir des femelles fourmis stériles au sein de la colonie, alors même qu'elles étaient incapables de se reproduire. Il remarqua que ces femelles stériles étaient très différentes des femelles fertiles en matière de comportement et de forme du corps. Bien que les femelles stériles ne pussent manifestement se propager et n'eussent donc aucune chance de se reproduire, comment était-il possible que leurs gènes continuent d'être transmis ? Darwin ne connaissait rien des gènes, mais sa théorie dépendait de la survie, qui est impossible si toute une classe de fourmis est stérile.

Il n'a été possible de découvrir la réponse à cette interrogation qu'à l'avènement de l'épigénétique, bien après la mort de Darwin. L'épigénétique explique de quelle manière des modifications chimiques de l'ADN peuvent altérer de manière permanente l'activité génique, en l'accélérant ou en la ralentissant. Ce processus peut se produire après la naissance, ce qui permet de contourner la problématique déroutante de la transmission de nouveaux gènes — tout ce qui est nécessaire est de modifier les gènes existants. Darwin, par ses propres moyens, n'a pas été loin de trouver la réponse. Selon lui, elle pouvait être trouvée dans le système de classes des abeilles.

En fonction du type d'aliment absorbé par les larves d'abeilles, elles peuvent être candidates pour devenir reine ou devenir des ouvrières stériles au sein de la ruche. Toute la différence tient à un aliment spécial appelé gelée royale, qui contient des nutriments accélérant le développement des ovaires. Il a été démontré que le mécanisme précis consistait en des altérations épigénétiques de gènes de choix. Si l'alimentation de la reine lui permet de vivre pendant des années et de pondre des millions d'œufs, la courte vie d'une abeille ouvrière la destine à tenir la maison, à s'occuper des jeunes abeilles et à chercher de la nourriture, c'est-à-dire à faire tout ce qui doit être fait pour le bien de la ruche.

Il existe un mécanisme similaire au sein des colonies de fourmis. Darwin a finalement suggéré qu'au sein des fourmilières, la sélection naturelle s'applique non seulement à l'individu, mais également à la famille et à la société. Il entrevoyait le fait que toute une colonie pouvait être perçue comme un unique « super-organisme » en évolution, ce qui correspond à notre vision actuelle des choses.

L'alimentation peut modifier l'activité génique et programmer certaines abeilles afin qu'elles émettent des phéromones leur donnant pour consigne soit de s'occuper des jeunes abeilles, soit d'aller chercher de la nourriture à l'extérieur. L'activité génique peut être modifiée par l'action d'enzymes connues sous le nom d'histone désacétylases (HDAC), qui suppriment des substances chimiques baptisées « groupes acétyle » dans des gènes ayant subi des transformations épigénétiques. Il s'avère que la gelée royale contient des inhibiteurs d'HDAC qui assurent la position de reine potentielle de l'abeille. Il est intéressant de noter que pendant la rédaction de cet ouvrage, la FDA a approuvé la commercialisation du Farydak, le premier médicament épigénétique — un inhibiteur d'HDAC qui traite les formes récurrentes d'un cancer spécifique, le myélome multiple. Le Farydak inverse les changements épigénétiques se produisant sur certains gènes dans l'intention de prévenir la diffusion de cette maladie dans d'autres parties du corps.

Après cent cinquante ans, la « difficulté spéciale » de Darwin a permis de prendre conscience que l'épigénétique détermine non seulement le destin de la larve d'abeille, mais également son comportement futur. Dans les faits, ce détour de la génétique accélère l'évolution. Et chose tout aussi importante, l'évolution devient personnelle. Pour s'implanter, une nouvelle mutation génétique doit être transmise à une grande partie de la population chez les plantes et animaux. Par exemple, les ailes du pingouin, si elles ne lui permettent pas de voler, ont cependant permis à toute l'espèce de survivre en plongeant dans la mer et en nageant de manière continue pour attraper du poisson. Mais l'épigénétique transforme la vie de l'individu. Dans le cas de l'abeille mellifère, toute la vie d'une seule femelle stérile est déterminée par des modifications épigénétiques. Cette différence pourrait avoir des implications explosives chez les êtres humains. Nous avons abordé le nombre croissant d'éléments qui indiquent que l'activation épigénétique est le facteur clé des choix de vie et du bien-être. Mais avant que les évolutionnistes envisagent la chose, sans parler de l'accepter, il faudra se heurter à une résistance considérable.

Il y a actuellement une vive controverse pour savoir si *Homo sapiens* a progressé sur le plan génétique au vu de l'existence relativement courte de notre espèce. Après avoir quitté l'Afrique il y a 200 000 ans, nos ancêtres se sont dirigés vers de lointaines contrées du monde entier et c'est ainsi que les traits faciaux, la peau et la structure du squelette de chaque grand groupe sont devenus distinctifs. Un visage asiatique présente des différences marquées avec un visage européen, de même que la peau africaine ne ressemble en rien à la peau de ces deux populations.

Comme l'explique le réputé biologiste et écrivain H. Allen Orr : « Les généticiens trouveront par exemple que le variant d'un gène donné existe chez 79 % des Européens et seulement, disons, chez 58 % des habitants de l'Extrême-Orient. Ce n'est que rarement que tous les Européens portent en eux un variant génétique qui n'apparaît pas chez toutes les personnes vivant en Extrême-Orient. Mais si l'on compare tous nos génomes, ces différences statistiques s'accumulent et les généticiens en viennent facilement à la conclusion que le génome de telle personne ressemble à celui d'un Européen et que le génome de telle autre personne ressemble à celui des habitants de l'Extrême-Orient. »

Certains avancent qu'il y a tellement de différence d'un génome à l'autre que pour expliquer cet écart, il faudrait accélérer le temps. Certains évolutionnistes croient que jusqu'à 8 % des changements génétiques sont intervenus du fait de la sélection naturelle au cours des 20 000 ou 30 000 dernières années seulement, c'est-à-dire une période d'évolution très courte, si l'on considère par exemple le développement du cheval depuis l'époque de son ancêtre lointain, le petit *Eohippus* (en grec, « cheval de l'aube »), qui ne faisait que deux fois la taille d'un fox-terrier et qui vivait en Amérique du Nord il y a 48 à 56 millions d'années.

Dans cette controverse, dans laquelle les données semblent malléables et les conclusions spéculatives, on ne sait même pas clairement si notre génome s'est modifié à la suite d'avantages en matière de survie (trouver davantage de nourriture) ou en matière d'accouplement. Un camp suggère que les changements génétiques ne sont pas entièrement dus à des mutations aléatoires et à la sélection naturelle, mais ont été influencés par la culture. Les êtres humains vivant en communauté, il serait pour eux plausible que les caractéristiques encourageant la vie en communauté aient été favorisées par l'éducation et par conséquent transmises à nos contemporains. Mais la manière exacte dont un gène favorise une compétence spécifique est discutable. Il est fascinant d'examiner les difficultés rencontrées par Nicholas Christakis, un médecin et sociologue de Yale, avant qu'il affirme publiquement que « la culture peut modifier nos gènes ».

Tel est le titre d'un article de 2008 paru sur Internet et dans lequel le scientifique déclare : « J'ai changé d'avis sur la manière dont les gens en viennent littéralement à incarner le monde social qui les entoure. » En tant que sociologue, il avait à sa disposition de nombreuses preuves qui montraient que les expériences personnelles, la pauvreté par exemple, influençaient les souvenirs et la psychologie de l'individu. Mais les choses s'arrêtaient là. En tant que médecin, « je pensais que nos gènes étaient historiquement immuables et qu'il n'était pas possible d'imaginer une conversation entre la culture et la génétique. Je pensais que notre espèce avait évolué sur des périodes bien trop longues pour qu'elle puisse être influencée par les actions de l'homme. »

Une évolution en temps réel

Sans expliquer son retournement par l'épigénétique, Nicholas Christakis donne un exemple frappant de la manière dont la culture « parle » aux gènes :

> « Jusqu'ici, le meilleur exemple est l'évolution de la tolérance au lactose chez les adultes. Leur capacité à digérer le lactose (un sucre contenu dans le lait) leur donne des avantages en matière d'évolution uniquement en cas d'approvisionnement stable en lait, par exemple après avoir domestiqué des animaux produisant du lait (brebis, bovins, chèvres). Cela leur confère plusieurs avantages : ils disposent d'une source de calories précieuses et auront de quoi s'hydrater en cas de pénurie ou de pollution de l'eau. Entre les 3000

> et 9000 dernières années seulement, il est étonnant de constater qu'il y a eu plusieurs mutations adaptatives dans des populations très éloignées, en Afrique et en Europe, qui leur ont toutes donné la capacité à digérer le lactose. [...] Cette caractéristique est suffisamment avantageuse pour les personnes qui la possèdent pour que ces dernières aient une descendance bien plus fournie que les personnes privées de cette caractéristique. »

Trois mille à neuf mille années représentent une évolution très rapide, mais Christakis ne voit plus de raison de douter. « Nous évoluons en temps réel, écrit-il, sous la pression de forces sociales et historiques perceptibles. » Ces propos s'éclairent d'un jour nouveau quand on prend conscience que les « forces » dont il parle sont, dans une certaine mesure, sous le contrôle de l'être humain. Après tout, nous lançons des guerres, exterminons des populations entières, déclenchons des famines et, si l'on considère le bon côté des choses, nous savons également soulager ces mêmes famines, traiter les épidémies et diminuer la pauvreté.

Pour Christakis, l'argument décisif a été un article publié en 2007 par John Hawks, un anthropologue de l'université du Wisconsin, et ses collègues dans la prestigieuse revue *Proceedings of the National Academy of Sciences*. Cet article montre que l'adaptation humaine accélère depuis 40000 ans. D'après les auteurs, il est possible de prouver statistiquement l'accélération de la « sélection positive » en étudiant les génomes du monde entier, ce qui étaye « l'évolution génétique récente et extraordinairement rapide de notre espèce ». Tout d'un coup, c'est tout un ensemble de possibilités qui ont vu le jour. Des variants génétiques ont pu aider certaines personnes à survivre à des épidémies comme celle de la typhoïde après l'apparition des villes et de la promiscuité.

À partir du moment où Christakis s'est mis à penser en ces termes, il a pris conscience que la culture d'une part et les gènes d'autre part ne soliloquent pas, mais qu'en réalité, ils ont toujours dialogué.

> « Il est difficile de savoir où ce phénomène s'arrête. Il se peut qu'il y ait des variants génétiques favorisant la survie dans les villes, l'épargne en vue de la retraite, la consommation d'alcool ou même une préférence pour des réseaux sociaux compliqués. Il se peut qu'il y ait des variants génétiques (s'appuyant sur les gènes altruistes faisant partie de notre héritage d'hominidés) encourageant la vie en société démocratique ou la vie entourée d'ordinateurs. [...] Peut-être même que le monde plus complexe dans lequel nous vivons aujourd'hui fait vraiment de nous des êtres plus intelligents. »

L'évolution en temps réel est une notion cruciale pour le supergénome. Nous pouvons être certains que cela se produit au niveau du microbiome, car les bactéries ont une durée de vie très courte et sont sujettes à des mutations rapides. Mais si le bien-être radical doit devenir une réalité, l'évolution en temps réel doit s'appliquer à l'ensemble de la dynamique psychosomatique. Comment cela fonctionne-t-il ? Avant le triomphe du darwinisme, il y avait d'autres théories de l'évolution, et en particulier une qui prédisait que les créatures pouvaient évoluer en une seule vie.

Le naturaliste français Jean-Baptiste Lamarck (1744-1829) était un adepte de l'évolution des décennies avant Darwin. Il a été un héros sur le champ de bataille contre la Prusse et était un scientifique acharné et décharné dans son laboratoire. Il est mort aveugle, sans le sou, après avoir été publiquement ridiculisé. Récemment encore, ses idées sur l'évolution faisaient l'objet du mépris, car elles allaient à l'encontre de celles de Darwin. Lamarck pensait que les espèces évoluaient en fonction des comportements parentaux. Par exemple, il proclamait que si vous lisiez des centaines et des centaines de livres et que vous deveniez ainsi un érudit, vous auriez des enfants intelligents. Manifestement, ce n'est pas le cas. Mais au vu de l'épigénétique, les idées de Lamarck paraissent aujourd'hui un peu moins absurdes.

Il pourrait même être considéré comme le père de l'hérédité « souple », qui est au cœur de l'épigénétique, c'est-à-dire l'ensemble des caractéristiques qui sont transmises à la génération suivante quand l'un des deux parents a vécu une expérience suffisamment forte pour laisser des marques épigénétiques (par exemple, une famine ou des tortures dans un camp) ou quand la mère enceinte fume ou boit à outrance, ou encore est exposée à des toxines environnementales. Grâce aux progrès considérables des analyses génétiques des génomes, allant du génome humain au génome viral, on a pu confirmer non seulement les théories de Darwin concernant l'hérédité figée, mais également certains principes lamarckiens. Sans être tout à fait exactes, ses théories ne sont plus absurdes.

Un ensemble croissant de données épigénétiques permet d'affirmer que Lamarck était au moins sur la bonne voie. L'hérédité souple est un excellent exemple d'évolution accélérée. Toutefois, il reste encore à prouver que les changements de vie chez les parents peuvent être transmis à la génération suivante. Sont-ils suffisamment forts et persistent-ils suffisamment longtemps au niveau épigénétique ? Ce sont pour l'instant des questions ouvertes. N'ayant aucune connaissance en génétique, Darwin n'était pas en mesure de tenter de répondre à ces questions. Mais un jour, on pourra apporter des réponses quand on en saura plus sur l'hérédité souple et l'hérédité figée.

Le rôle du mental

Nous avons ouvert ce chapitre en affirmant que la théorie de l'évolution nécessitait trois changements pour que le supergénome puisse exploiter son potentiel. Nous avons abordé les deux premiers, c'est-à-dire les mutations pas entièrement aléatoires et l'accélération de la vitesse de l'évolution. Il demeure un troisième point, potentiellement le plus discutable : le rôle du *mental*. Puisque ce mot même est tellement explosif, nous ne l'emploierons pas dans la description du fonctionnement des systèmes qui deviennent hautement complexes et évolués. Il est inutile de se heurter de front aux matérialistes purs et durs, qui considèrent pour beaucoup que le mental est le produit de l'activité physique dans le cerveau, à l'instar de la chaleur dégagée par un feu de camp.

Nous avons écrit un livre entier, *Le Fabuleux Pouvoir de votre cerveau*, sur le rapport entre le mental et le cerveau, défendant avec force la thèse que le mental prévaut sur le cerveau. Mais un livre sur la génétique ne doit compter que sur lui-même. Le fait que les systèmes complexes sont autonomes et se servent des boucles de rétroaction pour apprendre ne soulève pas, ou peu, de discussions. L'apprentissage implique une évolution, que l'on parle d'apprentissage conscient ou de comportement d'un système complexe. Ceci étant dit, poursuivons notre exploration.

À quoi ressemblerait une évolution consciente? Elle aurait une direction, un sens et un objectif. La beauté d'un oiseau de paradis dans la forêt tropicale de Nouvelle-Guinée, la symétrie effrayante d'un tigre, la douceur frémissante d'une biche, toutes ces caractéristiques seraient intentionnelles. Leur existence aurait une raison, en dehors de la simple survie du plus fort.

Comme c'est le cas pour d'autres aspects de la nouvelle génétique, ce genre de notion paraît de moins en moins absurde. Même si l'on est encore loin de pouvoir affirmer que l'évolution a un but, une raison d'être (techniquement, on parle de téléologie), il n'est plus viable de considérer que l'évolution est totalement aveugle. Le concept d'auto-organisation, qui a gagné ses lettres de noblesse au cours des dernières décennies, a constitué un tournant. Quand vous étiez adolescent, il est probable que vous viviez dans une chambre typique d'adolescent, sans organisation, avec des vêtements éparpillés partout, un lit jamais fait, etc. Mais à l'âge adulte, vous avez éprouvé le besoin d'organiser votre vie, n'ayant d'autre alternative que le chaos. L'évolution s'est retrouvée confrontée au même dilemme et s'est mieux organisée pour éviter le chaos.

En 1947, un brillant neuroscientifique et psychiatre, W. Ross Ashby, a publié un article intitulé « Principes des systèmes autonomes ». Sa définition du concept d'organisation ne tournait pas autour de la notion d'utilité, dans l'idée qu'il est par exemple utile de diriger une entreprise organisée plutôt que désorganisée. Ashby n'a pas non plus jugé que l'organisation était une bonne chose par opposition à une mauvaise chose. Au lieu de cela, il prétendait que l'organisation était liée à certaines conditions au sein des différentes parties interdépendantes d'un système émergent. Il s'avère que cela a des implications considérables sur l'organisation de notre génome.

D'après Ashby, un système autonome se compose d'éléments reliés, et non séparés. Et surtout, chacun doit influencer les autres. La clé est dans la manière dont les différentes parties se régulent les unes les autres. Une cuisinière ne se régule pas. Si vous posez votre bouilloire sur une plaque et que vous partez, la température augmentera de plus en plus, jusqu'à ce que l'eau bout, déborde et que la bouilloire se mette à fondre, ainsi que la plaque chauffante. En revanche, un thermostat s'autorégule. Vous pouvez déterminer la température désirée et partir, en sachant que s'il fait trop chaud dans la pièce, le thermostat coupera le chauffage.

Vous ne pourriez survivre si votre corps fonctionnait comme une cuisinière. On ne peut laisser les processus corporels s'emballer. Si on ne traite pas une fièvre supérieure de quelques degrés à la température normale du corps humain, à terme, l'organisme est menacé de dégâts cérébraux et finalement de mort. Avoir trop froid interrompt le métabolisme et conduit à l'hypothermie, ce qui, là encore, peut s'avérer fatal dans les cas extrêmes. Il y a partout dans le corps des systèmes d'autorégulation semblables à des thermostats, qui veillent non seulement à la température, mais également à des dizaines de processus. C'est grâce à l'autorégulation que vous ne grandissez pas sans cesse, que votre rythme cardiaque ne s'accélère pas de manière démesurée et qu'en cas d'agression, il y a un moment où vous arrêtez de fuir.

Chaque cellule de votre corps a suivi une évolution progressive, ordonnée, autorégulée, avant d'arriver à l'incroyable complexité du cerveau fœtal. En neuf mois, à partir d'un unique ovule fécondé, les cellules nerveuses commencent à se différencier, d'abord isolément, mais rapidement, en formant un réseau. Au deuxième trimestre, il se forme de nouvelles cellules cérébrales à raison de 250 000 par minute, une cadence fantastique qui, selon certaines estimations, passerait à 1 million de nouvelles cellules par minute juste avant la naissance. Ces cellules ne sont pas de simples unités vivantes amalgamées. Chacune a une fonction spécifique ; chacune est reliée aux autres cellules nerveuses qui l'entourent. Tout le cerveau sait où en est chacune de ses 100 milliards de cellules.

Les connexions, les réseaux et les boucles de rétroaction sont fondamentaux pour tous les systèmes autonomes. Il y a des milliards d'années, les bactéries primitives ont peut-être commencé indépendamment, mais en se rencontrant dans le sol, elles ont commencé à interagir et à former des communautés. Au final, elles dépendaient totalement les unes des autres pour leur intégrité et leur survie. Dans notre corps, comme nous l'avons vu, les bactéries forment des réseaux avec nos cellules. Leur ADN est proche du nôtre et leurs interactions forment un microbiome immensément complexe et sophistiqué. Au fil de l'évolution, notre survie en est venue à totalement dépendre d'elles. Si au XXe siècle, nous avons passé la plupart de notre temps à trouver des moyens de combattre les microbes, au XXIe siècle, nous cherchons à coexister harmonieusement avec elle. Le supergénome est le système autonome ultime, car il reflète toute l'histoire de la vie sur Terre.

Il va sans dire que l'ADN est incroyablement ordonné : ce sont des milliards de paires de bases qui ont une place attribuée. Mais cela va au-delà de la liaison chimique ordinaire. À l'intérieur d'une cellule, il y a une auto-organisation active. Des chromosomes spécifiques occupent les positions spécifiques au sein du noyau. Seulement 3 % du génome est réellement composé de gènes et les régions pauvres en gènes se situent à la périphérie du noyau, là où l'épigénétique peut le moins modifier l'activité génique. À l'inverse, les zones du génome qui abondent en gènes se trouvent au centre du noyau, où la régulation de l'activité génique est la plus concentrée. Les gènes qui sont contrôlés par les mêmes protéines ont tendance à se regrouper en « quartiers » génomiques, ce qui permet plus facilement à ces protéines de trouver les gènes qu'elles régulent. Tout ce que l'on observe dans le génome plaide pour une organisation logique, et non aléatoire. Ceci étant dit, ce serait une erreur de se radicaliser et d'affirmer que les choses ont été « voulues » ainsi. La notion de dessein n'apparaît qu'*a posteriori*. Car ce sont les principes d'auto-organisation qui ont permis d'en arriver là.

Les systèmes autonomes ont leur propre raison d'être : ils se recréent constamment par de nouvelles interactions. Cela engendre toujours une nouvelle organisation qui n'est jamais complète. Par exemple, un atome est en réalité un système inframicroscopique qui obéit à des règles en matière d'organisation. Les électrons sont structurés de telle sorte qu'un atome d'oxygène diffère d'un atome de fer. Mais il y a une certaine marge de manœuvre. Quand les électrons extérieurs de ces atomes interagissent, il y a création d'oxyde de fer, c'est-à-dire de rouille. Là encore, les choses ne sont pas complètement stables, ce qui laisse la place à de nouveaux changements. La rouille est plus complexe que l'oxygène ou le fer, ses deux composantes. Par conséquent, la complexité déclenche une plus grande auto-organisation, et *vice versa*.

Tel est le miracle continu de l'évolution : elle défie le chaos par ses avancées créatives toujours plus poussées. Si vous amassez du sable sur une plage, vous obtenez une dune. C'est une structure massive, mais non complexe : rien ne lie les grains de sable de sorte à former un système. Il suffira d'un ouragan pour désintégrer la dune. Mais les cellules qui s'accumulent dans le fœtus ne s'entassent pas comme de simples grains de sable. Elles se mélangent, interagissent et s'organisent. Ce qui permet qu'un vent fort ne désintègre pas le corps humain.

Mais ce n'est que le début de l'histoire. La complexité et l'auto-organisation, qui vont de pair, ont appris à créer la vie et la vie a appris à penser. Laissons pour l'instant de côté l'idée de la plupart des évolutionnistes, selon lesquels la pensée n'aurait émergé qu'à l'apparition du cerveau humain. La succession de tous les événements amenant à la formation du cerveau montre qu'un nouvel état des choses n'est jamais complet. Comme l'a dit l'éminent biologiste théorique Stuart Kauffman : « L'évolution n'est pas que le fruit du hasard. Il ne s'agit pas de faire du rafistolage, de bricoler ponctuellement un machin. C'est en réalité un ordre émergent, honoré et perfectionné par la sélection. »

Un tout indissociable

La liaison chimique entre les atomes d'oxygène et de fer produisant de la rouille est physique, mais le fonctionnement de votre génome s'appuie sur un principe qui va bien au-delà de la réalité physique. Ce facteur X invisible est désigné sous le nom d'autoréférencement. Cela signifie qu'un système garde un œil sur lui-même en envoyant constamment des messages dans les deux sens afin que changement soit synonyme de stabilité.

La clé de l'autoréférencement est la boucle de rétroaction. Quand un gène fabrique une protéine, vous pouvez être sûr que celle-ci contribuera, directement ou indirectement, à réguler l'activité du gène à un moment donné. Pour faire simple, si A produit B, B doit régir A d'une manière ou d'une autre, directement ou indirectement. Ainsi, les choix que vous faites, sur le plan physique ou mental, influencent votre vie, et ce à très petite ou à très grande échelle. Si vous êtes célibataire et décidez de vous marier, cette décision donne une perspective nouvelle à tous vos souvenirs, de même que la maladie donne une nouvelle vision de la santé et que le vieillissement permet d'appréhender différemment la jeunesse. Chaque phase de la vie nous fait aller de l'avant, tout en influençant notre passé.

L'autoréférencement désigne également le fait que vos gènes peuvent réagir en faisant juste ce qui est nécessaire pour votre vie d'aujourd'hui, sans jamais perdre de vue leur programmation passée. En même temps, à travers les mutations et les marques épigénétiques, le présent a la capacité de modifier ces instructions. Telle est l'essence de l'autoréférencement. Dans l'univers, rien n'est jamais produit sans avoir finalement d'influence sur son origine. En termes spirituels, cela équivaut au principe d'équilibre moral entre le bien et le mal (loi du karma), énoncé dans le christianisme par la phrase : « On récolte ce que l'on sème. » Pour la physique newtonienne, cela correspond à la troisième loi du mouvement : à chaque action correspond une réaction égale et opposée. Les opposés devraient anéantir un système, mais ce n'est pas le cas, grâce à l'action de l'élément invisible qu'est l'auto-organisation.

Les liens qui unissent un organisme à son environnement sont régis par des mécanismes de rétroaction. Permettez-nous de vous donner une explication quelque peu technique, la rétroaction étant un aspect essentiel de la discussion. Nous savons maintenant que les gènes sont sensibles à l'action de forces et de contre-forces. Au cours de l'évolution, de nouvelles mutations se produisent au contact d'un stress et d'épreuves dans l'environnement. Ainsi, quand apparaît une situation délicate, l'ADN de certains gènes est exposé, il peut donc être désactivé par l'épigénétique, ou son activité peut être modulée à la hausse ou à la baisse grâce à des protéines spécifiques appelées « facteurs de transcription ». Cela entraîne d'abord des changements dans le pliage et dans la topographie de l'ADN.

Les régions exposées de l'ADN peuvent ainsi être plus enclines aux mutations. Par conséquent, d'après ce modèle, qui devient de plus en plus accepté, les endroits du génome où se font les mutations ne sont pas aléatoires. Des modifications environnementales provoquent des changements dans la manière dont l'ADN est plié (et non pas dans la séquence des paires de bases). Cela détermine quelles régions des gènes sont exposées à de possibles mutations. En d'autres termes, l'environnement, les situations de la vie, les stress et les difficultés extérieures ont un impact sur la manière dont l'ADN est plié dans le noyau, ce qui entraîne une plus grande exposition aux mutations de certaines régions par rapport à d'autres. Dans ce cas, les mutations ne sont pas fortuites, mais sont la conséquence de certaines situations environnementales. Même si cette réflexion est en partie spéculative, la rétroaction entre les gènes et les situations extérieures est fondamentale. Elle permet à un organisme de s'adapter aux circonstances. Ce mécanisme est si fiable qu'il a permis à la vie de perdurer depuis les tout premiers micro-organismes primordiaux jusqu'à aujourd'hui.

Dans la mesure où chaque composante du génome a émergé, puis interagi avec d'autres composantes, elles se sont régulées entre elles pour mettre en place ce qui semble être une intention logique. Mais en réalité, il n'y a pas de dessein préalable, historiquement ou à l'avenir. Les processus naturels donnent des résultats en temps réel, par le biais de l'auto-interaction. Notre mental a du mal à comprendre comment cela peut se produire. Ainsi s'émerveillait Léonard de Vinci : « La subtilité humaine ne permettra jamais de concevoir une invention plus belle, plus simple et plus directe que ce que fait la Nature, car dans ce qu'elle invente, rien ne manque et rien n'est superflu. » En essence, la Nature n'est que boucles de rétroaction. Nos gènes plantent le décor ; quant à nous, nous choisissons le personnage que nous voulons jouer dans ce décor, ainsi que ceux avec lesquels nous voulons interagir. Et en retour, le décor s'adapte à nous. Nous agissons en permanence sur nos gènes, par nos paroles et nos actions. Ce système de rétroaction est la pierre angulaire de l'évolution, et le sera toujours.

Les mystères de l'hérédité

À un moment donné, il paraît totalement arbitraire, prétentieux et anthropocentrique de la part de l'être humain de revendiquer le mental comme étant quelque chose de personnel. L'idée que la Nature aurait créé machinalement notre mental n'a, au fond, pas beaucoup de sens. L'intelligence inhérente des stratagèmes de l'évolution est étonnante, même chez les formes de vie prétendument inférieures. Par exemple, des modifications génétiques liées à la survie peuvent être le produit d'un vol pur et simple. Prenez le cas d'*Elysia chlorotica*, une limace de mer de couleur vert émeraude, qui ressemble à s'y méprendre à une plante. À l'heure du repas, la limace s'approprie des chloroplastes, c'est-à-dire des organites cellulaires pouvant accomplir la photosynthèse, appartenant à des algues, et ce afin de produire la nourriture qu'elle absorbera, à la manière d'une plante qui fabrique du sucre à partir d'eau, de chlorophylle et de lumière solaire.

Ce cas intéressant de vol de chloroplastes est connu depuis des décennies, mais ce n'est que récemment qu'on a découvert que cette ingénieuse limace de mer peut également dérober des gènes entiers aux algues. Là encore, ils l'aident à produire sa propre nourriture. Normalement, les chloroplastes qu'elle s'approprie ont une durée de vie limitée, mais les gènes qu'elle prend et qu'elle mêle à son génome leur confèrent une durée de vie plus longue, ce qui permet à cette limace de se nourrir pendant bien plus longtemps. Il est étonnant de constater qu'un animal peut s'alimenter telle une plante, en accaparant les gènes d'une autre espèce.

Un phénomène similaire caractérise également notre espèce. Les scientifiques croyaient par le passé que toutes les cellules du corps contenaient un unique génome. Mais aujourd'hui, on découvre que l'on peut trouver plus d'un génome dans le noyau d'une cellule humaine. Plus spécifiquement, on a découvert que certaines personnes possèdent des groupements cellulaires caractérisés par des mutations génétiques multiples ne se produisant nulle part ailleurs dans leur corps. Cela peut arriver quand les génomes de deux ovules fusionnent pour n'en donner plus qu'un. Une mère enceinte peut même intégrer dans ses cellules de nouveaux génomes en provenance de son enfant, qui, à la suite de la naissance, laisse derrière lui des cellules fœtales. Ces cellules peuvent migrer dans les organes de la mère, dont le cerveau, et être absorbées. On appelle cela le « mosaïcisme », phénomène qui semble bien plus fréquent que ce que l'on croyait. Dans certains cas, on pense que le mosaïcisme contribue à l'apparition de maladies telles que la schizophrénie. Ceci étant, dans la plupart des cas, ce phénomène est bénin.

Même au sein des bastions du darwinisme, il est devenu évident que l'évolution est une danse complexe entre hérédité figée et hérédité souple. Par exemple, la reproduction sexuelle est chez la plupart des espèces un processus profondément ancré. Une mouche du vinaigre mâle sait automatiquement que pour s'accoupler, il lui faut trouver une femelle qui lui convienne, lui donner de petits coups à l'aide de ses pattes avant, entonner des chants spécifiques, faire vibrer une de ses ailes et lécher les parties génitales de la femelle. La mouche du vinaigre n'a besoin de personne pour le savoir. Chaque geste est inscrit dans ses gènes ; le mâle suit une programmation déterminée par l'évolution depuis très longtemps. Mais dans un passé lointain, ces comportements n'étaient pas encore figés ; il leur a fallu évoluer. Chaque élément chorégraphié du rituel d'accouplement est apparu individuellement chez un lointain ancêtre de la mouche du vinaigre, avant de se répandre. Finalement, cette caractéristique a eu tellement de succès qu'elle est devenue indispensable à l'accouplement. Dès lors, ce comportement est devenu, comme nous le disons, « instinctif », « profondément ancré » ou « inscrit dans les gènes ».

En d'autres termes, cette attitude ne nécessite pas de penser. Elle se met en place en réaction à un stimulus spécifique. Un cafard file automatiquement se cacher dès qu'une lumière s'allume. Un lézard détale en voyant s'approcher une ombre. Un écureuil fait grossir sa queue pour paraître plus imposant face à un assaillant. Ces comportements innés sont devenus automatiques pour assurer la survie. Mais il est exagéré de proclamer, comme le font les psychologues évolutionnistes, que le comportement humain est fondamentalement une question de survie.

Cette affirmation revient à nous assimiler à des créatures aux comportements aussi figés que les mouches du vinaigre, les cafards et les écureuils. Certes, nos ancêtres mammaliens nous ont transmis des mécanismes qui sont innés, l'exemple le plus évident étant la réaction de lutte ou de fuite face au danger. Mais nous pouvons à notre guise passer outre l'héritage de nos ancêtres, raison pour laquelle, par exemple, les pompiers s'approchent d'un incendie qui fait rage au lieu de s'enfuir ou des soldats sur le champ de bataille se précipiteront malgré un feu ennemi nourri pour sauver un camarade tombé. Le mental surpasse l'instinct grâce aux choix qu'il peut faire et au libre arbitre. De même, le mental surpasse les gènes, notion qui fait bondir les généticiens traditionnels.

L'art, la musique, l'amour, la vérité, la philosophie, les mathématiques, la compassion, la charité et presque toutes les autres caractéristiques qui font de nous des êtres humains à part entière présentent-ils des avantages en matière de survie ? Ces traits sont-ils transmis génétiquement ? Chaque jour, des scénarios élaborés sont mis au point par des psychologues évolutionnistes qui insistent pour dire qu'ils peuvent montrer en quoi l'amour, par exemple, n'est qu'une compétence destinée à la survie ou une tactique ayant évolué pour favoriser l'accouplement. Tous les autres traits de personnalité sont « expliqués » de manière similaire dans un seul et unique but : préserver à tout prix le modèle darwinien d'origine.

C'est pour eux un sacrilège d'admettre qu'*Homo sapiens* a pu évoluer grâce à son mental et ainsi parfaitement outrepasser ses gènes. Pourtant, à un moment donné, il saute aux yeux que l'on s'intéresse à la musique pour sa beauté, que l'on fait preuve de compassion parce que notre cœur est touché, etc. D'une certaine manière, ces comportements sont héréditaires, mais nul ne sait comment se fait la transmission. Affirmer que le mental est un moteur d'évolution est une explication qui convient autant qu'une autre et qui est même souvent bien meilleure. Il est tout à fait plausible que nous transmettions nombre des traits de caractère qui nous tiennent à cœur et qui font de nous des êtres humains, non pas au coup par coup, comme c'est le cas pour les rituels d'accouplement de la mouche du vinaigre, mais dans leur globalité, en une fois.

Par exemple, il existe des petits prodiges qui n'ont jamais suivi de cours de musique et qui, pourtant, savent instinctivement jouer d'un instrument dès leur tendre enfance. Voici ce que raconte la grande pianiste argentine Martha Argerich :

> « À l'époque où j'avais 2 ans et 8 mois et que j'étais encore au jardin d'enfants, il y a eu une sorte d'audition. J'étais beaucoup plus jeune que les autres enfants. J'avais un jeune ami qui me mettait toujours au défi ; il avait 5 ans et n'avait de cesse de me dire : "Tu n'arriveras pas à faire ceci, tu n'arriveras pas faire cela." Et je faisais toujours ce qu'il disait que je ne pouvais pas faire.

> Ce jour-là, il s'est mis en tête de me dire que je ne pourrais pas jouer du piano. (Rires.) C'est ainsi que tout a commencé. Je m'en souviens encore. Je me suis immédiatement levée, je me suis dirigée vers le piano et je me suis mise à jouer une mélodie que le professeur jouait tout le temps. Je l'ai reproduite à la perfection, à l'oreille. Immédiatement, le professeur a appelé ma mère et ils ont commencé à faire des histoires. Tout ça parce que ce garçon m'avait dit : "Tu n'arriveras pas à jouer du piano." »

Il est impossible de savoir si cette pianiste a simplement hérité soit des gènes, soit des marques épigénétiques responsables de son incroyable don. Certaines aptitudes sont héréditaires. Dès la naissance, les bébés ont un réflexe de saisie qui leur permet d'agripper le sein maternel. Ils ont un certain équilibre et sont munis de réflexes de survie rudimentaires, mais efficaces. Par exemple, on a réalisé des expériences sur des bébés âgés de quelques mois seulement. Les petits sont placés sur une table, tandis que leurs mères, positionnées à 1 ou 2 m de là, les encouragent à s'approcher. Quand les bébés arrivent au bord de la table, ils s'arrêtent ; ils savent instinctivement que s'ils vont au-delà, ils tomberont (la table est munie d'une extension en verre, de sorte que l'expérience est parfaitement sécurisée). Comme ils veulent être au contact de leur mère, les bébés se mettent à pleurer de désarroi, mais les mères ont beau tenter de les amadouer, ils obéissent en priorité à leur instinct inné.

Mais la musique est une compétence complexe qui fait intervenir le cerveau supérieur et à l'inverse d'un simple réflexe, elle nécessite d'apprendre, d'organiser et de stocker de nombreuses informations. Comment se peut-il que des prodiges de la musique, et il y en a eu de nombreux, héritent d'une compétence mentale complexe ? Nul ne le sait, mais cela semble clairement indiquer que le mental joue un rôle crucial dans l'évolution, cette dernière n'étant qu'une question d'hérédité. Allons encore plus loin dans le mystère. Examinons maintenant le cas de Jay Greenberg, un prodige de la musique qui compte parmi les plus grands de l'histoire, Mozart compris. La première fois que Jay voit un violoncelle pour enfant à l'âge de 2 ans, il le prend et se met à en jouer.

À l'âge de 10 ans, il rejoint un célèbre conservatoire, la Juilliard School, dans l'intention de devenir compositeur. Alors qu'il a une quinzaine d'années, Sony fait paraître un CD comprenant sa *Symphonie n° 5*, interprétée par l'Orchestre symphonique de Londres et son *Quintette à cordes*, interprété par le Quatuor Juilliard.

Quant à ses méthodes de travail, Jay, comme beaucoup d'autres prodiges, affirme entendre la musique dans sa tête et prendre la dictée (Mozart avait également ce don, bien que celui-ci s'accompagnât d'un processus de peaufinage et de créativité) ; de plus, phénomène peut-être unique, Jay peut voir ou entendre des partitions simultanément dans sa tête. « Mon inconscient inspire ma conscience à une vitesse folle », a-t-il déclaré à un reporter de *60 minutes*.

Les prodiges suscitent un grand étonnement, mais toute la question de l'instinct et de la mémoire génétique est un concept incroyablement intéressant du point de vue de l'évolution. Un ver plat peut être entraîné à éviter une lumière en étant soumis à une secousse électrique à chaque fois qu'il la voit. Si ensuite, on coupe le ver plat en deux et qu'il pousse une queue à la moitié munie de la tête et une tête à la moitié munie de la queue, les deux moitiés continueront d'éviter la lumière. Comment se peut-il qu'un cerveau nouvellement créé ait les mêmes souvenirs que l'ancien ? La mémoire est-elle en l'occurrence stockée dans l'ADN du ver ? Comment nos comportements instinctifs ont-ils été encodés sous forme de souvenirs dans notre ADN ? La question demeure ouverte. Il reste à découvrir le temps qu'il leur a fallu pour être automatiquement programmés en nous.

Plus intéressant encore, on peut se demander, parmi nos comportements, lesquels ne sont pas programmés ou automatiques en nous pour l'instant, mais pourraient le devenir dans un avenir lointain. Nul ne le sait. Mais des cellules souches identiques peuvent devenir n'importe laquelle parmi deux cents cellules spécialisées dans le corps : dans ce cas, c'est l'épigénétique et des activités génétiques coordonnées qui sont à l'œuvre. Les symphonies parfaitement orchestrées qui caractérisent les réseaux de gènes sont innées et nous donnent un début de réponse sur la manière dont des compétences complexes peuvent être transmises de manière héréditaire sans être affectées. On ne peut même pas être sûr que le terme « hérédité » soit approprié, étant donné que les prodiges de la musique et des mathématiques, comme tout génie de manière générale, ont autant de chances de naître au sein de familles « évoluées » qu'au sein de familles n'ayant aucune connaissance musicale ou mathématique, ou dans lesquelles personne n'a un QI élevé.

Votre mental, votre évolution

L'objectif de ce chapitre a été de vous ouvrir de nouveaux horizons et de vous aider à prendre en main votre bien-être. Il était nécessaire d'aborder le thème de l'évolution en détail pour que vous puissiez réaliser toute la marge de manœuvre dont vous disposez. Il est possible d'évoluer en temps réel. Voyons à nouveau pourquoi :

- Les mutations ne sont pas toujours fortuites, elles peuvent également être induites par l'environnement et les interactions.
- Un changement ne nécessite pas des millions d'années d'évolution, mais peut se faire en une seule génération (au moins chez les souris et d'autres espèces).
- Les gènes utilisent des boucles de rétroaction qui sont constamment à l'écoute des nouveaux messages, de nouvelles informations et des changements environnementaux.
- Le cerveau interagit constamment avec le génome en se servant du potentiel très fort du mental à influencer chaque cellule dans le corps.

Ces quatre points constituent le résumé de ce chapitre, ils préparent le terrain en vue de la transformation facilitée par le supergénome. Ils constituent également des fondements qui vont révolutionner toute notre approche de l'évolution. Il n'est pas nécessaire de se préoccuper des résultats qu'obtiendra la génétique dans une génération. En ce moment même, vous avez suffisamment de connaissances pour faire quelque chose d'incroyablement important : coopérer avec la créativité infinie de la Nature.

Après tout, « évolution » n'est qu'un terme scientifique se rapportant à la créativité et aux facteurs organisationnels qui régissent l'univers, et en particulier la vie sur Terre. Le supergénome garde la trace de chaque avancée créative mise au point par la vie. Avant que n'apparaissent les êtres humains, les créatures étaient dépourvues de conscience de soi et ne pouvaient examiner ce que l'évolution leur avait réservé. Un ver plat coupé en deux et développant un nouveau cerveau contenant ses souvenirs passés n'a pas la moindre idée de l'énigme qu'il représente. Mais vous pouvez faire appel à votre conscience pour donner un cap à votre vie. Le supergénome répondra toujours présent ; aussi, en l'absence de données solides, nous vous proposons les possibilités suivantes :

- Vos intentions ont un effet puissant sur votre génome.
- Si vous définissez un but, vos gènes s'organiseront autour de votre désir pour lui venir en soutien.
- La créativité est votre état naturel ; il vous suffit de puiser dans cette ressource.
- Vous êtes sur Terre pour évoluer et le supergénome existe pour la même raison.

Il est important de garder à l'esprit ces conclusions, parce que l'environnement continue d'imposer de nouveaux défis à nos gènes. À l'inverse de nos ancêtres, qui étaient confrontés à des pressions exercées par le climat et les prédateurs, nombre de ces nouveaux stress sont malheureusement nos propres créations : le changement climatique mondial, l'accroissement de la pollution, la fabrication artificielle d'OGM, les microbes résistant aux antibiotiques, les pesticides de plus en plus toxiques, ainsi que la contamination de la nourriture et des réserves d'eau. Nous devons tous armer notre génome pour assurer la survie de notre espèce. En d'autres termes, nous ne sommes pas seulement responsables de notre santé et de notre longévité personnelle, liées à un unique supergénome. Le véritable supergénome est planétaire et votre évolution a des implications à cette échelle. Cela ne doit pas être perçu comme une responsabilité anxiogène, mais comme un défi fascinant. Pour que l'humanité triomphe de ses épreuves, il lui faudra réaliser un bond quantique dans son évolution ; il en a toujours été ainsi et les choses sont bien comme cela.

Épilogue

Qui êtes-vous vraiment ?

Si vous avez déjà regardé une émission de télévision sur le big-bang ou sur un futur voyage habité à destination de Mars, vous aurez sûrement vu un grand classique : une personne se tient en extérieur, observe le ciel nocturne et s'exclame en murmurant que la Terre est un point minuscule au beau milieu de l'immensité de la création. Nous aimerions qu'à chaque moment comme celui-ci, un temps égal soit accordé aux propos de William Blake, qui a un jour écrit :

« Voir le monde dans un grain de sable

Et le paradis dans une fleur sauvage,

Tenir l'infini dans le creux de sa main

Et l'éternité dans une heure. »

Nul n'a résumé l'histoire de la génétique de manière aussi succincte et belle.

Une particule microscopique d'ADN est ce qui se rapproche le plus de ce qu'il décrit : le monde concentré en un grain de sable. L'imagination ne peut concevoir comment la nature a pu créer quelque chose d'aussi élaboré. Pourtant, c'est ce qui s'est passé, et vous en êtes la preuve vivante, vous qui êtes l'expression de ce monde et des millions d'années d'évolution que l'homme a traversées. L'ADN condense la vie, le temps et l'espace en une même particule. À bien y réfléchir, cela révolutionne notre conception de nous-mêmes. En ce moment même, vous êtes en fusion avec le courant de la vie dans sa globalité.

Ce que vous êtes vraiment n'est pas limité, pas plus que l'ADN. Quel âge avez-vous ? Traditionnellement, il suffit de compter le nombre de bougies qu'il y avait sur votre dernier gâteau d'anniversaire. Mais que faites-vous des 90 à 100 000 milliards de micro-organismes qui constituent la plus grande partie biologique de votre être ? Les cellules uniques ne peuvent se reproduire que par la division. Une amibe se sépare en deux, mais les deux nouvelles amibes ne sont pas ses enfants. Elles sont toujours la première amibe. De manière très réelle, toutes les amibes qui sont aujourd'hui en vie sont en réalité la première amibe, dont le génome est passé par des changements très spécifiques. Il en va de même pour les milliers de milliards de micro-organismes qui vivent dans votre corps et qui sont nécessaires à sa survie.

Qui êtes-vous vraiment ? Vous êtes l'identité que vous choisissez d'adopter. Une fois que vous commencez à vous percevoir ainsi, l'individu disparaît progressivement. Un sage indien éveillé a un jour dit à un disciple : « La différence entre nous est invisible à la surface. Nous sommes deux personnes assises dans une petite pièce à attendre notre dîner. Néanmoins, la différence est grande, car quand tu regardes autour de toi, tu vois les murs de cette pièce. Quand je regarde autour de moi, je vois l'infini de tous les côtés. » Si l'ADN pouvait parler, il dirait la même chose. Le temps et l'espace sont illimités, ainsi que la force d'évolution couronnée par le joyau qu'est l'ADN humain.

À mesure que votre sentiment d'identité se développe, de plus en plus de limites, devenues inutiles, peuvent être délaissées. Puisque l'intégralité de la flore et de la faune terrestres provient de créatures unicellulaires, « vous » êtes un être gigantesque âgé de 3,5 milliards d'années. La séparation dans l'espace nous laisse à penser que nous sommes des individus. Et c'est vrai. Mais le continuum temporel à l'échelle cellulaire nous révèle une autre réalité : nous sommes un seul et unique être biologique. Nos qualités humaines – la conscience, l'intelligence, la créativité, l'envie d'aller plus loin – ont une même source universelle. Comme nous l'avons vu, les fondamentaux de la vie humaine sont présents dans chaque cellule du corps.

« Vous » semblez habiter un corps qui est un système de préservation de la vie d'une très grande fragilité. Mais malgré cette limite, vous avez là encore le choix de vous identifier à la partie ou au tout. Il n'y a aucun atome dans votre corps qui ne provienne de quelque chose qui ait été mangé, bu ou respiré, c'est-à-dire qui ne provienne de la substance de la planète. Que l'on parle du « vous » qui est en ce moment même assis à lire cette phrase ou du « vous » qui est en réalité un être gigantesque âgé de 3,5 milliards d'années, aucun des deux ne vit *sur* la planète : ils *sont* la planète. Votre corps vivant est le résultat de l'auto-organisation de la substance terrestre (minéraux, eau et air) qui a donné naissance à un nombre incalculable de formes de vie. La Terre joue au Scrabble et forme différents mots en associant les lettres génétiques. Certains mots, par exemple « homme », choisissent de se débrouiller seuls, en oubliant qui est le maître du jeu.

Si « vous » êtes un passe-temps, un loisir pour la planète, quelle sera sa prochaine envie ? Les jeux nécessitent beaucoup de répétition, mais il doit également y avoir de la nouveauté, avec des scores et des records à battre. « Vous » avez le choix de jouer sur plusieurs tableaux. À un niveau, la sonde Curiosity qui a été envoyée sur Mars peut être considérée comme un acte purement humain, une prouesse d'une grande complexité. Il a fallu que des ingénieurs et des scientifiques intelligents et compétents comprennent comment fabriquer un robot, l'envoyer dans un autre monde, le faire atterrir, et le programmer pour qu'il nous renvoie des informations. Mais une autre perspective s'offre à nous, tout aussi raisonnable, logique et scientifique : notre planète vivante part à la rencontre de sa voisine.

La Terre est patiente dans ses efforts. Tandis que « vous », obnubilé par votre identité séparée, étiez occupé à découvrir le feu, inventer l'agriculture, écrire des textes sacrés, faire la guerre, faire l'amour et concevoir d'autres stratagèmes de survie, la Terre avait peut-être déjà rêvé d'aller taper à la porte de sa voisine Mars (Rudy fait partie d'un groupe de travail qui a maintenant pour tâche de protéger les cerveaux des astronautes des radiations cosmiques lors du voyage pour Mars). Si cette image vous paraît fantaisiste, observez l'activité de votre cerveau. Vous êtes conscient que vous avez un but en tête quand vous marchez, parlez, travaillez et aimez. Mais il est indéniable que de nombreuses activités cérébrales sont inconscientes et que l'activité cérébrale globale est elle totalement inconnue. La Terre est un tout, votre cerveau est un tout. Par conséquent, il n'est pas fantaisiste de considérer que notre planète avance dans une direction cohérente et unifiée, à l'instar de notre cerveau, depuis notre naissance.

Ou, pour être concis, si vous (en tant que personne) avez un but, alors vous (en tant que vie sur Terre) avez un but. Peut-être même que la Terre, en tant que somme de différentes espèces, de même que nous sommes un ensemble de microbes et de cellules mammaliennes, a un but dans le système solaire, le système solaire dans la galaxie et la galaxie dans l'univers. Notre espèce a-t-elle une fonction spécifique sur Terre, dans sa position d'« être » au sein de l'univers ? Peut-être sommes-nous le système immunitaire de notre chère planète. Pourquoi ? Le seul prédateur naturel qui peut la réduire à l'état de rocher sans vie serait une comète ou un astéroïde géant. Nous sommes la seule espèce sur Terre à pouvoir prédire ce genre d'événement et à avoir une chance de le prévenir. Et, comme avec notre système immunitaire, nous en avons besoin, mais il peut également nous nuire quand il se dérègle, par exemple en cas d'inflammation ou de maladie auto-immune. Ces relations de la cellule à l'être humain, de l'être humain à la Terre et de la Terre à l'au-delà sont indissociables, bien que nous nous enorgueillissions de notre prétendue supériorité et de notre aptitude à nous percevoir comme des êtres parfaitement distincts de notre environnement.

Tout ne s'arrête pas au supergénome. Le travail se poursuit. Mais au moins, cela nous a reliés, « vous » et nous tous, au maillage de la vie dans son ensemble et de l'univers. Dans un monde idéal, cela suffirait à sauver la planète. En guérissant l'environnement, « vous » le préservez de la destruction. Jusque-là, les signes ne sont pas très prometteurs. Nous espérons, grâce à cet ouvrage, que le supergénome permettra à davantage de personnes de prendre la bonne direction et de faire preuve d'une attitude responsable à l'égard de notre génome et de la planète. Une chose est certaine : l'évolution humaine est influencée par le mental. Il ne reste plus qu'à décider quelle direction il prendra. Espérons que ce soit celle de la lumière.

Annexes

Nous avons exploré certaines découvertes scientifiques palpitantes en des termes généraux, accessibles aux non-initiés. Mais certains lecteurs s'intéresseront aux dessous de la génétique. Pour eux, voici maintenant des informations détaillées sur les mutations et les altérations épigénétiques, car celles-ci sont essentielles pour appréhender les progrès à venir. En particulier, nous voulons aborder une préoccupation récurrente : les « mauvais gènes » destinent-ils la personne à contracter des maladies spécifiques ? La réponse est loin d'être aussi simple. Mais les meilleurs indices dont nous disposons et qui établissent un rapport entre les gènes et les maladies complexes se fondent sur les données scientifiques que nous avons examinées. Le lien qui existe entre épigénétique et inflammation semble déboucher sur de nombreuses pistes. Ce pourrait être l'avancée médicale la plus palpitante depuis des décennies. Comme pour vos gènes, la question de l'inflammation est difficile à trancher. Car la science médicale ne fait que commencer à comprendre comment des mécanismes bénéfiques à l'organisme à de nombreux égards peuvent se retourner contre lui et causer d'importants dégâts.

Les annexes qui suivent sont consacrées à l'exploration de ces mystères.

Les pistes en génétique pour mieux cerner les maladies complexes

L'un des résultats faisant suite aux avancées de la technologie génétique permises par le projet Génome humain a été la découverte du séquençage de dernière génération, qui permet de déchiffrer d'énormes segments de génome dans un délai très court. On peut désormais examiner objectivement tout le génome humain d'un patient pour trouver les mutations qui sont à l'origine de son trouble. On a ensuite découvert, comme nous l'avons vu, que pour la plupart des maladies courantes ayant une composante génétique, seuls quelque 5 % des mutations génétiques associées à la maladie suffisent à la déclencher. Ces mutations « pleinement pénétrantes », une fois transmises de manière héréditaire, garantissent l'apparition de la maladie (on les appelle également « mutations génétiques mendéliennes », d'après le nom du fameux moine qui faisait pousser des petits pois, Gregor Mendel, le père de la génétique).

Les premiers gènes à l'origine de la maladie d'Alzheimer découverts par Rudy et d'autres chercheurs à la fin des années 1980 et 1990 contenaient ce genre de mutations. Cependant, dans 95 % des maladies héréditaires, des modifications dans l'ADN de nombreux gènes (variants) se combinent pour déterminer au final le risque de contracter la maladie, en ajoutant les habitudes liées au mode de vie et l'expérience. Ces variants d'ADN sont considérés comme des facteurs de risque génétique. Si certains augmentent ce risque, d'autres peuvent toutefois nous protéger de la maladie. Mais dans la majorité des cas, le résultat dépend du mode de vie et de l'exposition environnementale.

Pour un individu, découvrir la part exacte revenant à la génétique nécessite un travail de détective : il faut examiner de multiples variations génétiques en même temps et comparer les résultats aux antécédents familiaux, aux circonstances de vie et à l'exposition environnementale du patient. Ainsi, malgré la formidable réussite obtenue par les chasseurs de gènes, tels que Rudy et son équipe, dans de nombreux troubles (par exemple, la schizophrénie, l'obésité, le trouble bipolaire et le cancer du sein), les variants géniques associés à la maladie représentent jusqu'à aujourd'hui moins de 20% du risque sous-jacent de variance.

Dans la plupart des maladies complexes, on a aujourd'hui pris conscience qu'il y a un mélange d'inné et d'acquis, au sein duquel l'influence des facteurs épigénétiques joue un rôle majeur. Les mécanismes épigénétiques ont déjà été associés à de nombreuses maladies, y compris aux troubles de l'enfance que sont le syndrome de Rett, le syndrome de Prader-Willi et le syndrome d'Angelman. Dans certains cas, l'activité génétique est directement interrompue par la méthylation des bases d'ADN dans le gène. Dans d'autres cas, des modifications chimiques (méthylation et acétylation) se produisent dans les protéines d'histone qui se fixent sur l'ADN pour désactiver le gène.

Mais les choses se sont encore plus compliquées. Maintenant que l'on peut séquencer des génomes entiers, on découvre que chacun d'entre nous est porteur d'un maximum de 300 mutations entraînant la perte de fonction de gènes spécifiques, ainsi que d'un maximum de 100 variants associés au risque de contracter certaines maladies. De plus, certaines mutations et certains variants d'ADN ayant une influence sur ce risque n'étaient pas présents dans les génomes de nos parents, mais sont apparus dans le sperme ou dans l'ovule. On dit que ce sont des mutations *de novo*, ou néomutations. Il peut y avoir des néomutations dans le sperme et l'ovule qui fusionnent pour former l'embryon. Ce genre de mutation se produit 1,2 fois tous les 100 millions de bases dans les deux ensembles de 3 milliards de bases d'ADN que vous ont transmis vos parents.

Cela signifie que dans votre génome, vous avez environ 72 néomutations absentes des génomes de vos parents. (Le taux réel de néomutations dépend essentiellement de l'âge du père au moment de la conception du bébé. Toutes les seize années après l'âge de 30 ans, le nombre de mutations dans le sperme paternel double. Il a été prouvé que cela contribue à augmenter le risque de contracter certaines maladies telles que l'autisme.)

Outre les variants nucléotidiques, il y a en vous de grandes duplications, suppressions, inversions et restructurations d'un maximum de plusieurs millions de bases d'ADN ; on parle de variants structuraux. Comme les variants nucléotidiques, les perturbations structurelles de l'ADN peuvent soit avoir été transmises par vos parents, soit être des néomutations. Dans la maladie d'Alzheimer, une duplication du gène APP (protéine précurseur de l'amyloïde), le premier gène lié à cette maladie qui ait été découvert, provoque inéluctablement une démence à début précoce (avant 60 ans).

Les variants structuraux et nucléotidiques peuvent être découverts grâce au séquençage de dernière génération de l'ADN. Mais dans une autre forme d'analyse génétique, l'expression (ou activité) génique peut être évaluée dans tout le génome. On parle d'analyse du transcriptome. Quand un gène fabrique une protéine, il produit d'abord une transcription de l'ARN qui servira de modèle pour la synthèse de la protéine. On peut avoir recours à l'analyse du transcriptome dans le cadre de tests portant sur la régulation épigénétique des gènes, puisqu'elle fournit des informations sur l'activité génique, et non sur la séquence de l'ADN.

On a donc à notre disposition des outils efficaces qui nous permettent aujourd'hui de décrypter la plupart des maladies complexes ayant une composante génétique. Le fait est que la progression des maladies complexes se fait par l'intermédiaire d'une série d'étapes reliées entre elles. Au quotidien, quand vous attrapez un rhume, vous remarquez d'abord un symptôme léger tel que des picotements dans la gorge et à moins de traiter le rhume dès le début (en prenant par exemple des comprimés de zinc), vous savez par expérience qu'il s'ensuivra une série de symptômes. Il existe un phénomène similaire dans la génétique. Les études ayant recours à la fois à l'analyse du transcriptome et au séquençage intégral du génome permettent de réaliser une « analyse des voies critiques », qui s'intéresse simultanément à plusieurs gènes associés à une maladie. Grâce aux informations obtenues, on cherche à comprendre les mécanismes pathologiques qui déclenchent et font progresser la maladie. Des voies biologiques spécifiques, par exemple la guérison de blessures ou l'inflammation, influencent le risque de contracter une maladie. L'analyse des voies critiques permet également de trouver d'autres gènes intéressants pouvant être impliqués dans la maladie, en s'appuyant sur les voies biologiques concernées. Par exemple, dans les études faites par Rudy sur la maladie d'Alzheimer, les analyses des voies critiques portant sur les gènes à risque que lui-même et d'autres scientifiques ont découverts ont mis en évidence le rôle majeur joué par le système immunitaire et l'inflammation. Dans le cas des maladies humaines, qu'il s'agisse du cancer, du diabète, des maladies cardiaques ou de la maladie d'Alzheimer, pour n'en nommer que quelques-unes, l'inflammation est presque toujours le facteur qui anéantit le patient. Si l'on voulait trouver le changement épigénétique qui joue le plus grand rôle dans la modulation d'un processus biologique, ce serait probablement l'inflammation.

Le diabète de type 2

Près de 400 millions de personnes de par le monde souffrent du diabète de type 2 (DT2), chiffre qui devrait aisément franchir la barre des 500 millions dans les vingt années à venir. Chez les patients atteints de cette maladie, le taux de glycémie est élevé, ce qui est le cas notamment lorsqu'on arrive à un certain âge ; ce dérèglement est la conséquence de problèmes génétiques et liés au mode de vie, notamment en matière de choix alimentaires. L'obésité est d'ailleurs un facteur de risque majeur. On voit souvent des « familles de diabétiques » et même si cela devrait normalement nécessiter des mutations génétiques familiales, il est également un fait que les membres de la famille ont tendance à manger ensemble, à avoir la même alimentation et à partager probablement des habitudes alimentaires similaires.

La question du risque est devenue plus précise, mais pas nécessairement plus simple. Dans le cas du DT2, on sait déjà que des dizaines de gènes sont associées au risque de contracter la maladie à l'âge adulte (il n'est pas étonnant que nombre de ces gènes aient également été associés à l'obésité et à une modification du taux de glycémie). Cependant, la plupart des variants d'ADN présents dans les gènes impliqués n'ont qu'une influence mineure sur le risque permanent de contracter la maladie. C'est probablement le mode de vie qui est essentiellement à mettre en cause, ce qui indique, comme vous le savez, que l'épigénétique est probablement à l'œuvre. Certaines des preuves les plus solides qui en attestent proviennent d'une découverte majeure : l'alimentation d'une personne pendant son enfance détermine plus tard le risque permanent de contracter le diabète et une maladie cardiaque. Par exemple, les Indiens Pima d'Arizona sont gravement touchés par le DT2 et l'obésité. Si une mère Pima souffre de DT2 pendant sa grossesse, ses enfants ont de fortes chances d'être atteints de DT2 et d'obésité.

La science émergente qui met en évidence les liens entre l'épigénétique et les maladies complexes progresse à une allure frénétique. Il existe aujourd'hui des technologies génétiques à base de puces permettant de fouiller un demi-million de sites dans le génome afin de découvrir où la méthylation désactive n'importe lequel de nos 23 000 gènes. Ces sites peuvent être examinés dans l'idée de détecter des maladies spécifiques telles que le diabète et de savoir exactement quels gènes sont modifiés. Ces études d'association « panépigénomiques » sont maintenant effectuées partout dans le monde pour les troubles les plus fréquents. Dans le cas du DT2, certaines des plus grandes modifications épigénétiques ont été trouvées à proximité d'un gène appelé FTO, lié à l'obésité et à l'indice de masse corporelle (qui mesure la corpulence).

Un autre facteur contribuant au risque de contracter le diabète est le poids à la naissance. Il s'avère que ce risque est le plus élevé chez les bébés dont le poids de naissance est soit faible, soit élevé. Les effets épigénétiques sur le génome des bébés dont le poids de naissance est faible peuvent commencer dans l'utérus. Quant au bébé dont le poids de naissance est élevé, le problème semble être l'exposition au diabète maternel lors de la grossesse. Dans l'ensemble, le risque de contracter le DT2 est presque certainement lié à plusieurs facteurs en interaction : plusieurs gènes, le mode de vie et l'épigénétique. Il est probable que le même modèle s'applique aux maladies les plus complexes, qui vont des troubles métaboliques aux dépendances et aux psychoses.

La maladie d'Alzheimer

Un champ d'études qui est depuis longtemps cher à Rudy est la maladie d'Alzheimer. En 2015, une analyse exhaustive du rôle de l'épigénétique sur la maladie d'Alzheimer, publiée dans la revue *Nature*, a permis d'obtenir des résultats frappants. Des chercheurs du Massachusetts Institute of Technology (MIT) ont étudié des souris porteuses d'un gène humain provoquant une neurodégénérescence. Ce phénomène de mort des cellules nerveuses est similaire à ce qui se produit dans le cerveau du patient au cours des ultimes stades de la maladie d'Alzheimer : il n'est plus lui-même.

Au fur et à mesure que les cellules nerveuses commençaient à mourir dans les cerveaux des souris, les scientifiques cherchaient des changements parallèles dans l'épigénome. Pendant que cette neurodégénérescence prenait rapidement le contrôle du cerveau, on a découvert que des gènes appartenant à deux catégories majeures portaient des marques épigénétiques. Il y avait notamment des gènes associés à la neuroplasticité et à la restructuration des réseaux neuronaux — élément crucial pour la régénération cérébrale —, ainsi que des gènes associés au système immunitaire cérébral. Ce dernier utilise l'inflammation pour protéger le cerveau, souvent aux dépens des cellules nerveuses, qui meurent lorsque l'inflammation est effrénée.

Dans ce dernier cas, des cellules appelées « microglies », qui s'occupent normalement de soutenir les cellules nerveuses et de faire du nettoyage, perçoivent le massacre en cours et supposent, à tort, que le cerveau est attaqué par des bactéries ou des virus. Par conséquent, les cellules microgliales surexcitées se mettent à lâcher des radicaux libres (molécules à base d'oxygène) pour tuer les intrus. Mais cela entraîne la mort de nombreuses cellules nerveuses, sorte de dommages collatéraux liés à la bataille.

Cette équipe du MIT a ensuite comparé la signature épigénomique des cerveaux des souris génétiquement modifiées et celle des cerveaux autopsiés de patients ayant succombé à la maladie d'Alzheimer. D'étranges correspondances ont été observées (ces découvertes ont plus tard été étendues aux marques épigénétiques chez des patients atteints de la maladie, mais toujours en vie). À partir de 2008, le groupe de Rudy et d'autres équipes ont trouvé de plus en plus de gènes associés à la maladie d'Alzheimer qui jouaient un rôle dans le système immunitaire cérébral et qui portaient des mutations prédisposant à l'inflammation. Quand les résultats du projet Génome mis en œuvre par l'équipe de Rudy dans l'étude de la maladie d'Alzheimer ont été comparés aux données obtenues par l'équipe du MIT, le message était on ne peut plus clair : la maladie d'Alzheimer est essentiellement une pathologie immunitaire ayant pour origine un mélange de mutations de gènes immunitaires et de problématiques liées au mode de vie, aboutissant à des altérations épigénétiques de ces mêmes gènes immunitaires.

Un tout nouveau paradigme portant sur la cause et la progression de la maladie d'Alzheimer était né. L'équipe de Rudy et d'autres essaient toujours de comprendre comment « calmer » le système immunitaire cérébral pour prévenir et traiter la maladie. Il ne fait aucun doute que les réponses qui seront trouvées seront liées à l'organisation des gènes immunitaires pour faire face à la neurodégénérescence dans le cerveau.

Sommeil et maladie d'Alzheimer

Nous voudrions évoquer l'étonnante succession d'éléments qui a permis de résoudre l'un des grands mystères sous-tendant la maladie d'Alzheimer. Le sommeil faisait partie des pistes principales. Des perturbations dans le cycle sommeil/veille ont été associées à de nombreuses maladies neurologiques et psychiatriques, dont la maladie d'Alzheimer. La science commence à très bien comprendre le rapport qui existe entre cette maladie et le sommeil. On sait aujourd'hui que cette maladie est due à l'origine à une accumulation excessive dans le cerveau d'une petite protéine appelée « bêta-amyloïde », ce qui n'a pas toujours été évident. À l'époque où Rudy faisait ses études, au milieu des années 1980, lui et d'autres scientifiques avaient maintenu que la maladie d'Alzheimer était déclenchée par des dépôts d'amyloïde dans le cerveau. En 1986, Rudy et d'autres chercheurs ont découvert le gène APP (premier gène en lien avec la maladie Alzheimer à être découvert) produisant la bêta-amyloïde et vingt-huit ans plus tard, lui et ses collègues ont mis au point le premier modèle de maladie d'Alzheimer en laboratoire, dans une boîte de Petri, en cultivant des cellules nerveuses cérébrales dans un environnement artificiel similaire à un cerveau. Au cours de cette étude, Rudy et ses collègues, Doo Yeon Kim, Se Hoon Choi et Dora Kovacs ont pu pour la première fois reproduire totalement les plaques séniles (ou plaques amyloïdes) et les enchevêtrements, situés à l'intérieur des cellules nerveuses, qui intoxiquent le cerveau des patients atteints de la maladie d'Alzheimer. En 2015, cette étude a valu à l'équipe un prix très prestigieux, le Smithsonian American Ingenuity Award.

La création de l'« Alzheimer en boîte » (*Alzheimer-in-a-dish*, surnom donné par le *New York Times* lorsque ce journal a fait un reportage sur l'article scientifique paru dans la revue *Nature* pour annoncer la découverte), a mis fin à un débat de trente années[5]. Ce débat, le plus important autour de la maladie d'Alzheimer, tournait autour d'une

5. L'étude ayant permis de créer l'« Alzheimer en boîte » a été financée par une fondation très novatrice, Cure Alzheimer's Fund.

question : les quantités excessives d'amyloïde à l'extérieur des cellules cérébrales affectées sont-elles la véritable cause de la formation d'enchevêtrements à l'intérieur des cellules, provoquant leur mort (les enchevêtrements sont une accumulation anormale de protéines à l'intérieur d'une cellule cérébrale ; c'est un marqueur fondamental de la maladie d'Alzheimer) ? Cette nouvelle étude a fourni des preuves pour la première fois convaincantes que la bêta-amyloïde peut déclencher la maladie qui provoquera la mort des cellules nerveuses et la démence d'Alzheimer.

La maladie d'Alzheimer est la cause la plus fréquente de démence chez les personnes âgées. Par ailleurs, les malades souffrent fréquemment d'importants problèmes de sommeil. Autrefois, ces perturbations du sommeil étaient considérées comme de simples conséquences de la maladie, mais aujourd'hui, on sait qu'elles interviennent en début de maladie et qu'elles pourraient en réalité contribuer à son déclenchement. De très nombreux éléments indiquent que le cycle sommeil/veille est étroitement lié à la production de bêta-amyloïde dans le cerveau des humains et des souris atteints de la maladie d'Alzheimer. Comme cela a été démontré par un collègue de Rudy, David Holtzman, de l'université Washington à Saint-Louis, le cerveau produit de l'amyloïde en plus grande quantité quand nous sommes réveillés et que les cellules nerveuses sont plus actives. La nuit, notamment lors du sommeil profond (sommeil à ondes lentes), la production d'amyloïde ralentit fortement. D'autres éléments intéressants se produisent dans le cerveau au cours du sommeil profond. Premièrement, certains scientifiques croient que lors de cette phase du sommeil, la mémoire à court terme est consolidée en mémoire à long terme, comme si vous transfériez des données depuis votre clé USB vers votre disque dur. Deuxièmement, concernant la maladie d'Alzheimer, non seulement la production de bêta-amyloïde diminue lors du sommeil profond, mais en plus, c'est également la période où le cerveau se nettoie littéralement. Il produit davantage de fluide autour des cellules cérébrales, qui sert à évacuer tous les métabolites et débris protéiniques tels que la bêta-amyloïde. Ce système d'élimination des déchets est appelé « système glymphatique », dont la fonction est similaire à celle du système lymphatique dans l'organisme, à l'exception que le premier emploie les cellules gliales du cerveau et le deuxième les lymphocytes. Ainsi, non seulement la formation de bêta-amyloïde diminue et vous laisse tranquille quand l'activité des cellules nerveuses ralentit en période de sommeil profond, mais en plus, votre cerveau s'en débarrasse. Cependant, les êtres humains ou les souris privés de sommeil — un facteur de stress majeur — produisent beaucoup plus de bêta-amyloïde et sont davantage touchés par des lésions des cellules nerveuses et même par la formation d'enchevêtrements. Étant donné que la bêta-amyloïde et les enchevêtrements sont à l'origine de la mort des cellules nerveuses dans la maladie Alzheimer, on dispose aujourd'hui d'une raison supplémentaire pour dormir huit heures par nuit et ainsi éviter de stresser l'organisme en le privant de sommeil. Un bon sommeil est un moyen prometteur de potentiellement diminuer votre risque de contracter la maladie d'Alzheimer. Il est également possible qu'une amélioration de la qualité et de la durée du sommeil chez les patients atteints de cette maladie les aide. Si l'on ne comprend pas encore exactement comment le sommeil permet un nettoyage cérébral au niveau des gènes, il n'en demeure pas moins que bien dormir contribue à réduire l'anxiété provoquée par cette maladie terrible.

Le cancer du sein

Une autre maladie dont les facteurs de risque sont complexes est le cancer du sein. Des chercheurs de l'University College London ont permis d'en savoir beaucoup plus sur la signature épigénétique du cancer du sein, en étudiant des femmes en bonne santé ayant plus tard contracté un cancer du sein, avec ou sans présence d'une mutation dans le gène BRCA1. Les mutations de ce gène sont responsables d'environ 10% des cancers du sein ; pour les 90% restants, le mystère n'a pas encore été éclairci. Une question se pose : quelle est la part de « l'hérédité manquante » dans l'épigénétique ? Il s'est avéré que les altérations épigénétiques étaient très similaires dans les deux groupes de femmes ; en d'autres termes, ces altérations ne dépendaient pas d'une transmission héréditaire de la mutation du gène BRCA1. La découverte de la signature épigénétique de la maladie permettra à terme de prédire avant l'apparition de la maladie quelles femmes pourraient être touchées, une avancée majeure si l'on considère que chaque année 250000 femmes contractent la maladie et que 40000 en meurent[6].

Le fait que l'épigénétique ait un effet apparemment aussi important en matière de risque signifie que l'on doit prendre sérieusement en considération les changements de vie, à commencer par l'alimentation. Parmi les nutriments et compléments dont on a confirmé qu'ils contribuent à réduire le risque de développer le cancer du sein, on trouve l'aspirine, le café, le thé vert et la vitamine D.

Au sujet de l'aspirine, les meilleures données dont on dispose proviennent d'une étude sur trente ans qui a permis de suivre 130000 personnes. Les personnes qui prenaient régulièrement de l'aspirine (au moins deux cachets de 325 mg par semaine) avaient 20% de cancer gastro-intestinal et 25% de cancer colorectal en moins. Les résultats obtenus pour ces cancers spécifiques ne s'appliquent pas à tous les cancers et il a fallu seize années de prise d'aspirine pour bénéficier de cet avantage. Quand les personnes cessaient de prendre de l'aspirine pendant trois ou quatre ans, cet avantage disparaissait. D'après ce que l'on sait, la raison pour laquelle l'aspirine est efficace contre le cancer est liée à son effet anti-inflammatoire (ce n'est pas une surprise) et à son aptitude apparente à diminuer la production de cellules cancéreuses.

Les maladies cardiaques

Pour les maladies cardiaques, on sait là aussi que ce sont les mutations génétiques et le mode de vie qui déterminent le risque, mais comme pour le diabète et le cancer du sein, les modifications épigénétiques

6. Chiffres concernant les États-Unis. En France, ce sont environ 50000 femmes par an qui sont dépistées et 10000 qui décèdent (NdT).

(méthylation) désactivant certains gènes jouent également un rôle. Au cours d'une étude, on a trouvé que la quantité de triglycérides et de cholestérol VLDL (cholestérol des lipoprotéines de très faible densité), qui sont deux lipides sanguins, était liée à la méthylation d'un gène appelé « carnitine palmitoyltransférase 1A » (CPT1A). Ce gène fabrique une enzyme nécessaire pour décomposer les graisses. Quand il est désactivé par des mécanismes épigénétiques, au lieu que les acides gras de l'organisme soient convertis en énergie, ils restent dans le sang et augmentent le risque de contracter une maladie cardiaque. La méthylation du gène CPT1A est affectée par l'alimentation, l'alcool et le tabagisme.

L'alcool et les gènes

Même la dépendance à l'alcool est affectée par les événements épigénétiques. L'alcoolisme représente un lourd tribut à payer pour les personnes qui en sont atteintes, ainsi que pour leurs familles : il représente un décès sur trente à l'échelle mondiale. Les gènes les mieux connus qui sont associés à l'alcoolisme sont l'alcool-déshydrogénase (ADH) et l'aldéhyde-déshydrogénase (ALDH). Tous deux fabriquent des enzymes qui décomposent l'alcool dans l'organisme. Mais les variations de ces gènes n'expliquent qu'en partie la transmissibilité héréditaire de l'alcoolisme. « L'hérédité manquante » est probablement liée aux changements épigénétiques, eux-mêmes associés aux centres cérébraux du plaisir, qui sont la source de la sensation agréable que l'on éprouve quand on prend un verre.

Aujourd'hui, on sait que ces centres du plaisir subissent en réalité des modifications de leur activité génétique à la suite de l'absorption d'alcool. Cela signifie que selon la personne, la réaction à la consommation d'alcool sera différente et variera en fonction de ses activités génétiques. Chez les buveurs invétérés, un acide aminé appelé « homocystéine » augmente et finit par entraîner des changements par méthylation qui désactivent des gènes spécifiques. Ce genre d'activité génétique peut déclencher un cercle vicieux modifiant la réaction au plaisir et à la douleur, ce qui a pour effet de diminuer le plaisir associé à une envie d'alcool toujours plus forte.

Les maladies mentales

Des modifications épigénétiques peuvent également être associées à des troubles psychiatriques tels que la schizophrénie et le trouble bipolaire. Jusqu'à maintenant, les tentatives de découverte de mutations génétiques héréditaires provoquant ces maladies n'ont rencontré qu'un succès mitigé. L'impasse dans laquelle les scientifiques se trouvent laisse une nouvelle fois suggérer que l'épigénétique pourrait jouer un rôle significatif pour résoudre l'énigme de l'hérédité manquante et souligner le rôle du mode de vie. De plus en plus d'éléments montrent que la schizophrénie et le trouble bipolaire ne seraient pas automatiques, c'est-à-dire uniquement dépendants de mutations génétiques héréditaires.

Au niveau du mode de vie, on pointe du doigt l'alimentation, les toxines chimiques et l'éducation de l'enfant, qui créent des modifications épigénétiques. Le mode de vie d'un patient peut déterminer l'apparition de marques épigénétiques dès la naissance, mais les études sur les souris suggèrent que d'autres marques épigénétiques pourraient être héréditaires et être le résultat du mode de vie des parents ou même des grands-parents. (Veuillez noter que nous ne portons pas d'accusations. Les découvertes épigénétiques sur les maladies mentales sont tout à fait provisoires et incomplètes. Nul n'a encore établi de lien direct entre A et B, c'est-à-dire entre un quelconque choix de vie et l'apparition d'un trouble mental.)

Des études panépigénomiques portant sur la schizophrénie et le trouble bipolaire ont révélé la présence de marques épigénétiques sur certains gènes prévisibles, par exemple ceux jouant un rôle dans la production de certaines substances neurochimiques préalablement associées à la psychose. Mais d'autres sont moins prévisibles. Par exemple, des gènes clés nécessaires à l'immunité ont été mis en cause dans la schizophrénie et le trouble bipolaire, ce qui suggère que le système immunitaire pourrait être lié d'une manière ou d'une autre à une sensibilité à ces maladies. Bien sûr, ici comme dans d'autres cas de signatures épigénétiques associées à un risque, la causalité est problématique. Comment savoir si les marques épigénétiques sont apparues avant le début de la maladie (cause) ou à la suite de la maladie (effet)? Pour l'instant, on peut dire sans se tromper que les études épigénomiques portant sur des maladies spécifiques deviendront précieuses dans chaque aspect de la prévention et du traitement des maladies complexes, y compris dans l'optique de la découverte potentielle d'un remède ultime.

En fait, nous sommes très optimistes quant à la direction que prend la génétique, mais en même temps, nous sommes réalistes. Il reste un fossé important entre le visible et l'invisible. Nos vies dépendent de ces deux aspects, fait qui ne peut être ignoré. À travers un microscope, un biologiste cellulaire peut assister à des myriades de changements au niveau du fonctionnement de la cellule; pourtant, la composante la plus cruciale, à savoir l'expérience qui est à l'origine de ces changements, ne peut être observée. L'immatériel joue son rôle à chaque seconde de notre existence et nous pensons que c'est la raison principale pour laquelle la génétique ne doit pas s'arrêter au matérialisme et à la notion de hasard.

Un changement de perspective aussi radical devra être étayé par des données. Mais il est bien plus important de formuler les idées auxquelles devront correspondre ces données. Tel a été notre objectif dans cet ouvrage et nous avons fait des pas de géant dans cette direction. Vous en savez maintenant davantage sur la nature dynamique de votre génome que les généticiens il y a vingt ou trente ans. Mais l'essentiel est d'appliquer ces connaissances pour optimiser votre activité génétique. Avant d'en arriver là, il nous faut vous présenter des informations supplémentaires sur la génétique, provenant d'une source très surprenante que nul n'avait anticipée.

Le grand paradoxe de l'ADN

L'épigénétique est un sujet complexe et tout au long de ce livre, vous avez compris le concept principal : l'expression génique est activée, désactivée ou modulée en fonction des choix que vous faites au quotidien et des expériences qui en découlent et qui façonnent votre être. Ces actions sur les gènes, pouvant se traduire par des milliers de milliards de combinaisons différentes, représentent la manière dont les expériences que vous vivez au quotidien sont transmises aux cellules de votre corps. Mais immédiatement se pose un problème troublant. Pourquoi certaines expériences sont-elles tellement nocives pour le corps ? Pourquoi l'ADN n'a-t-il pas été conçu uniquement pour préserver la vie ?

Tel est le grand paradoxe de l'ADN. Ce qui nous amène à la prochaine étape de notre récit. L'ADN rend la vie possible, mais en même temps, il a le potentiel d'agir de manière désastreuse, destructrice. L'ADN est telle une bombe qui saurait se désamorcer, mais aussi provoquer sa propre explosion. Quelle option va-t-il choisir ? Pourquoi le code de la vie devrait-il être employé pour créer la mort ? Nous sommes au cœur du paradoxe. En chacun d'entre nous, il y a des gènes qui développent le cancer (proto-oncogènes) et des gènes opposés qui combattent cette même maladie (gènes suppresseurs de tumeurs). Cela paraît inexplicable, jusqu'au moment où l'on prend conscience que l'ADN reflète chaque aspect de l'existence.

Au lieu de prendre parti, l'ADN reste impartial et englobe toutes les possibilités. Un virus ou une bactérie pouvant vous rendre malade a une signature génétique propre, qu'il cherche à tout prix à maintenir intacte, ainsi que les cellules immunitaires de votre corps qui combattent les virus et bactéries. Quand de nouvelles cellules naissent, elles héritent d'un modèle génétique programmant leur mort. En effet, l'ADN met en scène une pièce de théâtre dans laquelle il joue le rôle du gentil et du méchant, du bourreau et de la victime, du sauveur et du destructeur.

Tout le défi consiste à faire des choix qui activent l'aspect bénéfique de l'ADN. Vous avez pu voir que nous avons avancé à grands pas dans cette direction. Vous avez commencé à percevoir la vie en adoptant le point de vue cellulaire. Une cellule capte son environnement et procède aux adaptations les plus appropriées pour favoriser sa survie. Mais elle s'emploie à atteindre ce même but en utilisant le moins d'énergie possible pour préserver un équilibre et ainsi être utile aux cellules avoisinantes et à tout l'organisme. À défaut, des maladies telles que le cancer ou autres pourraient apparaître et potentiellement tuer la cellule et son hôte. Par conséquent, chaque cellule sait exactement et naturellement quoi faire dans toutes les situations et travailler en harmonie parfaite avec ses gènes. Nous espérons que nous autres êtres humains sauront agir de même.

Les dernières recherches portant sur un grand nombre de pathologies, dont les maladies cardiaques, l'autisme, la schizophrénie, l'obésité et la maladie d'Alzheimer, suggèrent qu'à chaque maladie correspondent des indicateurs révélant ce qui s'est passé depuis des décennies dans la vie d'une personne, et pouvant même remonter à sa tendre enfance. Cette découverte est surprenante, parce qu'elle va à l'encontre de notre compréhension traditionnelle de la manière dont on tombe malade. Nous avons tendance à croire qu'une maladie qui s'installe suit le même schéma qu'un rhume classique. Vous êtes assis dans un avion à côté d'une personne qui éternue et tousse. Trois jours plus tard, vous avez attrapé son rhume. La causalité est simple et le point de départ de l'infection défini.

De nombreuses maladies aiguës suivent effectivement ce schéma, mais il s'avère que ce n'est pas le cas des maladies chroniques, qui sont la principale cause de mortalité dans notre société moderne. Comment organiser un programme de prévention des décennies avant l'apparition des symptômes? On a eu un exemple stupéfiant de ce dilemme lors de la guerre de Corée, lorsqu'il a fallu procéder à des autopsies de jeunes soldats morts au combat. On a découvert dans les artères coronaires d'hommes âgés d'à peine plus de 20 ans la présence des plaques adipeuses qui sont la cause principale des crises cardiaques. Comment se faisait-il que des hommes si jeunes pussent avoir autant de plaques, qui étaient souvent tellement importantes qu'on pouvait craindre un infarctus imminent? Il n'y a pas de réponse médicale et aujourd'hui encore, on ne sait pas encore exactement comment apparaît la plaque d'athérome. Phénomène tout aussi surprenant, pourquoi ces hommes n'ont-ils pas eu d'infarctus jeune, puisque l'apparition de ce genre de crise cardiaque précoce se fait typiquement vers l'âge de 40 ans? À défaut de réponse satisfaisante, on disposait d'une piste découverte dans les années 1950: les maladies chroniques apparaissent de nombreuses années avant la survenue des symptômes et n'ont pas de début défini, sauf au niveau microscopique.

Ce mystère est malgré tout porteur de grands espoirs. Ces indicateurs précoces représentent la meilleure chance de prévention et de traitement des maladies chroniques, car à chaque fois que le corps connaît un déséquilibre, plus il est détecté tôt, plus il est facile à traiter. Des millions de personnes suivent ce principe en prenant des comprimés de zinc au premier signe de rhume ou de l'aspirine à la première indication de l'apparition d'un mal de tête. Ce même principe peut être appliqué plus en amont, raison pour laquelle les vaccins sont efficaces. Ils confèrent à l'avance à l'organisme des défenses immunitaires contre la polio, la rougeole ou la grippe de l'année en cours, avant même que la maladie ait eu la possibilité de se développer.

En effet, un vaccin apprend quelque chose de nouveau à l'intelligence du corps. Cette dernière écoute (les gènes réagissent d'une nouvelle manière) et tire les leçons de cette nouvelle expérience. « Voilà à quoi ressemble la rougeole. Prépare-toi. » Il n'y aura jamais de vaccin universel contre toutes les maladies humaines (de plus, les vaccins actuels connaissent des problèmes et font l'objet de critiques). Au lieu de cela, nous proposons un nouveau modèle de prise en charge individuelle, au cœur duquel se trouve une manière révolutionnaire de communiquer avec vos gènes.

Cette nouvelle façon de penser est en phase avec toutes les tendances avant-gardistes de la médecine, mais le grand public n'a pas encore intégré que le changement sera radical. Nous sommes à l'aube d'une nouvelle ère dans le domaine du bien-être, où nous considérerons l'intelligence du corps comme notre allié le plus fiable.

Pour montrer pourquoi il est urgent d'adopter cette approche, penchons-nous maintenant sur une maladie qui suscite la crainte afin d'aborder la notion de bien-être de manière beaucoup plus large et optimiste. Il s'agit du cancer du poumon. Cette pathologie fait l'objet de vives confrontations, opposant d'un côté le tabagisme et de l'autre côté la prévention. La situation est on ne peut plus claire. Le cancer du poumon est celui qui tue le plus d'hommes et de femmes, au point qu'il surpasse les trois cancers suivants cumulés (sein, côlon et pancréas). La plupart des gens sont surpris d'apprendre que déjà en 1987, le cancer du poumon devançait le cancer du sein et était le cancer le plus mortel chez les femmes.

Cette maladie serait rare si le tabagisme n'existait pas. En 1900, avant que le tabagisme ne se répande à grande échelle, les cas de cancer du poumon étaient si exceptionnels qu'il était possible qu'un médecin généraliste n'ait qu'une connaissance livresque de cette maladie. Aujourd'hui, avec l'augmentation dramatique du tabagisme, les cancers du poumon liés au tabac représentent 90 % des cas et quand une personne cesse de fumer, le risque décroît d'année en année, même s'il n'est jamais nul.

Telles sont les statistiques (fournie par l'American Lung Association) et depuis que le ministre de la Santé américain a forcé en 1964 l'industrie du tabac à imprimer un avertissement sur chaque paquet de cigarettes, on a une politique claire et indéniable de prévention (l'augmentation du cancer des poumons chez les femmes étant liée au fait que, malheureusement, davantage de femmes choisissent aujourd'hui de commencer à fumer).

Mais c'est là que l'écart se creuse entre bien-être et bien-être radical : le fait est que tous les fumeurs ne contractent pas un cancer du poumon. Pourquoi ? Il est pratiquement garanti que les pathogènes contenus dans la fumée du tabac endommageront les tissus pulmonaires. Une multitude de problèmes respiratoires, dont l'emphysème et l'asthme, menacent les gros fumeurs. Pourtant, regardez les statistiques suivantes fournies par le site http://lungcancer.about.com.

Dans une étude européenne menée en 2006, le risque de contracter un cancer du poumon était :

- de 0,2% pour les hommes n'ayant jamais fumé (0,4% pour les femmes) ;
- de 5,5% pour les hommes ayant arrêté de fumer (2,6% pour les femmes) ;
- de 15,9% pour les fumeurs masculins (9,5% pour les femmes) ;
- de 24,4% pour les « gros fumeurs » masculins, c'est-à-dire les personnes fumant plus de cinq cigarettes par jour (18,5% pour les femmes).

Une étude canadienne antérieure estimait le risque permanent chez les hommes qui fument à 17,2% (11,6% pour les femmes), contre 1,3% pour les hommes ne fumant pas (1,4% pour les femmes).

Un scénario se dégage : si vous ne fumez pas, vous avez très peu de chances de développer un cancer du poumon. Par contre, à partir du moment où vous commencez à fumer, vos chances augmentent rapidement. Cependant, si vous faites partie de la catégorie la plus à risque, à savoir les « gros fumeurs », vous avez 75% de chances de ne pas contracter cette maladie.

Nous sommes loin de vous suggérer de tenter votre chance et de commencer à fumer. Notre idée est en réalité de vous emmener dans une direction très différente et inattendue. Pourquoi certains fumeurs s'en sortent-ils ? Telle est la question à 1 million d'euros à laquelle vous aurez du mal à trouver une réponse dans les statistiques. Vous, moi et tout un chacun avons envie de savoir ce qui nous attend. Le cancer du poumon n'est qu'un exemple terrible parmi d'autres. Les statistiques propres à chaque maladie renvoient à toutes les personnes qui y échappent. « Comment faire partie de cette catégorie-là ? » Telle est la question qui se pose naturellement.

La réponse se trouve dans la génétique, mais elle va bien au-delà du simple cliché selon lequel certaines personnes auraient de bons gènes et d'autre de mauvais gènes. Imaginez la fumée de tabac qui rentre dans les poumons de deux personnes. Les substances chimiques toxiques qui se trouvent dans la fumée sont les mêmes pour toutes les deux ; elles absorbent des carcinogènes. Quand la fumée atteint la paroi extérieure des tissus pulmonaires, il y a forcément des dégâts, mais pas forcément de la même manière et de la même ampleur.

Les cellules sont très résistantes et font constamment des choix. Au fil des millions d'années d'évolution, un choix se distingue : les cellules résistent à toute menace à leur survie. Il y a en particulier une menace majeure, qui s'applique à la fumée de tabac : des variants nuisibles qui apparaissent dans les gènes et qu'on appelle « mutations pathogènes ». Les toxines contenues dans la fumée de tabac peuvent entraîner une mutation soudaine pouvant déclencher un mauvais fonctionnement cellulaire. Mais l'ADN sait se réguler, se réparer et a pour norme de détruire les mutations nocives. Il existe certes des limites aux capacités de guérison d'une cellule, mais quoi qu'il en soit, il n'est pas facile de l'empoisonner à mort. Lorsqu'un individu est suffisamment exposé aux toxines contenues dans le tabac, il est inévitable que les défenses immunitaires de ses cellules rencontrent des difficultés et au cas où les dommages sont suffisamment importants et d'une nature spécifique, c'est la catastrophe. La cellule oublie comment se diviser normalement. Et une cellule qui se divise de manière effrénée et qui perturbe les cellules à proximité par sa croissance incontrôlée est devenue cancéreuse.

Vous voyez où notre scénario nous a conduits. Au-delà des statistiques concernant la population dans son ensemble, il y a un début de malignité à partir du moment où des cellules décident individuellement de ce qu'elles font, guidées par leur ADN. Poussons maintenant notre enquête plus loin. Trois gros fumeurs sur quatre échappent au cancer du poumon (ce qui ne signifie nullement qu'ils ont la garantie d'échapper à d'autres maladies graves) ; quels choix ont fait leurs cellules ? Car ce sont en réalité ces choix qui les ont sauvés.

Les données médicales les plus en vue nous indiquent la chose suivante : certaines personnes sont plus douées pour se défendre contre les toxines que d'autres. Certains ADN sauront mieux se régénérer et détruire les mutations nuisibles. De nombreux facteurs sont à l'œuvre dans la guérison cellulaire et étant donné tout ce qui se passe au niveau de la cellule, il est difficile de savoir exactement comment elle a pu échapper au danger. Il y a même une grande incertitude. Ce n'est pas parce que l'on sait comment une cellule typique prend des décisions que l'on sait comment *vos* cellules procèdent. Les cellules de tout le monde sont différentes et sont fonction de leurs gènes spécifiques et de l'activité génétique que vous provoquez par votre mode de vie. Il y a également toute la question de la trajectoire que prendront vos cellules dans un jour, un mois ou dix ans, car comme les individus, les cellules peuvent être d'humeur inconstante, humeur qui sera en partie fonction des choix que vous faites.

Nous nous sommes attardés sur un sujet sombre afin de faire la lumière sur un élément positif : l'extraordinaire intelligence et résistance des cellules, de *vos* cellules. La recherche a montré que chaque jour, des milliers d'anomalies potentiellement nocives sont détectées et détruites dans notre organisme. Toute la différence entre le bien-être et le bien-être radical tient dans le fait d'*apprendre à guider et à influencer positivement vos gènes*.

Nous avons expliqué que vous n'êtes pas que vos gènes, et que vous n'êtes pas non plus que votre cerveau. Vous en êtes l'utilisateur. La clé consiste à apprendre à vous en servir de sorte qu'ils vous apportent une santé et un bonheur optimaux. Tout ce que vous voulez être, tout ce que vous voulez accomplir, toutes les valeurs que vous voulez défendre, doivent pénétrer dans votre cerveau et vos gènes pour devenir réels. Par conséquent, apprendre à communiquer avec vos gènes n'est pas simplement une option, quelque chose qui vous fera du bien. C'est au contraire quelque chose d'essentiel. Vous communiquez déjà avec vos gènes, mais la plupart des messages que vous leur envoyez sont inconscients. La répétition joue un rôle important. Ainsi, les réactions deviennent automatiques, instinctives. En faisant des choix peu éclairés, vous gaspillez véritablement votre potentiel.

La dépression est-elle génétique ?

La génétique serait beaucoup plus simple si tout fonctionnait à sens unique et qu'un gène A était relié à un trouble B. La *causalité linéaire* est simple et satisfaisante. Mais au niveau des gènes, tout fonctionne à double sens : il y a en permanence des va-et-vient dans la communication et, pour être plus précis, il y a dans le corps une véritable autoroute à six voies, chargée de messages provenant de toutes les directions.

Cette prise de conscience a des répercussions très importantes sur toute la médecine et la biologie, car elle va dans le sens inverse de ce que l'on pensait savoir du cerveau, de la vie cellulaire et de presque toutes les formes de maladie. Pour vous donner un exemple marquant, intéressons-nous maintenant à la dépression, qui nous a virtuellement tous touchés directement ou indirectement, soit dans notre vie, soit dans celle d'un proche.

Environ 20 % des gens subissent une dépression grave dans leur vie. Actuellement, une vague de dépression sévit parmi les soldats ayant combattu en Afghanistan (à mettre directement en relation avec une augmentation importante des suicides chez les anciens combattants ayant servi en Afghanistan, le suicide étant en règle générale associé à la dépression) et parmi les employés licenciés devant faire face à un chômage de longue durée. Dans les deux cas, la dépression est déclenchée par un événement extérieur, mais on ne sait pas pourquoi, au sens où seulement un certain pourcentage d'individus fait une dépression en étant soumis à un même stimulus (en l'occurrence, la guerre ou un licenciement).

Jusqu'ici, on n'a pas réussi à établir de lien entre la dépression et les gènes. Il n'existe pas de « gène de la dépression ». Début 2013, le magazine *Science News* a publié un article sur la dépression, qui commençait par un constat global : « Les scientifiques ont largement échoué dans leurs multiples tentatives pour découvrir les gènes jouant un rôle dans l'apparition de la dépression. » Cette nouvelle a déclenché une véritable onde de choc parmi la communauté médicale, sans avoir de réelles répercussions sur le grand public, qui continue de financer une industrie pharmaceutique déjà multimilliardaire, qui met sans arrêt au point de nouveaux antidépresseurs, censés être meilleurs. Vingt-sept ans après la commercialisation du Prozac en 1988, environ un Américain sur cinq prend un psychotrope (substance agissant sur le système nerveux), malgré les risques prouvés d'effets secondaires. Par exemple, le Prozac a trois effets secondaires courants (l'urticaire, l'agitation et l'incapacité à rester au calme), deux moins courants (frissons ou fièvre et douleurs articulaires ou musculaires) et vingt-cinq rares (dont l'angoisse, la fatigue et une soif accrue), d'après le site www.drugs.com.

Quand un médecin prescrit un médicament pour soulager la souffrance de son patient, la question du lien avec les gènes n'est pas posée. Cependant, toute la différence entre un médicament qui marche et un médicament qui ne marche pas tient justement aux gènes. Le modèle de dépression accepté depuis des décennies considère qu'il s'agit d'un trouble cérébral. Pourtant, ce genre de trouble trouve son origine dans la génétique. Par conséquent, la logique est d'une simplicité trompeuse. Si vous vous sentez déprimé, c'est qu'il y a un déséquilibre au niveau des substances chimiques cérébrales responsables des humeurs (principalement au niveau des neurotransmetteurs que sont la sérotonine et la dopamine). Ainsi, dans le cas de la dépression, le mécanisme cellulaire qui produit ces substances chimiques doit être affecté, ce qui renvoie à une défaillance des gènes, ces derniers étant le point de départ de tout processus cellulaire.

Pourquoi ce raisonnement d'une logique imparable est-il erroné? Comme l'admettent aujourd'hui des chercheurs réputés, quand on compare les gènes des personnes dépressives à ceux des personnes qui ne le sont pas, on constate que les premiers ne sont ni endommagés ni déformés. Cette découverte met en évidence le fait que d'autres hypothèses de base sont erronées. Les antidépresseurs les plus populaires étaient censés agir en remédiant au déséquilibre chimique dans les synapses (qui font la jonction entre deux terminaisons nerveuses), dans l'idée que c'était un déséquilibre de la sérotonine qui était mise en cause. Mais la sérotonine est directement régulée par les gènes et certaines recherches de premier plan indiquent que soit les médicaments dont le but était de remédier aux problèmes de sérotonine ne fonctionnaient pas ainsi, soit qu'il n'y avait à l'origine pas de déséquilibre de la sérotonine. L'article de *Science News* ne laissait guère de place à l'ambiguïté sur ce point : « En passant au peigne fin l'ADN de 34 549 volontaires, une équipe internationale composée de 86 scientifiques espérait découvrir les influences génétiques affectant la vulnérabilité de l'individu à la dépression. Mais ces analyses n'ont rien révélé. » (l'étude à laquelle il était fait référence a été publiée dans le numéro du 3 janvier 2013 de *Biological Psychiatry*).

Le mot « rien » est on ne peut plus clair. Si le raisonnement qui conduit des gènes aux synapses pour finalement aboutir aux laboratoires pharmaceutiques est totalement remis en cause, une série de doutes émerge. Déjà, la dépression est-elle à l'origine une maladie cérébrale ou est-elle, comme la psychiatrie le supposait avant l'arrivée des traitements médicamenteux modernes, un trouble mental? Les dernières théories ne remettent pas tout à plat. Ce que l'on sait n'est ni noir ni blanc. Il existe de multiples variables dans une dépression, ce qui permet de tirer d'assez bonnes conclusions :

- Il y a de nombreuses formes de dépression. Ce n'est pas un trouble unique.
- Chaque personne dépressive se caractérise par un ensemble de causes pouvant expliquer ses symptômes.
- La composante mentale de la dépression porte sur l'éducation, les comportements acquis, les croyances fondamentales et la manière de se juger.
- La composante cérébrale porte quant à elle sur des voies neuronales, avec dans certaines aires cérébrales des faiblesses supposées aux causes inconnues.
- La dépression ne peut être isolée dans une seule aire cérébrale. Il y a nécessairement interaction entre plusieurs aires.

Comme vous pouvez le voir, ces conclusions vont à l'encontre d'un modèle de causalité simple. Ce n'est pas parce qu'« en cas de mal de tête, il faut prendre une aspirine » qu'« en cas de dépression, il faut prendre un antidépresseur ». La vulnérabilité à la dépression est aussi complexe que l'expression génétique. Pourquoi la dépression est-elle présente de manière récurrente au sein de certaines familles, comme on a pu le constater ? Encore une fois, il n'existe pas de réponse simple. Aucun gène ou groupe de gènes héréditaire ne semble garantir que vous serez un jour déprimé. Il existerait plutôt des gènes qui vous rendent sensibles à ce trouble. Mais on ignore toujours ce qui pourrait activer ces gènes « inconnus ». La même prédisposition génétique pourrait se cacher dans un enfant qui n'aura jamais de dépression en grandissant et chez un autre enfant chez qui la dépression deviendra active. Les interactions sociales, par exemple, peuvent-elles créer chez l'individu un sentiment d'impuissance et de désespoir ? C'est ce qui semble se produire dans le cas de la dépression. Aussi, il est possible qu'un certain nombre de mauvais souvenirs liés à un sentiment de marginalisation et d'exclusion sociale crée (au niveau de l'épigénome) un point culminant provoquant l'apparition de la dépression.

Selon nous, la dépression n'est pas un trouble cérébral auquel il existerait une panacée. Tout le modèle de cette maladie doit être entièrement revu. Et même ce diagnostic médical est suspect. La grande étude qui a révélé qu'on n'avait pas pu trouver de gène responsable de la dépression ignorait le diagnostic et se concentrait sur les symptômes. En demandant aux gens quels étaient leurs symptômes, on a diminué le nombre de personnes considérées comme déprimées. Peut-être certains individus sont-ils dans le déni ou ne savent pas faire la différence entre dépression et tristesse ordinaire. Mais surtout, les symptômes changent au cours de la vie et chaque patient connaît des évolutions. La dépression, comme les émotions en règle générale, fait des va-et-vient. Elle diffère d'un jour à l'autre.

Ainsi, pourra-t-on un jour guérir la dépression? La situation actuelle est trop nébuleuse pour que qui que ce soit puisse faire un pronostic, pessimiste ou optimiste. Les traitements médicamenteux demeurent très populaires, quoi qu'en dise la science. Dans le cas des dépressions légères à modérées, c'est-à-dire la forme la plus fréquente, il arrive que les antidépresseurs ne fonctionnent que dans 30% des cas, résultat similaire à celui de l'effet placebo. Certains symptômes de la dépression grave demeurent difficiles à guérir et pourtant, dans d'autres cas, les traitements médicamenteux fonctionnent le mieux sur les dépressifs chroniques. Mieux vaut toujours espérer que renoncer.

Maintenant que vous comprenez la situation, avec toutes ses incertitudes, vous avez une longueur d'avance, car la grande majorité des médecins ne tient aucun compte de la recherche et continue de prescrire les mêmes antidépresseurs. Des millions de patients continuent de les prendre, pensant qu'il n'y a pas d'alternative. Pourtant, si. La dépression ne correspond pas au modèle médical ancien, mais bien au nouveau modèle que nous avons décrit. Elle est influencée par le mode de vie et l'environnement. Les gènes jouent également un rôle, mais c'est également le cas du comportement, des croyances et de la réaction de l'individu aux expériences du quotidien. L'épigénome conserve une trace des réactions génétiques aux expériences et souvenirs personnels, ce qui engendre des réajustements continus de votre activité génétique.

Épigénétique et cancer

Évoquons maintenant plus en détail ce que l'on sait sur le rapport entre l'épigénétique et le cancer. Car il n'y a peut-être aucune autre maladie dont les risques sont si étroitement liés au génome. Pour expliquer pourquoi, il nous faut revenir en arrière. Comme nous l'avons expliqué, durant ses études à l'école de médecine de Harvard, Rudy a eu la grande joie de participer à la première étude ayant permis de découvrir un gène à l'origine d'un trouble de cause inconnue (la maladie d'Huntington). Depuis ces études avant-gardistes à base d'analyses génétiques réalisées au début des années 1980, on espérait que tous les mystères liés aux maladies héréditaires pourraient être résolus en comparant le génome des malades à celui des personnes en bonne santé. Sur un total de 6 milliards de lettres, combinant A, G, C et T, que vous ont transmis vos parents, seules quelque 200 millions d'entre elles sont utilisées pour fabriquer les gènes. Ces derniers sont comme des mots formant l'histoire de la vie que nous narre le génome. Les 5,8 milliards de lettres restantes servent à organiser et ponctuer ces mots, permettant ainsi de créer de nombreuses variantes de la même histoire. Entre 1990 et 2010, à la suite de la découverte du gène à l'origine de la maladie d'Huntington, les généticiens ont passé la plupart de leur temps à ne chercher des mutations pathogènes que dans la séquence ADN des gènes, telles des fautes de frappe dans l'histoire racontée par le génome. Mais aujourd'hui, l'épigénétique nous explique que l'essentiel se trouve dans l'ADN intergénique, c'est-à-dire les endroits du génome que l'on appelait autrefois « ADN poubelle » et qui se situent entre les gènes. C'est dans ces régions que sont déterminés la manière dont l'histoire est lue et les chapitres qui comptent le plus.

Dans un éditorial de la revue *Nature* qui accompagne les premières données obtenues à partir du catalogue exhaustif connu sous le nom de *Roadmap Epigenome Project*, il est écrit :

> « Dans les maladies humaines, le génome et l'épigénome agissent de concert. S'attaquer à une maladie en se servant des informations obtenues à partir du génome seul revient à tenter de travailler avec une main attachée derrière le dos. Le nouveau trésor que représentent les données épigénétiques libère l'autre main. Cela ne nous permettra pas d'obtenir toutes les réponses. Mais cela pourrait aider les chercheurs à décider des questions à poser. »

Il s'avère que les maladies les plus courantes qui ont une composante génétique sont particulièrement complexes et un grand nombre de facteurs, allant des mutations du génome transmis par nos parents aux modifications épigénétiques liées aux expériences de la vie, s'associent pour déterminer notre risque de contracter des maladies spécifiques.

La lutte contre le cancer, qui a commencé il y a de cela plusieurs décennies, a clairement fait des progrès. Mais selon des chiffres publiés par la Société américaine du cancer en 2015, chaque année, on diagnostique encore à plus d'1,6 million d'Américains un cancer, pendant que près de 700 000 personnes succombent à cette maladie[7]. Plus que toute autre maladie, le cancer a permis d'incroyables progrès dans la compréhension des mutations génétiques responsables de cette maladie. Actuellement, on pense que l'apparition du cancer est liée à une accumulation de mutations génétiques à cause desquelles les cellules deviennent cancéreuses et forment des tumeurs de différents types. Cependant, on sait maintenant que le risque de développer le cancer dépend également de la manière dont les modifications épigénétiques subies par le génome rendent certaines régions plus enclines à de nouvelles mutations (actuellement, les preuves les plus solides mettant

7. Chaque année, en France, on détecte environ 350 000 nouveaux cas de cancers et 150 000 personnes meurent de cette maladie (NdT).

en évidence le rôle de l'épigénétique dans les maladies proviennent des études sur le cancer). Ces mutations peuvent être déclenchées par l'exposition à certaines toxines environnementales, par exemple les dioxines, une famille mortelle de produits chimiques que l'on trouve notamment dans les pesticides et dans les usines d'incinération des déchets, produit pour lequel il n'existe aucun dosage sûr. L'agence de protection de l'environnement estime que les dégâts causés par les dioxines surpassent ceux provoqués par le DDT dans les années 1960. Une toxine environnementale peut engendrer de nouvelles altérations épigénétiques. Cela peut modifier la manière dont l'ADN génomique est plié dans la région concernée, ce qui peut amener à la formation de nouvelles mutations.

Ainsi, la formation d'une tumeur nécessite de multiples étapes, en particulier des altérations génétiques et épigénétiques dans le génome. À l'inverse des mutations génétiques, les modifications épigénétiques peuvent être considérées comme impermanentes et même réversibles. Certaines formes de cancers sont déclenchées par des gènes activés par l'intermédiaire d'un processus appelé « hypométhylation » (*hypo* est un préfixe grec signifiant « sous »). Dans ce cas, les groupes méthyle qui désactivent les gènes sur lesquels ils se trouvent ont d'une manière ou d'une autre disparu. Sans suppresseur pour les contenir, les gènes nuisibles sont activés. Dans d'autres cas, c'est l'inverse qui se produit. La désactivation de certains gènes par méthylation peut conduire à la formation de tumeurs ou à l'ajout de groupes chimiques acétyles aux histones qui entourent l'ADN.

Aujourd'hui, de nouveaux médicaments sont mis au point pour contrecarrer ces altérations épigénétiques à l'origine de la tumeur. Par exemple, il existe des médicaments connus sous le nom d'« inhibiteurs de méthyltransférase d'ADN » (inhibiteurs de DNMT) qui agissent en tant qu'agents de déméthylation pouvant supprimer les groupes méthyle des gènes. Ces médicaments sont déjà utilisés avec succès pour traiter certaines formes de leucémie. D'autres médicaments, appelés « inhibiteurs d'histone désacétylase » (inhibiteurs d'HDAC), sont également utilisés pour le traitement de la leucémie et du lymphome. Bien sûr, ces

« épimédicaments » ne sont pas sans poser de problème, puisqu'ils sont terriblement spécifiques dans leurs actions sur le génome. Et s'ils sont utilisés avec un certain succès dans le traitement des leucémies, ils ne se sont toujours pas montrés très efficaces dans leur action contre les tumeurs solides. Si tous nos encouragements accompagnent cette nouvelle classe d'épimédicaments, nous devons également tenir compte de la nécessité de réaliser des études sur les changements de mode de vie (par exemple, manger sainement, gérer son stress, faire de l'exercice, contrôler son poids, etc.) qui permettraient d'obtenir les mêmes résultats.

Le cancer est-il aléatoire ?

La question du hasard n'est pas purement théorique : dans la vie des hommes, le cancer est une cause majeure de souffrance. Il y a vingt ans, dans les années 1990, on pensait que le cancer était essentiellement aléatoire, chacun étant ainsi placé sur un même pied d'égalité en matière de risque. La génétique renforçait cette image qu'avait le grand public d'une maladie impersonnelle, qui s'acharne sur la victime de son choix. Mais il y avait des arguments contraires. Les personnes qui pensaient que le cancer était provoqué par des toxines montraient notamment du doigt le tabac et l'amiante. D'autres, qui mettaient en cause des virus, en voulaient pour preuve le cancer du col de l'utérus, engendré par le papillomavirus humain (HPV). Il s'est avéré que chacun détenait une partie de la vérité ou, comme l'a dit l'un des grands experts du cancer, en référence à la métaphore de l'éléphant, chaque camp était comme l'un des aveugles qui s'accrochaient à l'un des aspects de la réponse.

La vision actuelle des choses nous ramène à l'image que nous avons mise en place en début d'ouvrage, qui est celle de l'ensemble de causes nébuleuses. Les toxines environnementales, les virus et les mutations aléatoires jouent tous un rôle et comme dans le cas de l'énigme des Hollandais qui sont soudain devenus les hommes les plus grands du monde, ce modèle n'est pas très satisfaisant dès lors qu'il s'agit d'essayer d'associer une cause à un effet. La seule véritable certitude est que tous les chemins mènent au génome. On sait aujourd'hui que tous les cancers nécessitent un événement déclencheur à l'intérieur de la cellule, sous la forme d'un gène du cancer (oncogène). Il en existe de nombreux et ces dernières années, ils ont été catalogués dans le cadre d'un projet mondial, l'Atlas du cancer, qui offre une cartographie génétique complète de la maladie. En plus d'activer un oncogène, le cancer peut désactiver son opposé, le gène suppresseur de tumeurs.

Dès lors que l'on parle de commandes d'activation et de désactivation, c'est le signe que l'épigénétique s'en mêle, et son cortège de questions concernant la notion de hasard, car l'événement qui précipite l'activation ou la désactivation peut ne pas être du tout aléatoire. Fumer n'est en aucun cas le fruit du hasard. Si vous fumez, votre risque de contracter un cancer du poumon devient élevé. Mais l'explication épigénétique à l'apparition du cancer comporte tout autant de problèmes que de solutions. D'une part, l'espoir futile que le cancer soit associé à un unique gène, qui s'est avéré vain dans les années 1980, a fait des petits en épigénétiques, mais il s'avère que si une mutation génétique peut entraîner un certain type de cancer, la maladie semble néanmoins impliquer *entre 50 et 100 gènes*. Les gènes du cancer peuvent continuer de muter à mesure que la maladie se répand, faisant de la tumeur une cible évoluant rapidement et extrêmement difficile à viser. Les médicaments ciblant justement les gènes ont régulièrement fait les gros titres pour avoir guéri certains cancers spécifiques, par exemple une forme de leucémie infantile n'impliquant qu'un seul gène.

Mais au bout de vingt ans de recherche, dans l'espoir de trouver des médicaments similaires permettant d'éradiquer plusieurs cancers, il faut admettre que le succès atteint est très limité. Pire, les médicaments qui parviennent efficacement à effacer toute trace de malignité n'ont souvent qu'un effet tragiquement temporaire. Au bout de quelques mois, le patient rechute. En surface, il semblerait que l'arme secrète du cancer soit sa capacité à muter rapidement et fortuitement, ce qui va dans le sens du dogme évolutionniste selon lequel c'est le hasard qui régit la vie.

Mais il y a des signes qui indiquent une nouvelle direction. Parmi toutes les maladies, le cancer est celle qui a été la plus clairement associée à des aberrations épigénétiques.

Les épigénomes de types spécifiques de cellules cancéreuses ont la même signature épigénétique que la cellule à l'origine du cancer. Cela permet de révéler dans quel tissu tout a commencé, quel que soit l'endroit du corps où il se trouve. Ce genre d'information pourrait être immensément utile à l'avenir pour diagnostiquer et traiter différentes formes de cancer, parce qu'une fois la tumeur répandue, il est souvent extrêmement difficile de retrouver son point d'origine. Pour compliquer les choses, la cellule cancéreuse a pour habitude de muter continuellement. Gageons qu'en comparant les épigénomes des cellules saines et malignes, on pourra mieux comprendre de quelle manière le risque de contracter la maladie peut être influencé par de nombreux autres facteurs que les seuls génomes que nous ont transmis nos parents.

Il s'avère qu'en examinant attentivement les marques épigénétiques (méthylation et acétylation), on peut prédire quelle forme de cancer va se développer. Et c'est précisément cette révélation qui ouvre le débat contre la notion de mutation aléatoire. Dans votre vie, à mesure que votre environnement et vos expériences influencent chimiquement votre activité génétique, comme nous l'avons longuement vu, de nouvelles mutations spécifiques peuvent apparaître, qui s'avèrent identiques dans chaque cellule d'une tumeur spécifique. Ainsi, les modifications épigénétiques entraînent de nouvelles mutations *prévisibles*. Et ce qui est prévisible ne peut être purement aléatoire.

Cependant, ce niveau de prévisibilité ne résout pas tout le mystère. Prenons la météorologie, à titre de comparaison. Un jour d'été, au mois d'août, il y a de fortes chances qu'il y ait de l'orage, ce que l'on pourra prédire assez précisément (quand il fait de plus en plus chaud au cours de la journée, il y a plus de chance qu'un orage éclate l'après-midi ou le soir que dans la fraîcheur du matin). Mais la trajectoire exacte des courants atmosphériques, de l'humidité et des nuages est beaucoup moins prévisible et si vous voulez connaître la cause d'un orage spécifique en examinant jusqu'à la dernière molécule d'air, c'est chose impossible. Dans le cas du cancer, il y a souvent de nombreuses mutations simultanées, qui n'ont pas toutes des conséquences fâcheuses. Il y a dès lors des milliers de possibilités, qui sont très imprévisibles. (Précisons que ce n'est pas parce qu'une chose est imprévisible qu'elle est aléatoire. Votre prochaine pensée ne sera pas fortuite, pourtant, elle est imprévisible. La recherche sur le cancer doit encore découvrir si le cancer fonctionne de la même manière ou non.)

Cette découverte a suscité un immense découragement, qui a fait suite aux résultats triomphants obtenus dans la recherche des causes génétiques du cancer. Les oncologues ont commencé à se plaindre du cancer, considéré comme un ennemi sournois dont l'arsenal de défenses n'a de cesse de s'étoffer à chaque fois qu'une solution semble à portée de main (ce qui est un bon exemple de ce que nous disions au chapitre précédent, à savoir que malheureusement, le cancer peut s'appuyer sur toute l'intelligence de la cellule). Aujourd'hui, on retrouve l'espoir, car l'Atlas du cancer fait le point sur les mutations dangereuses, mais chose tout aussi importante, et c'est peut-être la meilleure piste, et la seule dont on dispose pour pouvoir un jour traiter la maladie, il indique que le cancer semble se développer en suivant certaines voies définies et en quantité assez faible, peut-être une douzaine seulement par type de tumeur maligne. En d'autres termes, on a un schéma assez précis, ce qui met encore plus à mal la notion orthodoxe de mutation aléatoire.

Une découverte est prometteuse : certaines tumeurs prennent de nombreuses années, voire des décennies, pour se développer après que l'événement déclencheur a mis la cellule sur la mauvaise pente. Ainsi, une séquence spécifique, en l'occurrence la voie génétique que doit suivre une cellule normale, doit passer par une série d'étapes qui se mettent en place de manière ordonnée. Voici une analogie : vous avez probablement déjà vu ces petits jeux portatifs dans lesquels une petite bille parcourt un tableau qui contient des trous, le but du jeu étant d'incliner le tableau dans tous les sens pour parvenir à faire tomber toutes les billes dans un trou. Ces trous étant minuscules, la tâche n'est pas facile. Maintenant, imaginez qu'une mutation cancéreuse soit confrontée à un défi similaire. Elle doit franchir une petite ouverture (une modification génétique spécifique parmi une myriade de possibilités) pour parvenir au niveau suivant. Une fois cela accompli, une nouvelle et petite ouverture se présente sous la forme d'une nouvelle mutation associée à une multitude de choix. Et cætera.

Dans le cas des cancers à évolution lente, comme certaines formes de cancer du côlon ou de la prostate, il peut falloir trente ou quarante années avant que la cellule cancéreuse ne parvienne au bout de la séquence. On peut espérer que si la détection est faite aussi tôt que possible (par repérage de la signature prévisible des marques épigénétiques), le cancer sera vaincu bien avant l'apparition des premiers symptômes. Cet espoir de voir un jour la lumière au bout du tunnel fait suite à une découverte : les mutations génétiques exactes de nombreuses formes de tumeur peuvent maintenant être prédites grâce à la signature épigénomique du type de cellules qui est le plus probablement à l'origine du cancer.

Dès lors, on doit au minimum s'interroger sur le point suivant : est-il possible que quand des mutations épigénétiques apparaissent chez l'adulte à cause de toxines, du stress, d'un traumatisme, de l'alimentation, etc., de nouvelles mutations prévisibles apparaissent dans certaines cellules ? Si les mutations se produisent dans des cellules de sperme et d'ovule, pourront-elles être transmises à la génération suivante ? On ne le sait pas encore. Mais cette simple possibilité aurait donné le vertige à Darwin et laisse entrevoir une révision majeure de sa théorie.

Si des altérations épigénétiques entraînent bien des mutations spécifiques au-delà de celles qui provoquent les tumeurs, alors les expériences et l'environnement de l'individu pourraient, tout du moins théoriquement, permettre une plus grande prévisibilité. Il pourrait y avoir des signatures épigénétiques d'autres maladies chroniques qui apparaissent bien avant les premiers symptômes. Il serait encore plus surprenant que la prévention s'applique aux générations à naître, auxquelles ces marques ont été transmises dans l'utérus. Au moment de la rédaction de cet ouvrage, ces possibilités n'étaient que des conjectures très intéressantes. Mais il est fascinant de réfléchir à ce que de futures études dans ce domaine pourraient révéler.

Toxines environnementales et épigénétique

Jusqu'ici, nous nous sommes intéressés aux contributions de la génétique au risque de contracter une maladie, mais il y a un éléphant dans le salon : l'impact des toxines environnementales sur nos gènes et notre épigénome. Aux États-Unis, les centres de contrôle et de prévention des maladies ont découvert 148 substances chimiques environnementales dans le sang et l'urine de la population américaine. En outre, de plus en plus d'éléments étayent la notion selon laquelle les polluants environnementaux sont probablement à l'origine de différentes maladies en induisant des changements épigénétiques dans notre génome, ce qui altère les activités de gènes spécifiques. Par exemple, l'arsenic contenu dans l'eau contaminée affecte de manière spectaculaire la méthylation du génome, ce qui entraîne des tumeurs de la vessie. L'exposition à des taux élevés d'autres métaux lourds (nickel, mercure, chrome, plomb et cadmium) dans la nourriture et l'eau peut également provoquer des changements dans la méthylation des gènes et déclencher différents types de cancer, dont les cancers du poumon et du foie. En tout cas, il faut retenir qu'on estime à 13 millions au minimum le nombre de décès dans le monde lié aux polluants environnementaux, beaucoup ayant été associés à des modifications épigénétiques du génome.

Nous ne sommes pas alarmistes, mais il est important de suivre les traces de la science. Nul n'a peut-être fait avancer notre connaissance de ce sujet autant que le Dr Michael Skinner, biologiste de l'évolution à l'université d'État de Washington. Au cours d'une étude, le Dr Skinner a exposé des rates enceintes à une substance chimique connue pour son interaction avec le développement de l'embryon : il s'agit d'un fongicide appelé vinclozoline et utilisé pour empêcher l'apparition de moisissures dans les vignes, ainsi que de la cloque et d'autres formes de pourriture sur les fruits et les légumes. Il a déjà été démontré que la vinclozoline diminue la fécondité de la souris mâle. Le Dr Skinner a trouvé un élément perturbant : la descendance des souris chimiquement traitées, jusqu'à la quatrième ou cinquième génération, était également affectée par des problèmes de moindre qualité du sperme. Ce résultat a été quinze fois reproduit avec succès.

La raison pour laquelle la production de sperme était perturbée à la suite d'un contact avec la vinclozoline n'était pas l'apparition de mutations dans l'ADN, mais de modifications épigénétiques chez les souris adultes exposées (par l'intermédiaire de groupes méthyle), qui ont ensuite été transmises aux générations suivantes (ce qui diffère de ce que l'on entend normalement, à savoir que ce sont des mutations génétiques favorisant l'apparition de maladies qui sont transmises des parents aux enfants, comme dans la drépanocytose). Ainsi, une autre indication venait renforcer l'existence de « la génétique transgénérationnelle ».

De plus, le Dr Skinner et ses collègues ont découvert qu'il y avait un schéma spécifique de fixation des groupes méthyle dans le génome après avoir exposé des souris à différents types de toxines chimiques. Chaque toxine, qu'il s'agît d'insecticide ou de kérosène, se caractérisait par un schéma distinct. Dans certains cas, les modifications entraînées au niveau de l'activité génétique pouvaient être transmises par voie héréditaire et prédisposaient les progénitures à des troubles spécifiques. Par exemple, le DDT, un insecticide, interdit depuis longtemps aux États-Unis en raison de ses effets désastreux sur la chaîne alimentaire des animaux et des oiseaux, a également un effet épigénétique spécifique. Il a été démontré que l'exposition de souris au DDT créait une prédisposition à l'obésité chez les générations futures, ainsi qu'à des pathologies parallèles, telles que le diabète et les maladies cardiaques.

Le spectre des changements épigénétiques nuisibles entraînés par les pesticides est large. Il a par exemple été démontré qu'un autre pesticide, le méthoxychlore, utilisé pour protéger le bétail des puces, moustiques et autres insectes, provoquait des dysfonctionnements testiculaires et ovariens chez les souris. Un autre pesticide, la dieldrine, a des effets spectaculaires sur les modifications épigénétiques (acétylation) des histones et entraîne chez les souris la mort de cellules nerveuses en lien avec la maladie de Parkinson. Le biologiste a également montré au cours de ses études sur les souris que la dioxine, fréquent polluant et carcinogène qui est le résidu de nombreux processus industriels, engendre une transmission épigénétique par voie héréditaire des maladies de la prostate, des reins et du syndrome des ovaires polykystiques.

L'une des toxines environnementales les plus minutieusement étudiées et pouvant être à l'origine de changements épigénétiques anormaux est le bisphénol A, ou BPA. Il est utilisé à grande échelle pour fabriquer le plastique dont on se sert dans les emballages de nourriture et de boissons, y compris dans les biberons. On sait très bien que le BPA provoque des changements épigénétiques. Nous ne ferons mention que d'une sélection d'études pertinentes. Des recherches à l'université Tufts ont montré que le BPA peut modifier l'activité génique des glandes mammaires de rates exposées à ce produit chimique dans l'utérus, ce qui les rend plus vulnérables au cancer du sein plus tard dans leur vie. Préalablement, il avait été démontré que le BPA générait chez les rats un risque plus élevé de contracter le cancer de la prostate. Lors d'un autre ensemble d'études, le bisphénol A a produit des changements épigénétiques se caractérisant par un changement de couleur (normalement jaune) chez une espèce particulière de souris et une augmentation du risque de contracter le cancer (note : pour éviter que les bébés soient exposés au BPA, vous pouvez utiliser des biberons et contenants en verre[8]).

Enfin, il a été prouvé que le diéthylstilbestrol (DES), utilisé de 1940 à 1960 pour prévenir les fausses couches chez les femmes enceintes, augmentait le risque de cancer du sein. Nous savons aujourd'hui que ce risque est associé à des changements épigénétiques. On peut dès lors se

8. Ces dernières années, en France, le législateur a progressivement interdit l'utilisation du bisphénol A dans les biberons, contenants d'aliments pour nourrissons, puis dans tous les ustensiles et conditionnements alimentaires, et même dans les tickets de caisse (NdT).

demander si ces changements sont transmis aux générations suivantes, ainsi que le risque accru.

La pollution de l'air, liée en particulier aux matières particulaires provenant de l'échappement des véhicules, engendre également des modifications épigénétiques pouvant provoquer une inflammation dans tout le corps. Le benzène, que l'on trouve dans l'essence et dans d'autres carburants à base de pétrole, entraîne quant à lui une altération de la méthylation de l'ADN associée à la leucémie. Par ailleurs, dans l'eau, la chloration génère l'apparition de sous-produits portant les noms de trihalométhane, triéthylétain et chloroforme pouvant tous induire des changements épigénétiques dans le génome. Nombre de ces substances chimiques ont été étudiées pour leurs effets nocifs sur la santé. La population des rats qui buvaient de l'eau contenant du triéthylétain a subi une augmentation des cas d'inflammations et d'œdèmes cérébraux, associée à une méthylation accrue. Le chloroforme et un trihalométhane connu sous le nom de bromodichlorométhane augmentaient la méthylation au sein des cellules du foie dans un gène associé aux maladies hépatiques.

Même des substances bénignes que l'on n'associe pas à ce genre de risque peuvent être produites dans des conditions douteuses. Phénomène alarmant, on a découvert que de nombreuses épices indiennes provenant d'Inde sont contaminées par des métaux lourds. Les causes sont probablement d'une part la proximité entre les plantations d'épices et les fonderies, ainsi que les mines, et d'autre part le recours à une eau d'irrigation contaminée. En 2013 seulement, la FDA a refusé l'importation de plus de 850 cargaisons d'épices en provenance du monde entier. Pour minimiser ce genre de risque, les États-Unis se sont mis à produire des épices biologiques. Il est important d'être prudent quand vous achetez des épices en provenance d'Inde et de Chine. Il peut être utile d'acheter des marques connues provenant de sources réputées. Mais il faut être particulièrement attentif avec les épices que vous commandez sur Internet ou que vous trouvez dans des récipients anonymes, sans mention de marque, par exemple dans des petites boutiques de quartier. Aux États-Unis, dans de nombreux cas, certains magasins spécialisés peuvent obtenir des épices n'ayant pas été inspectées par la FDA. Si, au regard des inspections de la FDA, seuls 2 % environ des épices importées sont contaminées, il n'en demeure pas moins que vous augmentez de manière significative vos chances d'en trouver en achetant des épices sans marque et originaires d'endroits anonymes à l'étranger.

Dans l'ensemble, il y a peu de doutes qu'un grand nombre de toxines et polluants environnementaux puisse altérer notre génome, provoquant une sensibilité accrue à différents cancers (sein, foie, ovaire, poumon) ou à d'autres pathologies, parmi lesquelles la schizophrénie, le diabète et les maladies cardiaques. Chaque personne connaît une exposition différente, unique, ce qui complique très largement le problème. Certains experts anticipent le jour où nous irons consulter un médecin pour faire des examens complets de nos altérations épigénétiques en vue de déterminer notre risque futur de contracter des maladies. Ferons-nous de plus en plus appel à des médicaments à action épigénétique tels que les inhibiteurs d'HDAC et la thérapeutique agissant sur l'ARN pour contrecarrer ces risques et traiter les maladies ?

Ces scénarios commencent à devenir réalité. Dans cet ouvrage, nous vous avons proposé une alternative que vous pouvez choisir dès aujourd'hui, en modifiant votre mode de vie pour diminuer les risques. Peut-être cette approche aussi sera-t-elle à l'avenir peaufinée en fonction des marques épigénétiques spécifiques associées aux maladies. Question plus importante encore, qui s'appuie sur des études telles que celles citées ici : les changements épigénétiques chez les adultes d'aujourd'hui seront-ils transmis aux générations de demain ? Le Dr Michael Skinner ne semble guère en douter : « En essence, ce à quoi votre arrière-grand-mère a été exposée pourrait déclencher des maladies chez vous et vos petits-enfants. »

Dans ce même ordre d'idées, il sera capital de continuer à nous informer sur la manière dont les modifications épigénétiques apparaissent en réaction aux toxines et polluants environnementaux. C'est le seul moyen d'aller de l'avant, pour notre propre bien et pour la santé des générations à venir.

Remerciements

La nouvelle génétique est l'un des sujets les plus fascinants que les deux auteurs aient jamais abordés et dans la mesure où le terrain couvert était vaste, il y a de nombreuses personnes à remercier. Même si la liste est longue, chaque relation était personnelle et satisfaisante sur le plan personnel.

Chaque livre s'appuie sur une maison d'édition et cet ouvrage a eu la chance de bénéficier du soutien d'une équipe très compétente, à commencer par notre éditeur, Gary Jansen, qui n'a jamais manqué d'ingéniosité et de nous encourager. Par ailleurs, nous tenons à remercier chaleureusement Harmony Books qui a constitué et géré l'équipe de travail : Diana Baroni, vice-présidente et directrice de la révision, Tammy Blake, vice-présidente et directrice de la publicité, Julie Cepler, directrice du marketing, Lauren Cook, publicitaire, Christina Foxley, responsable du marketing, Jessica Morphew, conceptrice de la jaquette, Debie Glasserman, responsable du graphisme du livre, Patricia Shaw, directrice de la production, Norman Watkins, responsable de la production et enfin Rachel Berkowitz et Lance Fitzgerald, du service des droits internationaux.

Nous savons tous à quelle pression sont soumises les parutions d'ouvrages de nos jours ; aussi, nous adressons nos remerciements spéciaux aux cadres qui ont dû prendre des décisions douloureuses quant aux ouvrages à publier, dont le nôtre. Nous remercions généreusement Maya Mavjee, présidente et éditrice du groupe d'éditions Crown et Aaron Wehner, vice-président et éditeur de Harmony Books.

Notre enthousiasme pour les recherches d'avant-garde réalisées dans l'épigénétique a été amplifié par la *Self-Directed Biological*

Transformation Initiative, un projet qui s'est avéré extrêmement fructueux grâce à un grand nombre de collaborateurs chercheurs. Nous adressons nos remerciements chaleureux à chacun d'entre vous :

Du Chopra Center for Wellbeing : Sheila Patel, Valencia Porter, Lizabeth Weiss, Wendi Cohen et Sara Harvey, ainsi que toute l'équipe.

L'OMNI La Costa Resort and Spa, qui a généreusement accueilli notre étude.

Murali Doraiswamy, Arthur Moseley, Lisa St John et Will Thomson, de l'université Duke.

Susanna Cortese de l'hôpital général du Massachusetts et de l'école de médecine de Harvard.

Eric Schadt, Sarah Schuyler, Seunghee Kim-Schulze, Qin Xiaochen, Jeremiah Faith, Milind Mahajan, Yumi Kasai, Jose Clemente, Noam Beckman, Zhixing Feng, Harm Van Bakel de l'Institut de génomique et de biologie multiéchelle à l'hôpital du Mont-Sinaï.

Scott Petersen de l'Institut de recherche médicale de Sanford Burnham.

Paul Mills, Christine Peterson, Kathleen Wilson, Meredith Pung, Chris Pruitt, Kelly Chinh, Cynthia Knott et Augusta Modestino de l'université de Californie à San Diego.

Elizabeth Blackburn, Elissa Epel, Jue Lin, Amanda Gilbert et Nancy Robbins de l'université de Californie à San Francisco.

Eric Topol et Steven Steinhubl, de l'Institut des sciences traductionnelles de Scripps.

Barry Work, pour son aide généreuse dans le développement de matrices internet.

Nous souhaiterions également remercier tout particulièrement des personnes qui nous ont apporté une aide précieuse : Gina Murdock, Glenda Greenwald, Jennifer Smorgon et les Self-Directed Biological

Founders and Pioneers, mais aussi le conseil d'administration et le comité consultatif de la fondation Chopra, ainsi que tous les participants à l'étude.

Deepak remercie une équipe fantastique dont les efforts incessants rendent tout possible de jour en jour et d'année en année : Carolyn Rangel, Felicia Rangel, Gabriela Rangel et Tori Bruce. Vous m'êtes toutes chères et spéciales. Merci également à Poonacha Machaiah, cofondateur de Jiyo, d'avoir contribué à la présence en ligne du Chopra Center et de la fondation Chopra. Comme toujours, ma famille est au cœur de mon univers et est chérie d'autant plus qu'elle s'agrandit : Rita, Mallika, Sumant, Gotham, Candice, Krishan, Tara, Leela et Geeta.

De la part de Rudy

Je voudrais remercier ma femme, Dora, pour son amour et son soutien inconditionnels et pour ses incessantes pépites de sagesse. Merci à ma fille, Lyla, qui, en trouvant hilarant d'intituler ce livre « *pooper genes*[9] », m'a rappelé l'importance du microbiome, notre second génome.

Tous mes remerciements vont à ma mère et à mon père qui ont été les premiers à me présenter les merveilles de la biologie. Je voudrais également exprimer ma gratitude à mes chers amis de l'Himalayan Academy pour m'avoir appris que je ne suis pas simplement mes gènes, mais également leur utilisateur. Merci au Dr Jim Gusella, qui a été le premier à me présenter les incroyables complexités du génome humain à l'hôpital général du Massachusetts et qui m'a montré l'importance de toujours regarder devant soi. Enfin, je voudrais remercier le Cure Alzheimer's Fund pour le soutien très aimable et généreux que je reçois dans mon étude génétique de la maladie d'Alzheimer.

9. Jeu de mots. Le titre original de cet ouvrage est *Super Genes* et *poop* signifie « caca » en anglais (NdT).

Présentation des auteurs

Deepak Chopra, qui a créé la fondation Chopra et cofondé le Chopra Center for Wellbeing, est un pionnier mondialement reconnu de la médecine intégrative et de la transformation personnelle. Il a été formé à la médecine interne et à l'endocrinologie. Il est l'auteur de plus de 80 livres (traduits en 43 langues), dont de nombreux best-sellers. Le magazine *Time* dit de lui qu'il est « l'un des 100 héros et icônes du siècle ». Il est classé 40e penseur le plus influent au monde et 1er médecin par le *WorldPost* et le *Huffington Post*.

Rudolph E. Tanzi est professeur de neurologie à l'université Harvard et directeur de l'unité de recherche sur la génétique et le vieillissement de l'hôpital général du Massachusetts. Le Dr Tanzi a été nommé parmi « les 100 personnes les plus influentes du monde » par le magazine *Time* et parmi « les 100 anciens étudiants d'Harvard les plus influents » par l'université Harvard. Il a en outre reçu de nombreuses distinctions, dont les deux plus hautes récompenses attribuées pour des recherches sur la maladie d'Alzheimer : le Metropolitan Life Award et le Prix Potamkin.

Composition : Soft Office (38)

Achevé d'imprimer en avril 2016
sur les presses de la Nouvelle Imprimerie Laballery
58500 Clamecy
Dépôt légal : avril 2016
Numéro d'impression : 603423

Imprimé en France

La Nouvelle Imprimerie Laballery est titulaire de la marque Imprim'Vert®